AF640567

R. S. AMIROW

Elektrokardiotopographie
(Topographische Elektrokardiographie)

R. S. AMIROW

Elektrokardiotopographie

(Topographische Elektrokardiographie)

In deutscher Sprache herausgegeben von

Prof. Dr. med. habil. E. Schubert
Direktor des Physiologischen Instituts
der Humboldt-Universität zu Berlin

Mit 120 Abbildungen

AKADEMIE-VERLAG · BERLIN
1974

Originaltitel: Электрокардиотопография Издательство „Медицина“, Москва

Aus dem Russischen übersetzt von

Dr. med. Georgi Tontschev, Berlin
Wissenschaftlicher Assistent am Physiologischen Institut
der Humboldt-Universität zu Berlin

Erschienen im Akademie-Verlag, 108 Berlin, Leipziger Straße 3–4

© Akademie-Verlag, Berlin, 1974

Lizenznummer: 202 · 100/506/74

Gesamtherstellung: VEB Druckhaus „Maxim Gorki“, 74 Altenburg

Bestellnummer: 761 620 8 (5940) · LSV 2115

Printed in GDR

EVP 54,–

GELEITWORT

Die Anwendung der Elektronik in der Medizin hat eine Reihe großer Leistungen sowohl in der Physiologie als auch in der praktischen Medizin hervorgebracht. Ihre weitere Einführung in die Medizin läßt in der Zukunft noch größere Erfolge erwarten.

Die von dem Autor der vorliegenden Monographie ausgearbeitete Methodik der Elektrokardiotopographie ist eines von vielen Beispielen für eine fortschrittliche Benutzung moderner elektronischer Verfahren angewandt auf die Untersuchung der räumlichen Dynamik des elektrischen Feldes des Herzens. Ein originelles System für die Registrierung von Biopotentialen des Herzens mit einer größeren Anzahl (50) von Brustwandableitungen wird von dem Autor vorgeschlagen. Jede dieser Brustwandableitungen ergibt auf dem Bildschirm eines Oszilloskopes einen Punkt, dessen Lichtintensität der Potentialgröße in einem bestimmten Bereich auf der Brustkorboberfläche entspricht. Synchron damit wird auf dem Bildschirm des Oszilloskopes eine der elektrokardiographischen Ableitungen projiziert. Mit Hilfe beschleunigter Filmaufnahmen erfolgt die Registrierung und die Analyse der Dynamik der Veränderungen dieser Potentiale in kurzen Zeitintervallen. Die Elektrokardiotopographie ist somit eine neue, sich von der Elektrokardiographie und der Vektorkardiographie prinzipiell unterscheidende Methodik für die Untersuchung der räumlichen Dynamik des elektrischen Herzfeldes. Die durch diese neue Methodik entstandenen Möglichkeiten erlauben es dem Autor, neue Details des Erregungsverlaufs im Myokard aufzudecken, von denen ein Teil noch weitere Untersuchungen benötigt, um vollständig aufgeklärt und erläutert zu werden. Doch offenbaren die vom Autor erhaltenen Daten neue interessante Gesetzmäßigkeiten, die die Genese der Zacken des Elektrokardiogrammes und auch den Ursprung des Vektorkardiogrammes weiter als bisher enthüllen.

Auch die große praktische Bedeutung dieser Gesetzmäßigkeiten für die Diagnostik der Herzerkrankungen muß hervorgehoben werden. Eine unter den wichtigen Eigenschaften dieser Methodik ist zum Beispiel die Möglichkeit, die Konturen eines Herzaneurysmas zu erkennen und Rückschlüsse auf seine Größe und Lage zu ziehen.

Von dem Autor wurden viele Untersuchungen der Dynamik des elektrischen Herzfeldes in Kombination mit einer gleichzeitigen Registrierung von Elektrokardiogrammen, Vektorkardiogrammen, Phonokardiogrammen und Sphygmogrammen durchgeführt. Eine derartige komplexe Untersuchung erlaubt es, den Wert der elektrokardiotopographischen Methodik allseitig zu kennzeichnen.

Es kann mit Gewißheit angenommen werden, daß mit weiteren technischen Verbesserungen, insbesondere mit einer Verkleinerung der Geräte, die Methode der Elektrokardiotopographie einen würdigen Platz in der Diagnostik der Herzerkrankungen finden wird. Ebenso kann sie nach Einführung notwendiger technischer

Anpassungen für die Untersuchung der elektrischen Aktivität anderer Organe eingesetzt werden.
Die Monographie von R. S. AMIROW ist deshalb zweifellos sowohl für die Kardiologen in der Klinik als auch für die Physiologen und Pathophysiologen von großem Interesse.

Prof. W. W. PARIN
ordentliches Mitglied der Akademie der Medizinischen Wissenschaften der UdSSR

VORWORT DES AUTORS

Die vorliegende Monographie ist das Ergebnis einer zehnjährigen Untersuchung der Verteilung der Potentiale auf der Oberfläche des Brustkorbes und besteht aus zwei Teilen. Der erste Teil wurde unter dem Titel „Die Elektrokardiotopographie“ 1965 vom „Verlag Medizina“, Moskau, herausgegeben. Der zweite neu vorbereitete Teil ist der Analyse des kardioelektrischen Feldes mittels der Methode der Integraltopographie gewidmet. Beide Teile der Monographie sind eng miteinander verbunden: Der zweite ist die Fortsetzung des ersten Teils.

Zahlreiche Abschnitte dieser Arbeit wurden auf den internationalen Vektorkardiographie-Kolloquien V bis IX vorgetragen, bei denen der Untersuchung des kardioelektrischen Feldes unter Anwendung der Methode der momentanen Topographie große Aufmerksamkeit geschenkt wurde.

R. S. Amirow

VORWORT DES HERAUSGEBERS

Im Jahre 1924 wurde dem holländischen Physiologen WILLEM EINTHOVEN der Nobelpreis zuerkannt für „die Entdeckung des Mechanismus des Elektrokardiogramms". Die Verdienste EINTHOVENs beruhen auf der Einführung und Anwendung des Saitengalvanometers, das, im ersten Jahrzehnt unseres Jahrhunderts erstmalig auch im klinischen Bereich anwendbar, die vom Herzen während seiner Erregung erzeugten Ströme aufzeichnen und für die Diagnostik verwenden ließ, sowie auf der Fortführung der Arbeiten WALLERs, welche die mit dem Elektrokardiographen aufgezeichneten Kurven in einen theoretischen Zusammenhang mit dem Erregungsgeschehen am Herzen bringen. Die theoretischen Untersuchungen gehen über die umfangreichen Arbeiten von WALLER zurück auf methodische und theoretische Entdeckungen aus der Schule von DU BOIS-REYMOND.

Bei einem physikalisch so komplexen Gebiet wie der Beschreibung eines von einem Körperorgan erzeugten elektrischen Feldes, seiner Ausbreitung im Körper und seiner Abbildung auf die Körperoberfläche, war jedoch von Anfang an eine endgültige Klärung kaum zu erwarten. Die Grundlagen EINTHOVENs und seine Methodik haben jedoch für die erste Hälfte des 20. Jahrhunderts ausreichende Möglichkeiten zu einer elektrokardiographischen Diagnostik geliefert.

In den zwanziger Jahren bereits wurde darüber hinaus klar, daß zur vollständigen Beurteilung des Erregungsgeschehens am Herzen mehr als nur einige, zufällig gewählte, Ableitungen notwendig sind. WILSON, GOLDBERGER und NEHB schlugen in der Praxis durch zusätzlichen Informationsgewinn wirksame Erweiterungen der Ableitungspunkte vor. MANN, später SCHELLONG, SULZER, WILSON und HOLLMANN führten eine erweiterte Verarbeitung der Informationen durch Konstruktion und Registrierung des Vektorkardiogramms ein. Mit dem Beginn der fünfziger Jahre setzte sich schließlich die Erkenntnis durch, daß eine lückenlose Aussage über den Erregungsablauf am Herzen aus Registrierungen von der Körperoberfläche nur durch die vollständige Aufnahme des kardioelektrischen Feldes von der ganzen Körperoberfläche möglich ist. An verschiedenen Orten der Welt wurden Auswertungsverfahren und sogar bereits technische Aufnahmemethoden entwickelt, die dieses Problem angehen. Unter die ersten, die die Aufnahme des kardioelektrischen Feldes von der ganzen Körperoberfläche einer technischen Lösung und ihre Ergebnisse einer weitgehenden Interpretation unterzogen, zählt R. S. AMIROW, der Autor der vorgelegten Monographie. Mit der für die anderen Felder des EEG von LIWANOW eingeführten Methode gelang es ihm, eine topographische Elektrokardiographie zu entwickeln und umfangreiches Material auf diesem Gebiet zu erarbeiten. Inzwischen liegen auch die etwa gleichzeitig gewonnenen Untersuchungsergebnisse von KAROLCZAK, TACCARDI, HORAN und ver-

schiedenen anderen Gruppen vor, die wesentliche Beiträge zur Theorie des kardioelektrischen Feldes und zur erweiterten klinischen Diagnostik mit Hilfe der topographischen Elektrokardiographie liefern. Die vorliegende Monographie von R. S. Amirow trägt in geschlossener Form wesentliche Ergebnisse dieser Untersuchungsverfahren im Zusammenhang vor.
Inzwischen sind die methodischen Erfahrungen erheblich erweitert worden, so daß zahlreiche Nachuntersuchungen und Nachmessungen der wichtigen Befunde der topograohischen Elektrokardiographie von verschiedenen Seiten vorgenommen werden konnten. Dabei bestätigten sich wichtige klinische Aussagen, die die Ergebnisse Amirows unterstützen, erweitern oder vervollständigen. Auf einzelne Arbeiten soll hier nicht eingegangen werden. Sie finden sich in den kardiologischen Zeitschriften, in Monographien und besonders in den Verhandlungsberichten der internationalen Kolloquien über Vektorkardiographie und Elektrokardiologie, die seit 1959 regelmäßig stattgefunden haben: Spatial Vectorcardiography — Ed. H. u. Z. Kowarzyk, Warszawa 1961; Probleme der räumlichen Vektorkardiographie, Redaktion N. Kowarzyk, I. Ruttkay-Nedecký, E. Kellerova, Bratislava 1963; Electrophysiology of the heart — Ed. B. Taccardi u. G. Marchetti, Oxford 1965; Neue Ergebnisse der Elektrokardiologie — Herausg. E. Schubert, Jena 1966; Vectorcardiography 1965 — Ed. J. Hoffman, Amsterdam 1966; Aktuelle Probleme der Vektorkardiographie — Herausg. R. Wenger, Stuttgart 1968; Sources and Surface Representation of the Cardiac Electric Field — Ed. I. Ruttkay-Nedecký, Bratislava — Amsterdam 1970; Vectorcardiography 2 — Ed. J. Hoffman, Amsterdam 1971; Colloquium vectorcardiographicum X — Ed. H. u. S. Kowarzyk, Ann. med. sect. Pol. Acad. Sci. Vol. **16**, 1—2, Warsaw 1971; The Electric Field of the Heart — Satellite-Symposium of the 25th International IUPS Congress and 12th International Colloquium vectorcardiographicum 1971 — Ed. P. W. Rijlant, Brüssel 1972.
Neben den klinisch interessanten Ergebnissen brachte die Elektrokardiotopographie Neues und die Bestätigung zahlreicher mit anderen Methoden für das kardioelektrische Feld erhobener Tatsachen. Die Beschreibung und Festlegung der Drehungspole des kardioelektrischen Feldes (s. S. 36) wird von Laufberger bei den Untersuchungen zur Spatiokardiographie ausführlich und in gleicher Weise bestätigt (V. Laufberger, Spatiocardiography — Textbook and Atlas, Prague 1964). Fragen der Abbildung und des Bezuges verschiedener Elektrokardiogramme zum elektrischen Verhalten des Herzens als Feldquelle (s. S. 33ff., Abb. 15, 16) sind mit anderen Methoden dargestellt worden u. a. von Duchosal und Mitarbeitern (Acta cardiol. **4**, 425 (1949); Duchosal, P. W. u. R. Sulzer — La vectorcardiographie, Basel—New York 1949), von Schubert, E. und Mitarbeitern (Pflüg. Arch. ges. Physiol. **274**, 46 (1961); Arch. Kreisl.forschg. **45**, 162 (1964) sowie **59**, 228 (1969)). Die vorgeschlagene Reliefdarstellung (s. Abb. 19) hat inzwischen ihre elegante automatische Lösung durch Arbeiten von M. S. Spach und R. C. Barr sowie von R. B. Pearson, T. L. Gillespie und R. H. Selvester (in Vektorkardiographie 2, Amsterdam 1972, S. 131 und 146) erfahren.
Teile der Untersuchungen Amirows stellen Korrelationen elektrokardiologischer Daten mit anderen Kreislauffunktionsparametern wie Phonokardiogramm und Sphygmogramm dar (s. S. 14f.). Wertvoll ist die Gegenüberstellung dieser verschiedenen Verfahren. Die Tatsache, daß die Monographie in ihrem ersten Teil im Russischen bereits 1965 veröffentlicht wurde, mag erklären, daß bei der schnel-

len Entwicklung der Erforschung der Herzkontraktionsmechanismen in den letzten Jahren verschiedene, heute nicht mehr haltbare Begründungen aus diesen Koinzidenzen konstruiert werden. Wichtig bleibt trotzdem die Beobachtung der zeitlichen Zuordnung mechanischer und elektrischer Daten der Herztätigkeit.
So wird die ,,Kardiotopographie" als ein für die Beschreibung des kardioelektrischen Feldes ausgereiftes Werk vorgelegt. Es besitzt den Vorteil, neben neuen theoretischen Erkenntnissen die wesentlichen für die Klinik bedeutsamen Gesichtspunkte ausführlich darzustellen. Selbstverständlich wird die Anwendung einer solchen Methode nicht jedem Kliniker notwendig erscheinen oder empfohlen werden können. Als Schlußfolgerung wird jedoch aus den Darstellungen die Begründung dafür sehr deutlich, daß die bisher vorgenommene zufällige Wahl von Ableitungspunkten für Elektrokardiogramme sicher korrigiert werden muß, wenn eine klare, informationsreiche und für die Datenverarbeitung vollständige elektrokardiologische Diagnostik weitergeführt werden soll. Ort und besonderer Fall für besondere Ableitungen ergeben sich mit Klarheit. Selbst Fragen einer elektrokardiologischen Leistungsdiagnostik werden erneut gestellt. Schließlich muß darauf hingewiesen werden, daß die im zweiten Teil der Monographie vorgeführte Integraltopographie die interessante Möglichkeit bietet, Doppeldiagnosen aus elektrokardiologischen Daten, also z. B. neben Infarkten oder Schenkelblockbildern das gleichzeitige Vorhandensein einer Hypertrophie in einzelnen Ventrikeln eindeutig zu stellen. Dabei werden vom Autor interessante Ansätze vorgestellt, wie solche Befunde auch aus einfachen EKG-Registrierungen gewonnen werden können, allerdings von Elektrodenorten, die nicht konventionell sind.
Eine umfangreiche Begründung vieler Ergebnisse der Elektrokardiographie und eine wesentliche Erweiterung des diagnostischen Rüstzeuges sind somit praktisches Ergebnis der in der Elektrokardiotopographie vorgetragenen Untersuchungen.

E. SCHUBERT

IHALTSVERZEICHNIS

EINLEITUNG

Die Elektrokardiographie ist eine der zahlreichen wertvollen Methoden, die die korrekte Diagnostik der Erkrankungen des Herzens unterstützen. Die Untersuchung der elektrischen Aktivität des Herzens erlaubt es, Daten über den Zustand des Herzens eines Kranken zu erhalten, die sowohl für die Auswahl der Therapie als auch für die Beurteilung ihrer Wirkung wichtig sind. Außer der üblichen Registrierung der Biopotentiale des Herzens in Form einer Kurve, die aus sich rhythmisch wiederholenden Zacken besteht, werden auch andere Registrierverfahren vorgeschlagen. So werden zum Beispiel bei der Vektorkardiographie zwei Ableitungen mit senkrecht zueinander stehenden Achsen gleichzeitig aufgenommen. Deshalb zeichnen die P-Zacke, der QRS-Komplex und die T-Zacke jeweils eine geschlossene Schleife auf dem Bildschirm des Oszilloskopes. Da sich die elektrische Aktivität des Herzens auf verschiedene Punkte an der Oberfläche des Brustkorbes in sehr verschiedener Weise abbildet, werden eine große Anzahl vektorkardiographischer Ableitungssysteme vorgeschlagen (GRISHMAN und SCHERLIS, SCHELLONG, MILNOR, WILSON und JONSTON, I. T. AKULINITSCHEW u. a.).

Anfangs wurden die Untersuchungsmethoden für die Biopotentiale des Gehirns auf dem gleichen Wege entwickelt, d. h. es wurden verschiedene Varianten von Elektroenzephalographen entwickelt, die die Biopotentiale in Form einer Kurve registrieren. Dabei unterscheidet sich der Elektroenzephalograph von dem Elektrokardiographen nur durch die höhere Verstärkung. Später wurde in der Untersuchung der Biopotentiale des Gehirns ein anderer Weg begangen, der sich auf die gleichzeitige räumliche Registrierung einer größeren Anzahl von Ableitungen (Toposkopie) gründet. Technisch wurde dieser Weg in zwei Richtungen entwickelt:

1. Anwendung einer größeren Anzahl von Verstärkern, die unabhängig voneinander arbeiten (LILLY und CHERRY, WALTER und SHIPTON) und
2. Anwendung eines Schaltersystems (Kommutators), das die aufeinanderfolgende Verarbeitung der Potentiale von einer größeren Anzahl verschiedener Ableitungen über einen Verstärkerkanal möglich macht (GOLDMAN, VIVIAN, CHIEN und BOWES, 1948; GOLDMAN et al., 1953; M. N. LIWANOW und W. M. ANANJEW, 1960).

Es ist interessant zu bemerken, daß das von GOLDMAN und Mitarbeitern entwickelte 16-Kanalelektroenzephaloskop 1948 auch für die Registrierung von Biopotentialen des Herzens versuchsweise eingesetzt wurde. Die Elektroden wurden auf der vorderen Thoraxfläche je 4 in vier Reihen von V_1 bis V_4 horizontal und von der 2. bis zu der 6. Rippe vertikal angebracht. Die Filmgeschwindigkeit betrug 16 Aufnahmen in der Sekunde. Die ungenügende Anzahl von Ableitungen

(16) und die geringe Filmgeschwindigkeit machten es jedoch unmöglich, die Gesetzmäßigkeiten der Dynamik des elektrischen Feldes des Herzens zu zeigen.
Nach der Entwicklung eines 50-Kanal-Elektroenzephaloskops durch W. M. ANANJEW entstanden reale Möglichkeiten für die elektrotoposkopische Untersuchung anderer Organe. Die Idee, diesen Apparat für die Untersuchung der Bioströme des Herzens anzuwenden, entstand bei uns schon im Jahre 1956, wenn wir auch die ersten Versuche erst 1960 im Institut für Höhere Nerventätigkeit der Akademie der Wissenschaften der UdSSR (Labor von Prof. M. N. LIWANOW) durchführten. Dabei konnte nachgewiesen werden, daß das Elektroenzephaloskop auch für die Untersuchung des elektrischen Feldes des Herzens geeignet ist. Ein großer Nachteil der Untersuchung war die Tatsache, daß die Registrierung durch die Filmgeschwindigkeit von 24 Bildern in der Sekunde begrenzt war, so daß hier auf den ganzen QRS-Komplex nur zwei Filmbilder entfielen. Ein weiterer Nachteil war das Fehlen einer gleichzeitigen Registrierung des Elektrokardiogramms, was die Auswertung der Untersuchungsergebnisse erschwerte — den Augenblick der Aufnahme des QRS-Komplexes konnten wir nur aus denjenigen Bildern bestimmen, in denen eine plötzliche Vergrößerung der Potentialdifferenzen auftritt.
1961 gelang es uns, diese Nachteile der ersten elektrokardiotopographischen Untersuchungen bei der weiteren Ausarbeitung der Methodik im Institut für Herz- und Gefäßchirurgie der Akademie der Medizinischen Wissenschaften der UdSSR zu überwinden.
Eine Erhöhung der Filmgeschwindigkeit auf 64 bis 69 Aufnahmen in der Sekunde erlaubte es, die Bewegungen der Elektronegativität und der Elektropositivität auf der Oberfläche des Brustkorbes sichtbar zu machen. Das kann als Erfüllung der Träume des Physiologen A. F. SAMOILOW angesehen werden, der schrieb: „Wenn die Erregung, die sich über das Herz ausbreitet von irgendwelchen Lichteffekten begleitet würde ... so könnten wir verfolgen, wie sich die Erregung vom Sinusknoten über die Vorhöfe und das Erregungsleitungssystem bis in die Ventrikel ausbreitet."
Dank der gleichzeitigen Registrierung von Elektrokardiotopogrammen und Elektrokardiogrammen wurde es möglich, hinreichend genau die Entstehung der Zacken des Elektrokardiogrammes überhaupt und bei jedem untersuchten Menschen im einzelnen zu beurteilen. Der Vergleich der Verteilung der Biopotentiale auf einer großen Körperoberfläche mit der Kurve einer beliebigen elektrokardiographischen Ableitung eröffnet neue Möglichkeiten für das Studium der Tätigkeit des Herzens und anderer elektrisch aktiver Organe und Gewebe.
Die große Anzahl von Ableitungen, mit der die Intensität des elektrischen Feldes auf der ganzen Oberfläche des Brustkorbes abgebildet wurde, ließ erkennen, daß es zwei elektrische Felder — ein positives und ein negatives — gibt, die sich in Fläche und Größe in den verschiedenen Perioden der Herztätigkeit verändern. Die Registrierung von zwei Feldern entgegengesetzter Ladung kann als Tatsache zugunsten der Dipoltheorie gedeutet werden.
Die Bewegung der Elektropositivität und der Elektronegativität auf der Oberfläche des Brustkorbes besitzt jedoch einige Besonderheiten. Deshalb erlaubt es die genauere Analyse der elektrokardiotopographischen Aufzeichnungen, neue Tatsachen zu erkennen, die die Entwicklung der Theorie von der Entstehung der Biopotentiale fördern.
Bei der Untersuchung der räumlichen Dynamik des elektrischen Feldes des Her-

zens lassen sich drei Etappen unterscheiden. In der ersten Etappe ergab die Elektrokardiotopographie die Gesetzmäßigkeiten der Dynamik des kardioelektrischen Feldes. Es blieb aber unbekannt, wie sich Herzlage und Herzerkrankungen auf diese Dynamik auswirken. In der zweiten Etappe wurden die Wechselbeziehungen zwischen der Dynamik des elektrischen Feldes und der Herzlage aufgeklärt. Infolge des Mangels an geeigneten Angaben in der Literatur (1960, 1961) wurde die Analyse der elektrokardiotopographischen Aufzeichnungen auf den Vergleich extremer Formen und Veränderungen der Herzlage gegründet. Mit Hilfe von Vergleichen zwischen dem extremen Rechtstyp und dem extremen Linkstyp ließen sich die grundsätzlichen Unterschiede in den Veränderungen des Ausbreitungsweges der elektrischen Vorgänge des Herzens erklären. Solche Gegenüberstellungen der extremen pathologischen Formen erlaubten, grundlegende Gesetzmäßigkeiten des Zusammenhanges zwischen dem Verlauf der elektrisch erregten Zonen des Herzens mit den Veränderungen seiner Lage zu erkennen. Diese Etappe war auch die Periode, in der die Deutung der Entstehung der Zacken des Elektrokardiogrammes erfolgte. In der dritten Etappe wurden die Vorteile studiert, die die elektrokardiotopographische Methodik bei der Diagnostik von Herzerkrankungen bietet.

Außer der Kombination der Elektrokardiotopographie mit Elektrokardiogrammen wurden technische Bedingungen für ihre Kombination mit Vektorkardiogrammen, Phonokardiogrammen, Sphygmogrammen, Ballistokardiogrammen und anderen Meßgrößen der Herztätigkeit geschaffen. So erlaubte die gleichzeitige Registrierung mit Phonokardiogrammen und Sphygmogrammen neue Daten über die Wechselbeziehungen der räumlichen Dynamik der Biopotentiale des Herzens mit der Ventrikelkontraktion und dem Öffnen und Schließen der Klappen zu erhalten.

Die theoretischen Fragen, die durch die Methode der Elektrokardiotopographie bearbeitet wurden, besitzen eine weitere praktische Bedeutung in der Möglichkeit, die Ergebnisse der Elektrokardiographie mit Hilfe der hier erhaltenen Daten zu deuten. Außerdem muß die eigentliche praktische Bedeutung der elektrokardiotopographischen Untersuchung für die Diagnostik der Herzerkrankungen hervorgehoben werden. Für die vollständigere Ausnutzung dieser Methode sind eine weitere Verbesserung der Apparatur durch Entwicklung eines vervollkommneten Elektrokardiotopographen und in der wissenschaftlichen Forschungsarbeit die Anwendung von Rechenanlagen für die Analyse der Arbeitsergebnisse erforderlich. Abgesehen von der Notwendigkeit eines weiteren Ausbaues der elektrokardiotopographischen Methodik zeigen die von uns an mehr als 300 Menschen durchgeführten Untersuchungen, daß bei vorhandener Apparatur eine Reihe von Fragen der Elektrophysiologie des Herzens am kranken und gesunden Menschen bearbeitet werden können.

Zum Schluß muß bemerkt werden, daß die Literatur zur Elektrokardiographie in einer ausreichend großen Anzahl von Monographien zusammengefaßt ist (L. I. Vogelson, G. J. Dechtjar, W. E. Neslin und S. E. Karpai, M. B. Tartakowskij, Ziegler, Zuckermann, Lepeschkin, Goldberger, Katz, Sodi-Pallares u. a.). Andererseits ergibt die elektrokardiotopographische Methodik aber völlig neue Daten über das elektrische Feld des Herzens. Deswegen haben wir uns das Ziel gestellt, nicht die Literatur zur Elektrokardiographie zu analysieren. Wir wollen uns vielmehr bemühen, alle jene neuen Gesetzmäßigkeiten der Dyna-

mik des kardioelektrischen Feldes zu zeigen, die die Methodik der Elektrokardiotopographie erkennbar macht. Auf ihrer Grundlage ist es möglich, die Entstehung des Elektrokardiogramms und des Vektorkardiogramms zu enträtseln.
Die moderne Elektrokardiologie entwickelt sich dank der Untersuchungen von RIJLANT, DUCHOSAL, LAUFBERGER, KOWARZYK, FRANK, PIPBERGER u. a. erfolgreich. Von besonderem Interesse sind die Untersuchungen von KIENLE; NAHUM, MAURO, CHERNOFF and SICAND; TACCARDI; KAROLCZAK, die der Verteilung der Herzpotentiale auf die Oberfläche des menschlichen Brustkorbes gewidmet sind. Mittels Registrierung bipolarer Ableitungen von einer größeren Anzahl von Punkten an der Brustkorboberfläche bestimmte KIENLE Vektoren für jeden Punkt und bestimmte Momente des Verlaufes des Elektrokardiogramms (für QRS und für den Anfang des ST-Intervalls). Die erhaltenen Daten wurden in Form zahlreicher Vektorlinien dargestellt, die auf der Oberfläche des Brustkorbes eingetragen sind. Diese Karten der momentanen Vektoren nennt KIENLE „elektrisches Porträt des Herzens". Der Autor leistete dazu umfangreiche Arbeit und stellte die Originaldaten für die Extrasystole, für Rechts- und Linksschenkelblock und für Myokardinfarkt dar.
TACCARDI (1963) führte Registrierungen von 400 unipolaren Brustwandableitungen nach WILSON durch und konstruierte daraus die Isopotentiallinien aufeinanderfolgender Momente des QRS-Komplexes. Er erhielt Daten, die die Bewegungen des elektrischen Feldes mit positiven und negativen Anteilen an 15 gesunden Menschen zeigen. Der Autor konzentriert sein Interesse auf die Zeitpunkte der QRS-Periode, in der auf der Oberfläche des Brustkorbes zwei Maxima mit positiver Ladung (QRS-Ende) und zwei Maxima mit negativer Ladung (QRS-Anfang) registriert werden. TACCARDI nennt diese Erscheinung Momente der Multipolarität.
Das System der unipolaren Ableitungen nach WILSON wurde von KAROLCZAK für die Registrierung von 66 Brustableitungen angewandt. Auf Grund der Analyse dieser Ableitungen konstruiert der Autor Topogramme (Synchronokardiogramme) für aufeinanderfolgende Momente der QRS-Periode. In der Arbeit von KAROLCZAK und SINGER (1963) sind die Ergebnisse der Untersuchung der Dynamik der QRS-Periode im Normalfall und bei einem Rechtsschenkelblock dargestellt.
Die Ergebnisse, die mit Hilfe der Methodik der Elektrokardiotopographie und von den obengenannten Autoren erhalten wurden, geben einen guten Überblick über das elektrische Feld des Herzens. Die Verarbeitung der Daten ist jedoch ein Prozeß von außerordentlichem Arbeitsaufwand. Deswegen begrenzten KAROLCZAK und TACCARDI ihre Untersuchungen auf den QRS-Komplex. Nur in der letzten Arbeit von KIENLE werden Mitteilungen über die P-Zacke angeführt. Die Analyse von 400 Brustwandableitungen dauert bei TACCARDI für einen Kranken 7 Tage.
Dank der Methodik der Elektrokardiotopographie werden für die Untersuchung eines Kranken 20 bis 30 Minuten gebraucht. Nach der Entwicklung der Filme werden Daten von der Verteilung der Potentiale auf die ganze Oberfläche des Brustkorbes alle 7 ms im Verlauf von 30 bis 40 Herzzyklen gewonnen.
Auf diese Art und Weise erlaubt es die Methodik der Elektrokardiotopographie, die arbeitsaufwendige Analyse der räumlichen Verteilung der Herzpotentiale zu automatisieren. Interessant ist, daß vor kurzem eine Meldung von SCHULER

und Roy (1964) über die Entwicklung von Apparaturen erschien, die für synchrone Registrierungen von 70 Brustableitungen im Versuch mit Hunden angewendet werden. In der letzten Zeit wächst die Aufmerksamkeit der Wissenschaftler für die Ausarbeitung einer Methodik zur Untersuchung der Verteilung der Potentiale über die Oberfläche des Brustkorbes (L. G. Horan et al., 1964). Die Methodik der Elektrokardiotopographie hat große Perspektiven für die Untersuchung der Ausbreitung des Erregungsprozesses durch das Myokard und auch auf die epikardiale Oberfläche.

Es bleibt festzustellen, daß die Elektrokardiotopographie eine Anwendung auch bei der Untersuchung der Tätigkeit anderer Organe (Magen, Uterus u. a.) und Systeme finden kann, deren Arbeit von bioelektrischen Vorgängen begleitet ist. Wir führten elektrotopographische Beobachtungen an der Muskulatur des Unterarmes durch. Dabei wurde bei Bewegungen des Daumens ein rhythmisches Aufleuchten der Punkte auf dem Bildschirm sichtbar, die den Orten der Ableitungen der erregten Muskeln (1964) entsprechen.

Das Prinzip der topographischen Untersuchung von einer großen Anzahl von Abgriffspunkten wird auch für die Registrierung nichtelektrischer Größen angewendet. Auf diesem Wege kann mit reographischen Gebern die Pulswelle in verschiedenen Teilen des Körpers (Extremitäten, Kopf, Leber u. a.) untersucht werden. B. E. Wotschal schlug vor, die Bewegung radioaktiver Isotope in der Lunge topographisch zu untersuchen.

Die Anwendung der Methodik der Elektrotopographie eröffnet große Möglichkeiten bei der Untersuchung vieler Funktionen. Sie erlaubt neue Daten sowohl in der Theorie als auch in der Praxis bei der Diagnostik von Krankheiten zu erhalten.

1. Die Methodik der elektrokardiotopographischen Untersuchung

Zur Vertiefung des Studiums der elektrischen Erscheinungen des Herzens wenden wir das Verfahren der gleichzeitigen Beobachtung von 50 unipolaren Brustwandableitungen an. Die Protentialdifferenzen aller Ableitungen werden auf einen Bildschirm projiziert. Die gleichzeitige Registrierung der Biopotentiale des Herzens von einer größeren Anzahl von Brustwandableitungen ergibt eine gute Vorstellung von der Dynamik des elektrischen Feldes an der ganzen Brustkorboberfläche.

1.1. Die Apparatur

Wir benutzen das Elektroenzephaloskop nach M. N. Liwanow und W. M. Ananjew. Es dient als Verstärker für die Biopotentiale. Durch einen elektrischen Schalter (Kommutator) wird es möglich, 50 Ableitungen auf dem Bildschirm der Braunschen Röhre zu registrieren. Die angewandte Apparatur besteht aus Stromversorgung, 50 Elektroden, einem Block von 50 Vorverstärkern, dem elektronischen Schalter sowie einem Endverstärker und einem Oszilloskop mit einer Zweistrahlröhre.
Die Elektroden werden auf dem Brustkorb des zu Untersuchenden je 10 in einer Reihe mit fünf Gummibändern befestigt. Jede Elektrode hat die Form einer flachen runden Platte mit einem Durchmesser von 20 mm und ist aus verzinntem Messing angefertigt. Die Elektroden Nr. 5, 6, 25, 26, 35, 36, 45 und 46 liegen auf der Brust dort, wo es häufig Vertiefungen gibt. Deshalb sind sie verschiebbar hergestellt. Die Potentiale jeder Ableitung gelangen auf das Gitter der Eingangsröhre des entsprechenden Vorverstärkers über einen Kondensator mit der Kapazität von 2 Mikrofarad (μF). Deshalb werden nur Potentialschwankungen mit einer Frequenz kleiner als 1 Hz verarbeitet. Das Steuergitter der Eingangsröhre ist über einen Widerstand von 2 Megaohm (MΩ) geerdet.
Durch den elektronischen Schalter (Kommutator) werden alle 50 Vorverstärker mit einer Frequenz von 250 Hz abwechselnd nacheinander eingeschaltet. Damit wird die Impulsübertragung der Biopotentiale von jedem einzelnen der Vorverstärker auf den Endverstärker und die Elektronenstrahlröhre vorgenommen. In einem solchen Schaltschema arbeitet jede Elektrode im Augenblick des Passierens eines Potentials, d. h. wenn ihr Vorverstärker eingeschaltet ist, als differente gegenüber allen übrigen, die als indifferente Elektroden dienen, weil sie in diesem Moment nicht tätig sind und jede von ihnen über einen Widerstand von 2 Megaohm geerdet ist. Dadurch werden die Potentiale des elektrischen Fel-

des über die indifferente Elektrode gemittelt. Wird einer der Vorverstärker geöffnet, so beeinflussen die Elektroden der in dieser Zeit nicht arbeitenden 49 Kanäle den Eingang des geöffneten Vorverstärkers. Deswegen wird die Summe der Potentiale aller Ableitungen und das Potential der differenten Elektrode auf ihn rückgekoppelt. Es kann angenommen werden, daß die Differenz der Potentiale von den 49 Ableitungen aus folgenden Gründen nahe 0 ist:

1. Die Potentiale werden abgeschwächt, da sie über Widerstände von 2 Megaohm geerdet sind und ihr Einfluß auf die differente Elektrode über Erde auch über einen Widerstand von 2 Megaohm vermittelt wird.
2. Das elektrische Feld besteht aus einer negativen Zone und einer ihr gleichen oder annähernd gleichen positiven Zone, die sich gegenseitig neutralisieren.

Da das Potential der differenten Elektrode meistens die bei Null liegende Summe der Potentiale der 49 übrigen Ableitungen überschreitet, kann angenommen werden, daß die Apparatur die Registrierung von Bioströmen nahe ihrer wirklichen Größe gewährleistet.

Die Zweistrahlröhre ist für die gleichzeitige Darstellung der Biopotentiale von den 50 Ableitungen einmal in Form von 50 Lichtpunkten und zum anderen als 50 Lichtsäulen vorgesehen. Der eine Strahl durchläuft mit Hilfe eines kleinen Verteilers 5 Zeilen, wobei der Kommutator während der Strahlbewegung in jeder Zeile 10 Ableitungen hintereinander einschaltet. Auf diese Weise entstehen 5 Zeilen mit je 10 leuchtenden Punkten in jeder Zeile. Der zweite Strahl stellt die Potentiale jeder Ableitung in Form von Säulen mit wechselnder Höhe dar. Die ersten 10 Säulen von links gesehen entsprechen den Potentialen der ersten Reihe von Punkten. Die folgenden je 10 Säulen entsprechen den Potentialen der Punkte der zweiten, dritten, vierten und fünften Zeile. Die Helligkeitssteuerung der Punkte entspricht dem Ausmaß der Säulenhöhe. Eine solche Doppelregistrierung jeder Ableitung ist für die genaue Bestimmung der Größe der Biopotentiale aus der Höhe der Säulen vorgesehen, da es schwierig ist, die Leuchtintensität der Punkte zu messen.

Für das Elektroenzephaloskop ist auch eine Möglichkeit zur Eichung vorgesehen. Sie wird durchgeführt, indem man auf den Eingang des Gerätes eine Spannung von 100 μV oder 1 mV gibt. Beim Einschalten der Eichspannung verstärkt sich die Lichtintensität aller Punkte und die Höhe der Säulen vergrößert sich. Die Verstärkung der Kanäle wird so reguliert, daß bei Auftreten von negativen Potentialen die Helligkeit der Punkte und die entsprechende Höhe der Säulen auf dem Bildschirm zunehmen. Die Entstehung einer Elektropositivität führt zu dem umgekehrten Effekt — Abnahme der Helligkeit der Punkte und der Höhe der Säulen. Durch Vergleich der Höhen der Säulen und des Elektrokardiotopogrammes mit den Eichdaten läßt sich die Größe der Biopotentiale bestimmen. Das Blockschema der elektrokardiotopographischen Anordnung wird in Abbildung 1 und eine allgemeine Übersicht in Abbildung 2 gezeigt.

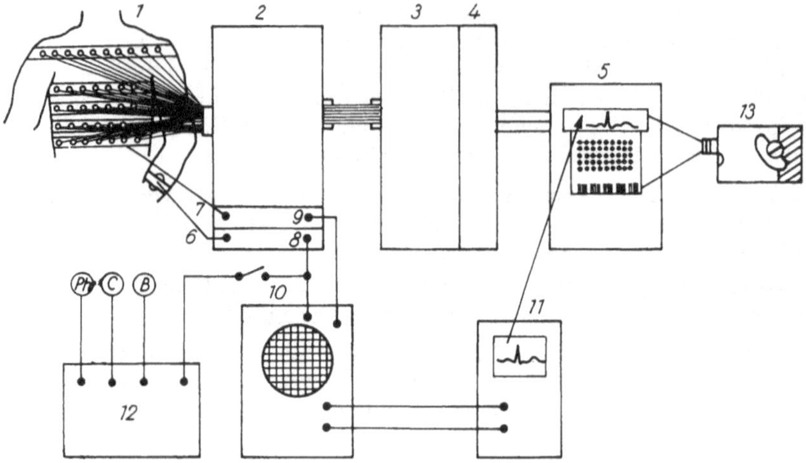

Abb. 1: Blockschema der elektrokardiotopographischen Anordnung

1. Anordnung der Elektroden auf der Brustkorboberfläche,
2. Block der 50 Vorverstärker,
3. Kommutator,
4. Endverstärker,
5. Zweistrahloszilloskop,
6., 7. Zusätzliche Ableitungen (EKG),
8., 9. Zusätzliche Vorverstärker,
10. Oszillograph EO-7,
11. Elektrokardioskop,
12. Zusatz für die Registrierung der Phonokardiogramme (Ph), der Sphygmogramme (C), der Ballistokardiogramme (B) und anderer Parameter der Herztätigkeit,
13. Filmkamera.

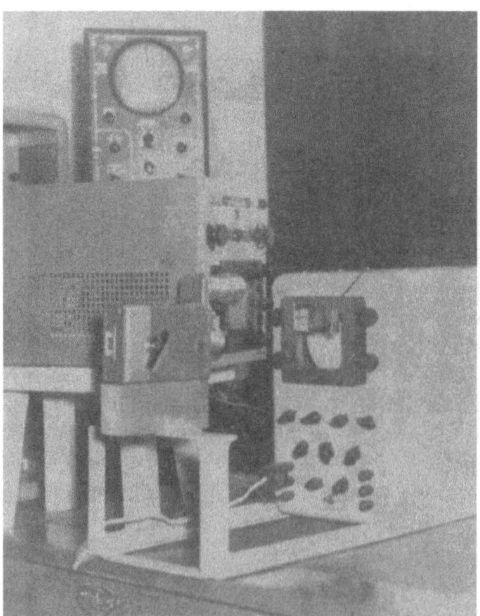

Abb. 2: Allgemeine Ansicht der elektrokardiotopographischen Anordnung.

1.2. Die Anordnung der Elektroden

Vor dem Anlegen an den Brustkorb müssen die Elektroden zwecks Verbesserung des elektrischen Kontaktes mit Paste versehen oder mit physiologischer Lösung angefeuchtet werden.
Für die vollständige räumliche Darstellung der Dynamik des kardioelektrischen Feldes wenden wir in jeder Untersuchung drei Varianten der Anordnung der Elektroden auf dem Brustkorb an:

1. Alle Elektroden werden vorn angebracht.
2. 30 Elektroden werden auf dem Rücken und 20 an der Brust angebracht.
3. Alle Elektroden werden hinten angelegt.

Bei der Anordnung auf der Brust werden die Elektroden der ersten Reihe (Elektrode Nr. 1 bis 10) so befestigt, daß die Elektrode Nr. 1 der Ableitung über dem rechten Schultergelenk und die Elektrode Nr. 10 der über dem linken Schultergelenk entspricht. Die Elektrode Nr. 5 liegt rechts vom Sternum in Höhe des Ansatzes der ersten Rippe und die Elektrode Nr. 6 symmetrisch zur Elektrode Nr. 5, d. h. links am Rande des Sternums. Die übrigen Elektroden werden in gleichen Abständen voneinander befestigt. Parallel zum ersten Band und unterhalb von ihm wird das zweite Band mit den nächsten 10 Elektroden befestigt usw. Alle 5 Bänder liegen in gleichen Abständen voneinander. Für die unteren 4 Reihen dienen als Orientierung die Elektroden Nr. 11, 21, 31, 41, 20, 30, 40, 50, die auf der mittleren Axillarlinie entsprechend links und rechts am Patienten liegen, die Elektroden Nr. 15, 25, 35, 45, die auf der rechten Parasternallinie liegen und die Elektroden Nr. 16, 26, 36, 46, die nach der linken Parasternallinie orientiert werden. Bei einer solchen Anordnung der Elektroden läßt sich die Dynamik des elektrischen Feldes auf der ganzen vorderen Oberfläche des Brustkorbes gut verfolgen (Abb. 3a).

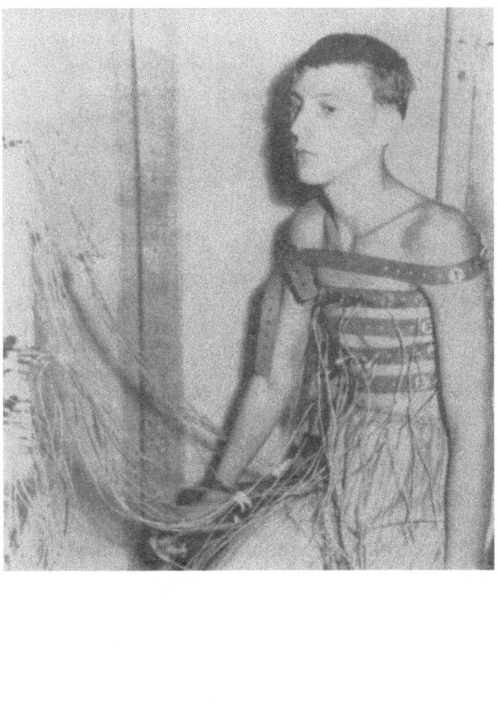

Abb. 3 a: Anordnung der Elektroden auf der Vorderseite des Brustkorbes.

Nach der Registrierung des elektrischen Feldes auf der Vorderfläche des Brustkorbes werden 30 Elektroden (Nr. 1 bis 30) auf seine Hinterfläche verlegt. 20 Elektroden (Nr. 31 bis 50) bleiben vorn. Dabei werden die Bänder mit den Elektroden wie folgt angeordnet:

1. Reihe (Nr. 1 bis 10) hinten
2. Reihe (Nr. 31 bis 40) vorn
3. Reihe (Nr. 11 bis 20) hinten
4. Reihe (Nr. 41 bis 50) vorn
5. Reihe (Nr. 21 bis 30) hinten

Mit einer solche Elektrodenanordnung läßt sich die Dynamik des elektrischen Feldes auf der ganzen Oberfläche des Brustkorbes beurteilen, aber die Abstände zwischen den einzelnen Reihen verdoppeln sich. Das erschwert das Studium der elektrischen Aktivität des Herzens. Deswegen wird nach der zweiten Variante noch eine Untersuchung durchgeführt, bei der alle 50 Elektroden auf der Hinterfläche des Thorax angeordnet sind (Abb. 3b).

Die verschiedenen Arten von Elektrodenanordnungen auf der Oberfläche des Brustkorbes haben auch für das Studium der Funktion der indifferenten Elektrode Bedeutung. Wie oben gezeigt wurde, sind alle Elektroden mit Ausnahme der jeweils das Potential leitenden Elektrode indifferent. Deshalb entspricht die angewandte Methode der Elektrodenanordnung dem Prinzip einer Ringelektrode, wenn bei der Registrierung des Potentials in einem begrenzten Körperabschnitt die indifferenten Elektroden um die differente Elektrode in Form eines Ringes liegen. Es muß bemerkt werden, daß dieses Prinzip nicht für die Elektroden gilt, die am Rande liegen (1 bis 10, 41 bis 50, 11, 21, 31, 20, 30 und 40). In diesen Fällen

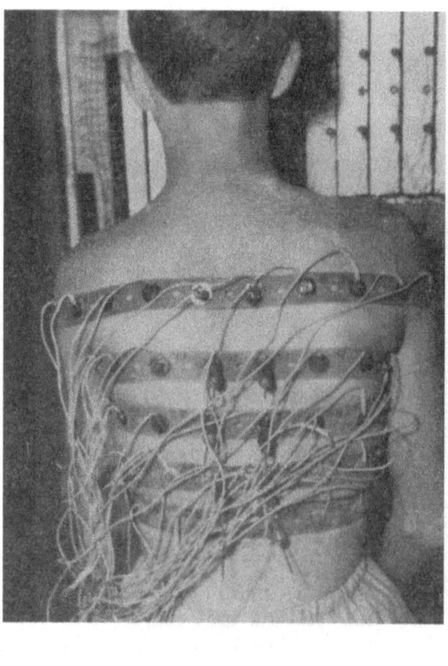

Abb. 3b: Anordnung der Elektroden auf dem Rücken.

läßt sich für die differente Elektrode nicht mehr das Ringprinzip anwenden, vielmehr gilt das eines „halben Ringes“, weil in Beziehung zur differenten Elektrode die indifferenten nur auf der einen Seite liegen. Das Prinzip der Ring- oder halben Ringelektrode gilt auch bei der Befestigung der indifferenten Elektroden auf der Hinterseite des Thorax. Bei der kreisförmigen Anordnung der Elektroden auf vorderer und hinterer Brustkorboberfläche herrschen günstigere Bedingungen für die differente Elektrode, weil in diesem Fall die indifferenten Elektroden den ganzen Thorax umfassen. Folglich reflektiert die Registrierung der Biopotentiale des Herzens bei der kreisförmigen Lage der Elektroden das elektrische Feld des Herzens genauer.

Die vergleichende Untersuchung des elektrischen Feldes des Herzens bei Anordnung der Elektroden auf der Vorderseite oder hinten erlaubt es, die Bedeutung der indifferenten Elektroden für die Elektrokardiotopographie und vor allem für die detaillierte Untersuchung des elektrischen Herzfeldes genauer zu beurteilen.

Es muß bemerkt werden, daß in einer Reihe von Beobachtungen aus technischen Gründen einige Kanäle ausgeschaltet wurden (Nr. 1, 3, 8, 12, 23, 42 und 50) und damit die ihnen zugeordneten Punkte auf dem Oszillographenschirm fehlten. Der Ausfall einzelner Ableitungen in verschiedenen Teilbereichen des untersuchten Feldes wirkte sich nicht auf die Ergebnisse der Untersuchung aus.

1.3. Die Registrierung des Elektrokardiotopogrammes

Das elektrokardiotopographische Bild kann auf dem Bildschirm beobachtet und mit einer Kinokamera aufgenommen werden. Visuell können folgende Besonderheiten bei der Funktion der Apparatur wahrgenommen werden:

1. Einstreuung von Wechselstrom, die als schnelle Schwankungen der Spitzen aller Säulen auftritt sowie
2. fehlender Kontakt oder Wackelkontakt zwischen den Elektroden und der Haut, was durch ein abwechselndes helles Aufleuchten und Verschwinden des Lichtpunktes im Rhythmus der Atmung charakterisiert ist.

Auch einige Besonderheiten der Dynamik des elektrischen Feldes können visuell festgestellt werden. So sind zum Beispiel bei Vorhofflimmern ein Aufleuchten und häufige Schwankungen der Säulen der Ableitungen Nr. 12 bis 15, ähnlich wie bei Einstreuung von Wechselstrom, zu sehen. Bei einem Aneurysma des Herzens wird ein helles Aufleuchten der Punkte sichtbar, die zu dem Gebiet des verletzten Myokards gehören und ein darauf folgendes lang andauerndes Erlöschen dieser Punkte.

Da sich die in den Vorversuchen für die Registrierung der Dynamik des kardioelektrischen Feldes benutzte Filmgeschwindigkeit von 24 Bildern in der Sekunde als nicht ausreichend erwiesen hatte, benutzen wir nur beschleunigte Filmaufnahmen mit einer Geschwindigkeit von 64 bis 69 Bildern in der Sekunde. (Eine Geschwindigkeit von 69 Bildern in der Sekunde erhielten wir mit der von uns benutzten Filmkamera „Kiew“, wenn der Geschwindigkeitsregler auf seine maximale Stellung eingestellt wird.) Bei dieser Geschwindigkeit beansprucht jede Filmaufnahme 7 bis 7,7 ms. Die Intervalle zwischen ihnen dauern etwa die gleiche Zeit. Bei dieser Geschwindigkeit der Filmaufnahmen wird der QRS-Komplex auf 4 bis 7 Filmbilder verteilt, was ein Studium der Bewegung der Erregungsvorgänge im Myokard möglich macht. Für die Bestimmung der Dauer des QRS-Komplexes, des PQ-Intervalls, der T_A-Periode, der T_B-Periode und des RR-Intervalls wurden Unterlagen zusammengestellt, in denen die Zeit für verschieden viele Filmaufnahmen bei der Registrierung mit einer Geschwindigkeit von 64 bis 69 Bildern in der Sekunde enthalten ist.

Die Schwankungen der Biopotentiale ergeben sich aus den Bewegungen der Anteile des elektrischen Feldes, was deutlich bei seiner Analyse zu erkennen ist. Dabei ist die Geschwindigkeit der Filmaufnahmen die entscheidende Größe für die Bestimmung der Bewegungsrichtung dieser Anteile. Wir können zwei Varianten der Bewegung der Anteile des elektrischen Feldes erkennen: a) die geradlinige und b) die Kreisbewegung. Die Filmaufnahme kann korrekt Richtung und Geschwindigkeit der geradlinigen Bewegung zeigen, wenn die Registrierung folgender Filmbilder im gleichen Bewegungszyklus erfolgt.

Wenn aber die Anteile des elektrischen Feldes in der Zeit zwischen zwei hintereinanderfolgenden Filmaufnahmen das ganze untersuchte Gebiet passiert haben und sich zum zweiten, dritten oder weiteren Male in ihm ausbreiten, wird die Bewertung der Bewegungsgeschwindigkeit fehlerhaft. Solche Bedingungen müssen angenommen werden, wenn die Bewegung der elektrischen Feldanteile ähnlich wie bei dem stroboskopischen Effekt verläuft. In diesem Falle kann die Richtung entweder mit der gleichen Bewegung übereinstimmen oder im entgegengesetzten Sinne liegen. Im Falle einer Kreisbewegung der elektrischen Feldanteile mit einer Polrotation im Bereich der Filmaufnahmegeschwindigkeit ist die Registrierung mit einer derartigen Geschwindigkeit notwendig, daß sich die elektrischen Feldanteile im Intervall zwischen den Aufnahmen um nicht mehr als 180° um den Thorax bewegen, sonst wird die Bewegung als der richtigen entgegengesetzt bewertet.

Auf Grund der angeführten Wechselbeziehungen zwischen Bewegungsrichtung und ihrer richtigen Bestimmung ist die Registrierung mit einer solchen Geschwindigkeit notwendig, daß sich ein voller Bewegungskreis auf vier Filmaufnahmen verteilt. Die erste Aufnahme registriert den Anfang des Bewegungszyklus, die zweite Aufnahme einen Zeitpunkt, der nahe der Zyklusmitte liegt, die dritte einen Teil der zweiten Bewegungshälfte und die vierte den Endmoment der Bewegung. Wenn die Geschwindigkeit der Bewegung der elektrischen Feldanteile gleichmäßig ist, dann sind auch drei Aufnahmen für einen Zyklus ausreichend. Da das Herz exzentrisch im Thorax liegt und möglicherweise die Erregungsausbreitung im Myokard mit einer unterschiedlichen Geschwindigkeit erfolgt, ändert sich auch die Bewegungsgeschwindigkeit der elektrischen Feldanteile auf der Oberfläche des Brustkorbes. Deshalb ist es notwendig, einen Zyklus mit vier Aufnahmen zu registrieren, d. h. die Geschwindigkeit der Filmaufnahmen muß mindestens um viermal höher als die maximale Frequenz der Schwankungen der Biopotentiale des untersuchten Organs sein. Eine größere Anzahl von Aufnahmen in einem Zyklus gibt eine genauere Abbildung der Kreisbewegung.

Aus den angeführten Daten kann auf die Geschwindigkeit der Filmaufnahmen geschlossen werden, die für die richtige Bewertung der Bewegung der Anteile des kardioelektrischen Feldes in der QRS-Periode (60 bis 80 ms) notwendig ist. Die Dauer eines Zyklus von 60 bis 80 ms entspricht einer Frequenz von 16 bis 12 pro Sekunde. Da es sich als notwendig erwiesen hat, einen Zyklus mit vier Filmaufnahmen zu registrieren, ergibt sich, daß bei 16 Umläufen in der Sekunde die Aufnahme mit einer Geschwindigkeit von 64 Bildern in der Sekunde (16×4) erfolgen muß.

1.4. Elektrokardiotopographie mit gleichzeitiger Aufnahme des Elektrokardiogrammes

Für die gleichzeitige Aufnahme des Elektrokardiotopogrammes und des Elektrokardiogrammes stellten wir in einem Winkel zum Bildschirm des Oszilloskops das Elektrokardioskop des 6-Kanal-Elektrokardiographen vom Ryp „Alvar" auf. An dem oberen Teil des Bildschirms des Zweistrahloszilloskops wurde in einem Winkel ein Spiegel befestigt. Der Winkel wird so gewählt, daß bei der Filmaufnahme nicht nur der Bildschirm des Elektroenzephaloskops, sondern auch die Abbildung des Elektrokardiogramms im Spiegel zu sehen ist (Abb. 4).

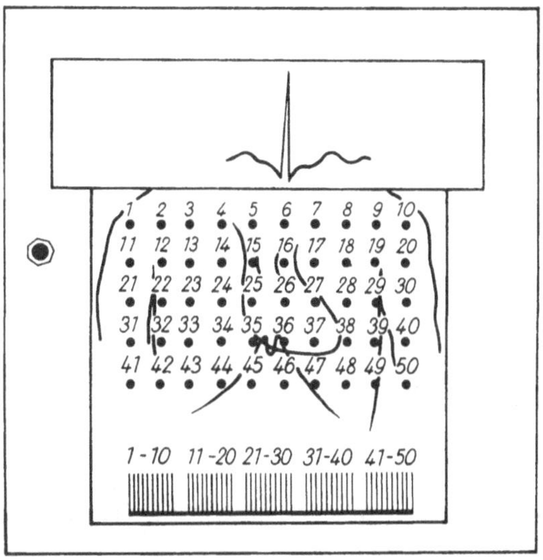

Abb. 4: Schema eines Filmbildes.
Oben: Vergleichsableitung des EKG (eingespiegelt).
Darunter: Verteilung der 50 Ableitungspunkte über den Thorax. Die Punkte 11 bis 41 und 20 bis 50 liegen auf den mittleren Axillarlinien.
Unten: Potentialhöhen der Ableitpunkte 1 bis 50.

Die gleichzeitige Filmaufnahme der Elektrokardiotopogramme und der Elektrokardiogramme macht eine Vertiefung des Studiums der Dynamik des kardioelektrischen Feldes möglich, da bei der Filmaufnahme der QRS-Komplex jedes Mal in verschiedenen Momenten mitregistriert wird. So lassen sich alle Etappen der Bewegung des negativen Bereiches des Feldes während der Erregung des Myokards verfolgen. Außerdem haben wir eine Möglichkeit für die Registrierung von Elektrokardiogrammen mit beliebigen Elektroden auf dem Brustkorb oder den Extremitäten vorgesehen. Für diesen Zweck wird ein Kanal des Vorverstärkerblocks benutzt. Die differente Elektrode des Verstärkers wird an eine Extremität oder an eine beliebige Elektrode auf dem Brustkorb angeschlossen. Die Signale werden vom Ausgang des Vorverstärkers zum Oszillographen EO—7 geführt, auf dem die Elektrokardiogramme visuell kontrolliert werden. Danach gehen die verstärkten Biopotentiale zum Elektrokardiograph „Alvar".

1.5. Elektrokardiotopographie mit gleichzeitiger Aufnahme des Vektorkardiogrammes

Im Zusammenhang mit dem Studium der Dynamik des kardioelektrischen Feldes aus dem Elektrokardiotopogramm führten wir auch gleichzeitige Registrierungen mit dem Vektorkardiogramm durch. Dieses vergleichende Studium liefert wichtige Daten über die Entstehung des Vektorkardiogramms und erlaubt, Wege zur Vervollkommnung der Vektorkardiographie zu finden. Für die Vektorkardiographie werden verschiedene Ableitungssysteme vorgeschlagen. Die Elektrokardiotopographie gibt die Bewegungsrichtung der positiven und negativen Feldanteile an. Deshalb hat die Elektrokardiotopographie auch Bedeutung für die individuelle Auswahl der Orte zur Anordnung der Elektroden für das Vektorkardiogramm am Patienten.
Für die Ableitung des Vektorkardiogrammes zusammen mit dem Elektrokardiotopogramm benutzen wir zwei Brustwandableitungen, für die zwei Kanäle im Block der Vorverstärker vorgesehen sind. Die verstärkten Potentiale werden dem Oszillographen EO—7 und den Ablenkplatten des Elektrokardioskops zugeleitet. An die vertikal ablenkenden Platten gelangen sie so, daß der Elektronenstrahl im Unterschied zum Elektrokardiogramm bei positiver Spannung nach unten und bei negativer nach oben ausgelenkt wird. An die horizontal ablenkenden Platten wird die andere Ableitung so angeschlossen, daß sich der Elektronenstrahl bei positiver Spannung nach rechts und bei negativer nach links bewegt. Dabei werden die beiden Zeitablenkungen ausgeschaltet. Das Vektorkardiogramm wird mit Hilfe eines am oberen Teil der Zweistrahlröhre befestigten Spiegels in einem Bild zusammen mit dem Elektrokardiotopogramm ebenso wie bei der Elektrokardiotopographie mit Elektrokardiogramm aufgenommen.

1.6. Elektrokardiotopographie mit gleichzeitiger Phonokardiographie und Sphygmographie

Um die Ergebnisse der Untersuchung der räumlichen Verteilung der Potentiale des Herzens ausführlicher studieren zu können, führten wir gleichzeitig mit der Registrierung des Elektrokardiotopogramms auch die des Phonokardiogramms und des Sphygmogramms der A. carotis durch.
Die Phonokardiographie und die Sphygmographie wurden mit Hilfe des Gerätes „Vektor-Visokard“ ausgeführt. Von ihm werden die verstärkten Signale zum Oszilloskop EO—7 und zum Elektrokardioskop weitergeleitet. Mit einem am oberen Teil des 2-Strahl-Oszilloskopes befestigten Spiegel werden das Phonokardiogramm oder das Sphygmogramm eingeblendet und gleichzeitig mit dem Elektrokardiotopogramm auf demselben Film aufgenommen.

1.7. Die Filmaufnahme des arbeitenden Herzens

Der Vergleich von Filmaufnahmen des arbeitenden Herzens während der Operation mit den Daten der Elektrokardiotopographie beim früher untersuchten Patienten erlaubt es, Wechselbeziehungen zwischen dem Erregungsablauf am Myokard und seiner Kontraktion zu präzisieren. Besonders wichtig ist es, die Filmaufnahmen des arbeitenden Herzens mit gleichzeitiger Markierung bestimmter Zeitpunkte im Elektrokardiogramm des Kranken durchzuführen. Zu diesem Zweck wird ein Stimulator mit einem Neonlämpchen verwendet, das zum Zeitpunkt der Spitze jeder R-Zacke bei der gewöhnlichen Registrierung und der Spitze der S-Zacke bei der umgekehrten Registrierung des Elektrokardiogramms aufleuchtet. Die Wechselbeziehungen zwischen dem Aufleuchten des Neonlämpchens und dem QRS-Komplex werden bei jeder Untersuchung mittels der Filmaufnahme des Elektrokardiogrammes auf dem Bildschirm des Elektrokardioskopes und einem in Reihe geschalteten Neonlämpchen beobachtet.

1.8. Untersuchungsprogramm

Bei jeder elektrokardiotopographischen Untersuchung halten wir uns an das folgende Programm. Bei Anordnung der Elektroden nur auf der Vorderfläche des Brustkorbes werden gewöhnlich 9 Bilder aufgenommen, jeweils mit gleichzeitiger Registrierung des Elektrokardiogramms in den Ableitungen vom rechten Arm (aVR), vom linken Arm (aVL), vom linken Bein (aVF), von den Punkten Nr. 25 (V_1), Nr. 26 (V_2), Nr. 37 (V_3), Nr. 38 (V_4), Nr. 39 (V_5) und Nr. 40 (V_6). In der Fortführung der Untersuchung prüfen wir die Elektrokardiogramme aller 50 oder nur derjenigen ausgewählten Ableitungen, die durch eine Eigenart der elektrischen Aktivität des Herzens auffallen. Die Auswahl der Punkte hängt von der Herzerkrankung ab. So werden bei einer Ventrikelhypertrophie die Elektrokardiogramme der rechten (V_1) und linken (V_6) Brustwandableitung registriert. Danach werden 30 Elektroden auf der Hinterwand des Brustkorbs angebracht und die Filmaufnahme wird bei gleichzeitiger Registrierung des Elektrokardiogramms vom rechten Arm (aVR) fortgesetzt. Die Untersuchung wird durch die Registrierung des Elektrokardiotopogramms bei Anordnung aller 50 Elektroden auf der hinteren Fläche des Brustkorbes zusammen mit der Aufnahme des Elektrokardiogramms bei Ableitung vom rechten Arm beendet.

Beginnend mit der Untersuchung Nr. 180 wird zusätzlich das Vektorkardiogramm bei der Anordnung aller Elektroden auf der Vorderwand des Brustkorbes registriert. Für die Vektorkardiographie wird als horizontale Ablenkung des Elektronenstrahles der Punkt Nr. 40 entsprechend V_6 verwendet. Er wird deshalb ausgewählt, weil er dem Bereich des Anfanges der Bewegung des kardioelektrischen Feldes am nächsten liegt und gewöhnlich ein positives Potential (R-Zacke) hat. Für die vertikale Strahlablenkung können nacheinander beliebige andere Ableitungen benutzt werden. In der ersten Etappe der Untersuchung konzentrierten wir uns auf die folgenden Ableitungen: 1. rechter Arm (aVR), 2. Punkt Nr. 25 (V_1), 3. Punkt Nr. 26 (V_2), 4. Punkt Nr. 37 (V_3), 5. Punkt Nr. 38 (V_4), 6. Punkt Nr. 39 (V_5).

In weiteren Untersuchungen (Nr. 200 bis 240) werden zusätzlich Registrierungen der Elektrokardiotopogramme mit dem Phonokardiogramm und gesondert mit der Pulskurve der A. carotis durchgeführt. Dabei werden die Elektroden für die Elektrokardiotopographie nur auf der vorderen Oberfläche des Brustkorbes befestigt.

Außer der Elektrokardiotopographie mit Elektrokardiogrammen, Vektorkardiogrammen, Phonokardiogrammen und Sphygmogrammen werden bei Kranken mit Hilfe eines „Vektor-Visokards“ 12 Ableitungen des Elektrokardiogrammes, Phonogramme und Sphygmogramme registriert. Bei einigen Kranken werden Vektorkardiogramme mit der Elektrodenanordnung nach dem System von Sherlis-Grishman aufgenommen. Bei einer kleinen Gruppe von Patienten wird eine Filmaufnahme des arbeitenden Herzens während der Operation durchgeführt. Die Ergebnisse der elektrokardiotopographischen Untersuchungen werden im Vergleich mit den klinischen Daten und den verschiedenen Laboruntersuchungen ausgewertet.

2. Die Dynamik des kardioelektrischen Feldes beim gesunden Menschen und die Herkunft der Zacken im Elektrokardiogramm

2.1. Das kardioelektrische Feld und seine Dynamik im Vergleich mit dem Elektrokardiogramm

Mit Hilfe der Elektrokardiotopographie wurden bei gleichzeitiger Elektrokardiographie 30 gesunde Personen im Alter von 18 bis 40 Jahren untersucht und die Ergebnisse der Untersuchungen mit den von 270 Kranken erhaltenen Daten verglichen. Das Studium der Abbildung des kardioelektrischen Feldes auf die Oberfläche des Brustkorbes läßt in jedem beliebigen Moment der Herztätigkeit zwei Feldanteile mit entgegegesetzten elektrischen Ladungen (positive und negative) erkennen.

Für die PQ-Periode ist die Entstehung einer Elektronegativität im vorderen oberen Teil des Brustkorbes und ihre Verlagerung in den linken unteren Teil charakteristisch. Beim Auftreten der Negativität in den oberen Elektrodenreihen tritt gleichzeitig in den unteren eine Positivität auf. Mit dem Übergang der Negativität in den Bereich der linken unteren Elektroden entwickelt sich im oberen Teil des Brustkorbes die Positivität. Im Verlauf jeder QRS-Periode lassen sich also die Entstehung und Bewegung von zwei Feldanteilen entgegengesetzter Ladung — Negativität und Positivität — beobachten. Die Bewegung dieser Feldanteile spiegelt die Dynamik der Erregung des Ventrikelmyokards wider.

Am Anfang des QRS-Komplexes (Q-Zacke) entsteht ungefähr in dem der vorderen Herzprojektion entsprechenden Thoraxbereich ein positiver Feldanteil. Die Seiten- und Hinterflächen nehmen eine negative Ladung mit Maximum in der linken unteren Vorderfläche an. Die beschriebene Verteilung der Anteile des kardioelektrischen Feldes geht bei einer Reihe von Personen dem Auftreten der Q- oder R-Zacke in den Standardableitungen oder in den verstärkten Extremitätenableitungen voraus. In der Periode von Q bis R (in der II. Standardableitung) verschiebt sich der negative Feldanteil von links nach rechts in den Bereich der rechten Schulter auf die hintere Thoraxfläche. Gleichzeitig beendet der positive Feldanteil seine Bewegung auf der Vorderfläche in die entgegengesetzte Richtung — von rechts nach links. Dabei vergrößert sich die Differenz der Potentiale des Herzens. Während der Spitze der R-Zacke umfassen der negative Feldanteil die rechte Vorder- und Hinterfläche und der positive Feldanteil den entgegengesetzten linken Seitenteil des Brustkorbes. Das Maximum der Negativität tritt dabei im rechten Schulterbereich und das Maximum der Positivität im linken Unterteil des Thorax auf. Danach setzt der negative Feldanteil die Bewegung auf der Vorderfläche des Thorax vom rechten oberen Teil zum linken unteren fort. Gleichzeitig verlagert sich der positive Anteil in die entgegengesetzte Richtung von links nach rechts auf die Hinterfläche des Brustkorbes. So wechseln die beiden Feldanteile im Verlauf einer jeden QRS-Periode auf der Thoraxoberfläche die Plätze und vollführen eine Kreisbewegung. Die Flächen der Feldanteile verändern sich während der QRS-Periode in folgender Weise: Am Anfang (Q-Zacke) besetzt der positive Anteil eine kleine Fläche auf der Vorderseite. Dann vergrößert sich diese Fläche und erreicht mit der Spitze der R-Zacke die gleiche Fläche wie der negative Feldanteil. Danach verkleinert sich der negative Feldanteil und der positive wächst weiter an.

Als Beispiel für die Dynamik der elektrischen Feldanteile während des QRS-Komplexes bei einem gesunden Menschen kann die Untersuchung Nr. 116 angesehen werden (Abb. 5).

Das Elektrokardiogramm: RR-Intervall = 720 ms, PQ-Intervall = 160 ms, P-Zacke = 60 ms, QRS-Komplex = 60 ms, QT-Intervall = 320 ms. Dextrogramm.

Ein Fragment des Elektrokardiotopogramms, aufgenommen mit einer Geschwindigkeit von 64 Bildern in der Sekunde bei gleichzeitiger Registrierung des Elektrokardiogramms vom rechten Arm, ist aus Abbildung 5 ersichtlich. In der ersten und zweiten waagerechten Reihe der Filmbilder ist die Vergrößerung der Potentialdifferenz und der allmähliche Übergang der Negativität auf die Hinterfläche des Thorax mit einem „Überquellen" rechts auf die Vorderfläche zu erkennen. Die dritte Reihe reflektiert die weitere Verschiebung der Negativität auf die Vorderfläche des Brustkorbes bei Entwicklung der Positivität auf der Hinterfläche. Die vierte Reihe beschreibt die Endetappe der Bewegung der Negativität auf der linken Vorderfläche und teilweise auf der Hinterfläche. So wird aus den angeführten Filmbildern sichtbar, daß der positive und negative Feldanteil eine Kreisbewegung in der QRS-Periode vollführen.

Mit der Beendigung der QRS-Periode endet auch die Kreisbewegung. Die Potentialdifferenz verschwindet und die Dynamik der Potentiale des ST-Intervalls beginnt.

Der Vergleich der Ergebnisse der Elektrokardiographie mit denen der Elektrokardiotopographie zeigt, daß es zwischen dem QRS-Komplex und der T-Zacke keine isoelektrische Periode gibt. Nach dem QRS-Komplex beginnt sofort eine als T_A bezeichnete Periode, die durch eine geringe Größe der Potentiale und durch das Auftreten von zwei Feldanteilen mit entgegengesetzter elektrischer Polarität charakterisiert ist. Die Anordnung der Feldanteile ist so, wie im Anfangsteil des QRS-Komplexes: Der positive Feldanteil befindet sich in dem der vorderen Herzprojektion entsprechenden Thoraxbereich. Der negative Feldanteil besetzt den übrigen Teil des Brustkorbes. Die T_A-Periode geht gewöhnlich in die T_B-Periode über. Die Elektronegativität wird in der T_B-Periode im Bereich der vorderen Herzprojektion registriert. Der Übergang der T_A- in die T_B-Periode erfolgt bezogen auf die Spitze der T-Zacke in verschiedenen Zeitstufen:

a) vor der Spitze der T-Zacke,
b) während der Spitze der T-Zacke,
c) kurz nach der Spitze der T-Zacke.

Im Falle einer zweiphasischen T-Zacke fällt der Übergang der T_A- in die T_B-Periode gewöhnlich mit dem isoelektrischen Moment zwischen den beiden T-Phasen zusammen. Ein solcher Unterschied der Wechselbeziehungen des Übergangs der T_A-Periode in die T_B-Periode hängt von den individuellen Besonderheiten der Herzlage und von den Ableitungen des Elektrokardiogramms ab. Der Übergang der T_A-Periode in die T_B-Periode stellt an sich eine Inversion der Potentiale des kardioelektrischen Feldes dar. In den weiter unten angeführten Beispielen werden Aufnahmen gezeigt, deren Teilbilder die Anordnung der elektrischen Feldanteile der T_A- und T_B-Periode kennzeichnen. Besonders deutlich

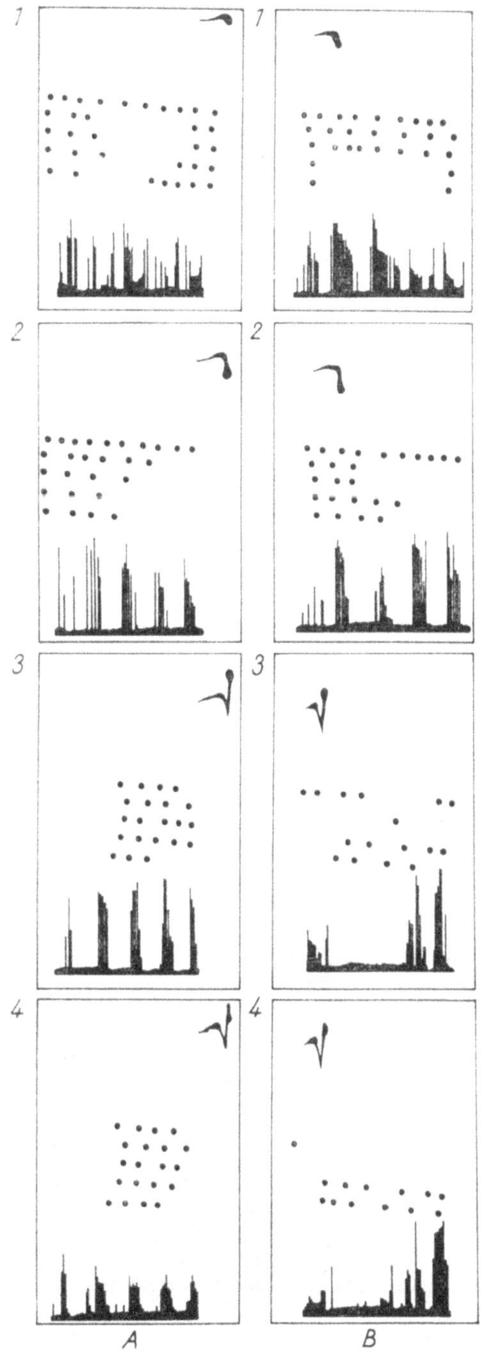

Abb. 5: Ausschnitt aus dem Elektrokardiotopogramm eines gesunden Menschen (Untersuchung No. 116) mit der Dynamik des elektrischen Feldes in der Zeit des QRS-Komplexes.
A) Alle Elektroden sind auf der Vorderfläche des Brustkorbes angeordnet.
B) 30 Elektroden (Nr. 1 bis 30) sind auf der Hinterfläche und 20 (Nr. 31 bis 50) auf der Vorderfläche des Brustkorbes angeordnet.

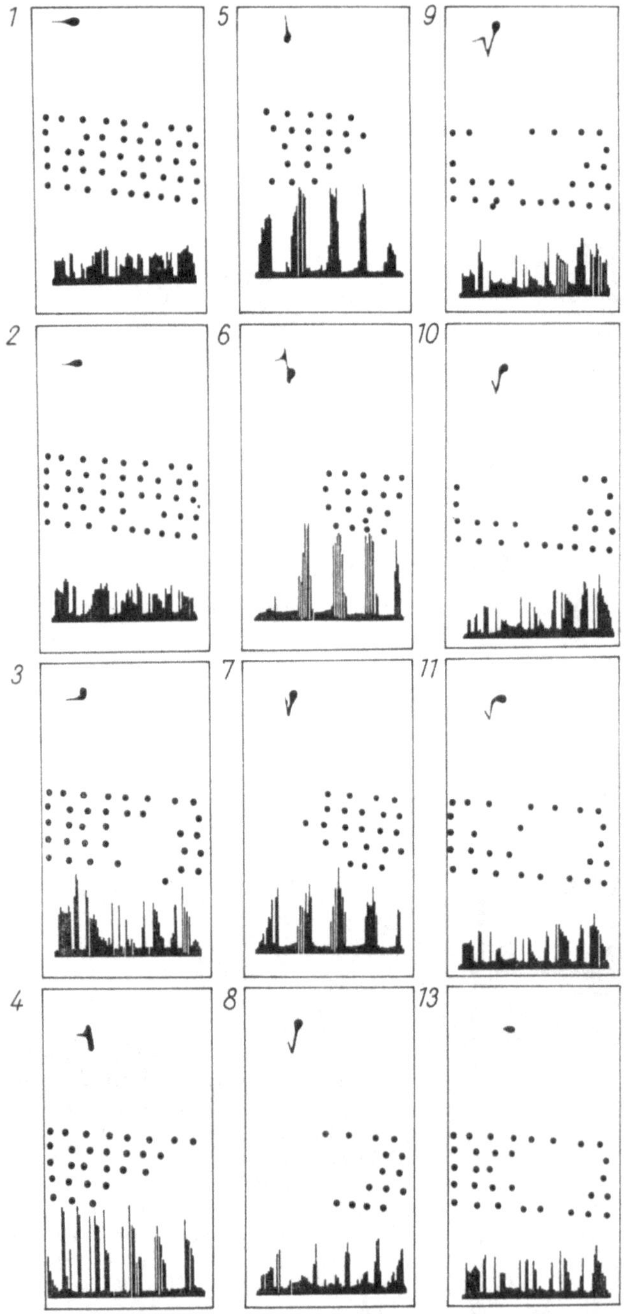

Abb. 6a: Das Elektrokardiotopogramm eines Sportlers, 34 Jahre alt (Untersuchung Nr. 102) mit der Dynamik des kardioelektrischen Feldes in der QRS-Periode, der T_A- und dem Anfangsteil der T_B-Periode auf der Vorderfläche des Brustkorbes.

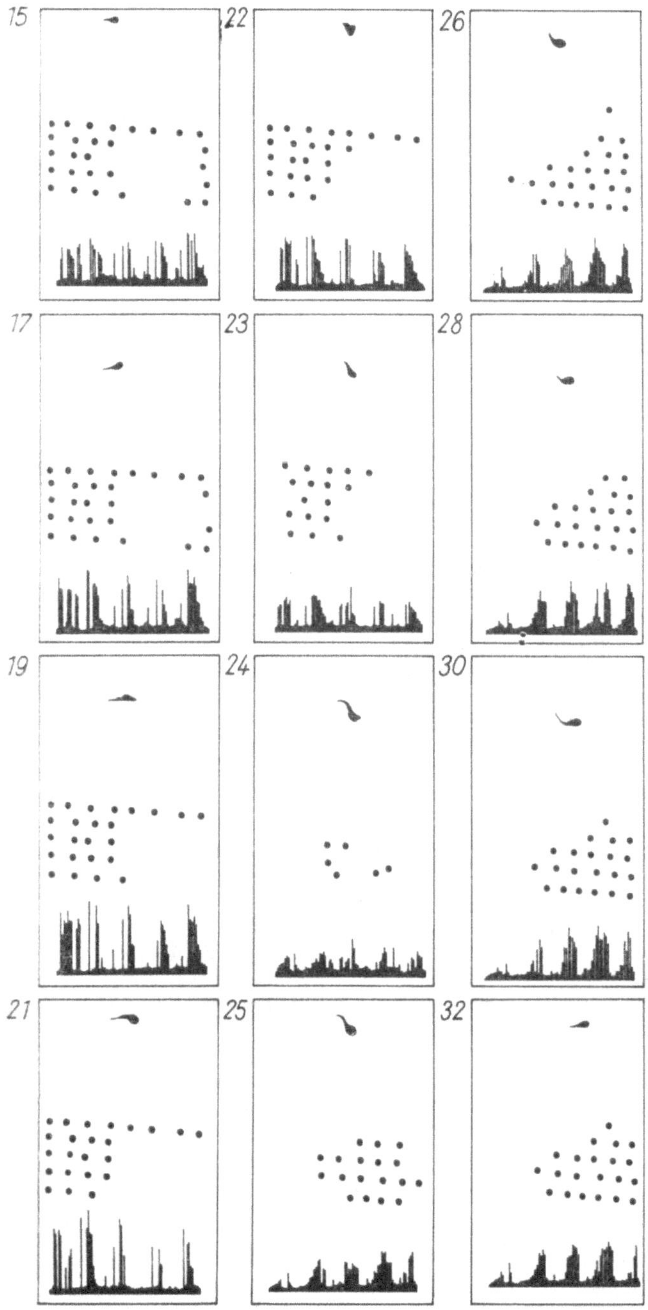

Abb. 6b: Fortsetzung von 6a.

ist die Inversion des elektrischen Feldes beim Übergang der T_A-Periode in die T_B-Periode bei Sportlern nach physischer Belastung zu sehen. Diese Inversion der Potentiale entwickelt sich gewöhnlich innerhalb von 7 bis 16 ms, d. h. während der Dauer eines Filmbildes. Mit der T_B-Periode fällt die U-Zacke zusammen, die ein Teil der T_B-Periode ist und dann entsteht, wenn das elektrische Feld schnellere Veränderungen durchmacht. Es muß bemerkt werden, daß sich nach dem Ende der U-Zacke die T_B-Periode noch über längere Zeit fortsetzt. In den meisten Fällen verändert sich die Potentialdifferenz allmählich mit dem Beginn der T_B-Periode und wird deshalb nicht vom Elektrokardiographen registriert. Das Studium der Wechselbeziehungen der T-Zacke, U-Zacke und der T_A- und T_B-Periode zeigt, daß die Potentialdifferenz noch lange Zeit nach der T- und U-Zacke existiert.
Als Beispiel für die Dynamik des kardioelektrischen Feldes auf der Vorderfläche in der QRS-Periode, der T_A- und dem Anfangsteil der T_B-Periode führen wir die Elektrokardiotopogramme eines gesunden Menschen (Untersuchung Nr. 102) im Alter von 34 Jahren an, der sich sportlich betätigt (Abb. 6a, b).

Das Elektrokardiogramm wurde vom Punkt Nr. 25 (V_1) registriert. Wegen Fehlens einer Dynamik in den Elektrokardiotopogrammen werden die Filmbilder Nr. 12, 14, 16, 18, 20, 27, 29 und 31 ausgelassen. (In allen übrigen Abbildungen muß man sich nach den Elektrokardiogrammen orientieren).
Bild Nr. 1 und 2: Hintergrund vor Beginn von QRS. Im Elektrokardiogramm der letzte Zeitpunkt des PQ-Intervalls.
Bild Nr. 3: Auf der Vorderseite in der praekardialen Region tritt eine positive Ladung auf: die Intensität einiger Punkte ist auf Null vermindert. Der Punkt Nr. 25 befindet sich im Bereich der Elektropositivität. Deshalb wird im Elektrokardiogramm die R-Zacke registriert.
Bild Nr. 4: Der positive Feldanteil verschiebt sich nach links unten. Der negative Feldanteil erfaßt den rechten oberen Teil des Thorax. Eine solche Verteilung der Potentiale entspricht gewöhnlich der Spitze der R-Zacke in der II. Standardableitung und stimmt mit dem bekannten Schema nach WALLER überein. Der Strahl des Elektrokardioskopes bewegt sich zur Spitze der S-Zacke.
Die Gegenüberstellung der Bilder Nr. 3 und 4 zeigt, wie mit der Bewegung der elektrischen Feldanteile des Dipols der Punkt Nr. 25 im Bild Nr. 3 in den Bereich des positiven Feldanteils gelangt (R-Zacke) und im Bild Nr. 4 die negative Ladung (S-Zacke) sich über ihn ausbreitet. Die Zacken des Elektrokardiogramms formieren sich als Ergebnis der Bewegung des Dipols.
Bild Nr. 5: Der negative Feldanteil konzentriert sich auf der mittleren Vorderfläche des Brustkorbes. Im Elektrokardiogramm wird die S-Zacke registriert.
Bild Nr. 6: Die weitere Bewegung des negativen Feldanteiles auf der Vorderfläche nach links unten entspricht der Verkleinerung der S-Zacke im Elektrokardiogramm.
Bild Nr. 7: Der negative Feldanteil befindet sich in der linken Hälfte des Thorax. Die Potentialgröße nimmt ab. Die Fläche des negativen Feldanteils nimmt zu. Der Strahl des Elektrokardioskopes nähert sich dem ST-Intervall.
Bild Nr. 8: Die Negativität bleibt auf der linken Seitenfläche des Brustkorbes. Im Elektrokardiogramm wird der letzte Zeitpunkt des QRS-Komplexes registriert.
Bilder Nr. 9 und 10: Die ganze Vorderfläche des Brustkorbes ist positiv, seine unteren und seitlichen Teile sind negativ geladen. Im Elektrokardiogramm wird der Anfang des ST-Intervalls registriert. Diese Filmbilder zeigen, daß im ST-Intervall elektrische Feldanteile registriert werden, d. h. es existiert keine isoelektrische Strecke.
Bilder Nr. 12 bis 23: Sie umfassen die T_A-Periode, die bereits in den Bildern 9 und 10 beginnt. Das Elektrokardiogramm zeigt die Fortsetzung des ST-Intervalls und die positive Phase der T-Zacke. Es wird ersichtlich, wie sich mit der Abnahme der positiven Phase der T-Zacke die elektrische Aktivität des Herzens vermindert (Bild Nr. 23). Mit dem Übergang der positiven

Phase der T-Zacke in die negative entsteht die Inversion der Potentiale (Bild Nr. 24) und beginnt die T_B-Periode (Bild Nr. 25 bis 32).

Führen wir ein anderes typisches Beispiel für die Dynamik des kardioelektrischen Feldes in der QRS-Periode und während der T-Zacke (Untersuchung Nr. 133) bei Elektrodenanordnung auf der Vorderseite des Thorax an (Abb. 7):

Das Elektrokardiogramm wurde vom Punkt Nr. 38 registriert. Elektrokardiogramm: RR-Intervall = 720 ms, PQ-Intervall = 160 ms, QRS-Komplex = 60 ms, QT-Intervall = 320 ms. Dextrogramm.

Auf den ersten vier Bildern ist die Dynamik der elektrischen Feldanteile der P-Zacke zu sehen.

Auf dem Bild Nr. 2 wird das Auftreten eines kleinen negativen Feldanteils hauptsächlich auf der rechten Seite in der ersten Reihe bemerkbar.

Auf dem Bild Nr. 3 vergrößert sich die Potentialdifferenz. Dieser Zeitpunkt entspricht der P-Zacke. Im Elektrokardiogramm erscheint eine kleine P-Zacke. Am Ende der P-Zacke (Bild Nr. 4) wechseln die elektrischen Feldanteile ihre Plätze — die Negativität verschiebt sich auf die linke Seite. Auf der rechten Seite entwickelt sich die Positivität. Die Potentialdifferenz nimmt dabei ab.

Nach dem Bild Nr. 4 werden 4 Bilder ausgelassen, da ausgeprägte Potentialdifferenzen fehlen — Teil des PQ-Intervalls. Das Bild Nr. 5 ist das letzte Bild des PQ-Intervalls.

Die Bilder Nr. 6 bis 9 entsprechen der Erregung des Ventrikelmyokards. An ihnen ist zu sehen, wie die negativen und positiven Feldanteile entstehen (Bild Nr. 6). Es muß bemerkt werden, daß zwischen den Punkten Nr. 7 und 9, 18 und 19, 28 und 29, 37 und 39 die Potentialdifferenz am größten ist. Zwischen diesen Punkten verläuft die Trennlinie der beiden Feldanteile mit entgegengesetzten Ladungen. Mit wachsendem Abstand von ihr nimmt allmählich die Größe des Potentials ab, was an der Höhe der Säulen ersichtlich ist.

Auf dem Bild Nr. 7 sind die weitere Bewegung der elektrischen Feldanteile auf der Vorderfläche des Thorax von rechts nach links und die Zunahme der Potentialdifferenz festgehalten. Gleichzeitig wird im Elektrokardiogramm die Spitze der R-Zacke registriert.

In dem Bild Nr. 8 verschieben sich die elektrischen Feldanteile schnell zur linken Seitenfläche des Brustkorbes. Die Fläche des negativen Feldanteils verkleinert sich stark. Im Elektrokardiogramm wird die Spitze der S-Zacke registriert. Vor dem Ende der S-Zacke (Annäherung an die isoelektrische Linie) vergrößert sich die Fläche der negativen Feldanteile geringfügig, während sich die Größe des Potentials zu verringern beginnt.

Sofort nach Ende der S-Zacke läßt sich eine Potentialdifferenz beobachten (Bild Nr. 10). Der Platz des positiven Feldanteils in der T_A-Periode fällt mit dem am Anfang der QRS-Periode zusammen (Bild Nr. 6). Vom ST-Intervall bis zum Übergang der positiven Phase der T-Zacke in die negative Phase wird der positive Feldanteil auf die linke Vorderfläche projiziert und verschiebt sich gegenüber dem Anfangsteil des ST-Intervalls nach links (Bild Nr. 11). Mit Beginn des Übergangs der positiven Phase der T-Zacke in die negative verkleinert sich die Potentialdifferenz, und die Lage der elektrischen Feldanteile verändert sich plötzlich beim Übergang der Phasen der T-Zacke. Der positive Feldanteil wechselt mit dem negativen. In dem Bild Nr. 12 ist die Anordnung der elektrischen Feldanteile gegenüber der T_A-Periode umgekehrt.

Eine bessere Wiedergabe der Dynamik des kardioelektrischen Feldes erhält man bei der Elektrokardiotopographie mit ringförmig um den Thorax angeordneten Elektroden. Dabei gehören die oberen drei Punktreihen (Nr. 1 bis 30) zu den Elektroden, die auf der Hinterfläche befestigt werden. Die unteren zwei Punktreihen (Nr. 31 bis 49) bilden die auf der Vorderfläche des Brustkorbes angelegten Elektroden ab (Abb. 8).

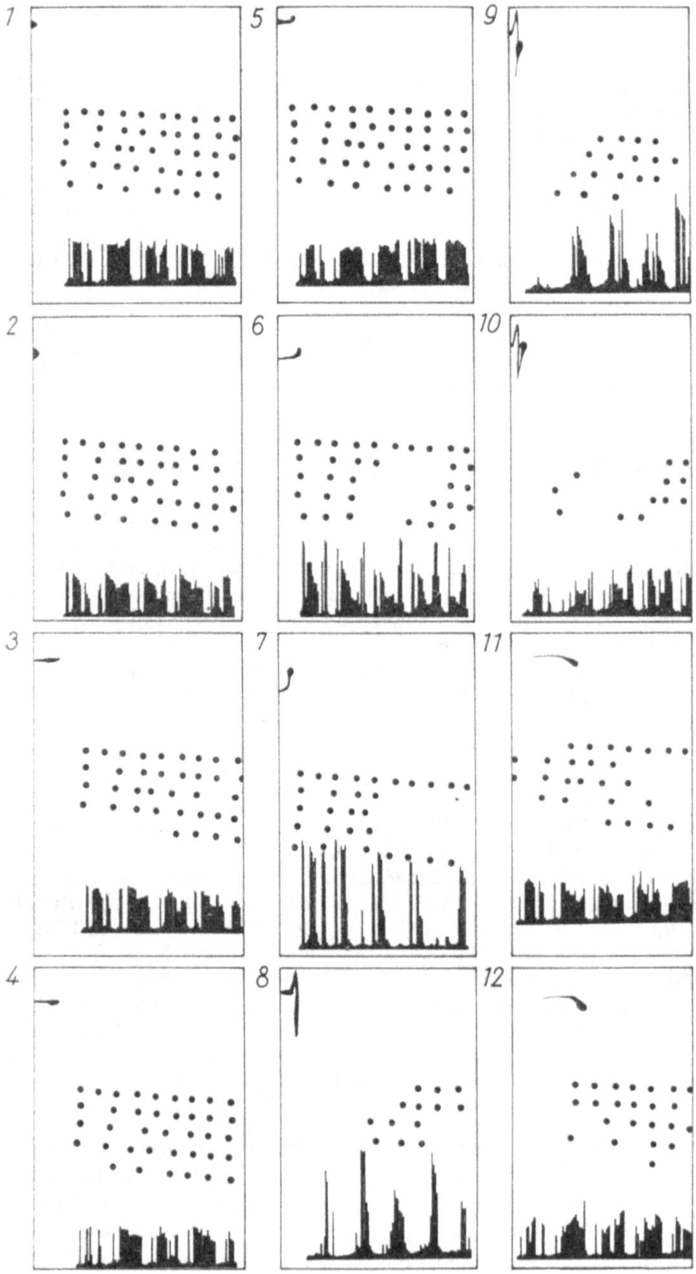

Abb. 7: Das Elektrokardiotopogramm eines Gesunden (Untersuchung Nr. 133) bei Anordnung per Elektroden auf der Vorderfläche des Brustkorbes.

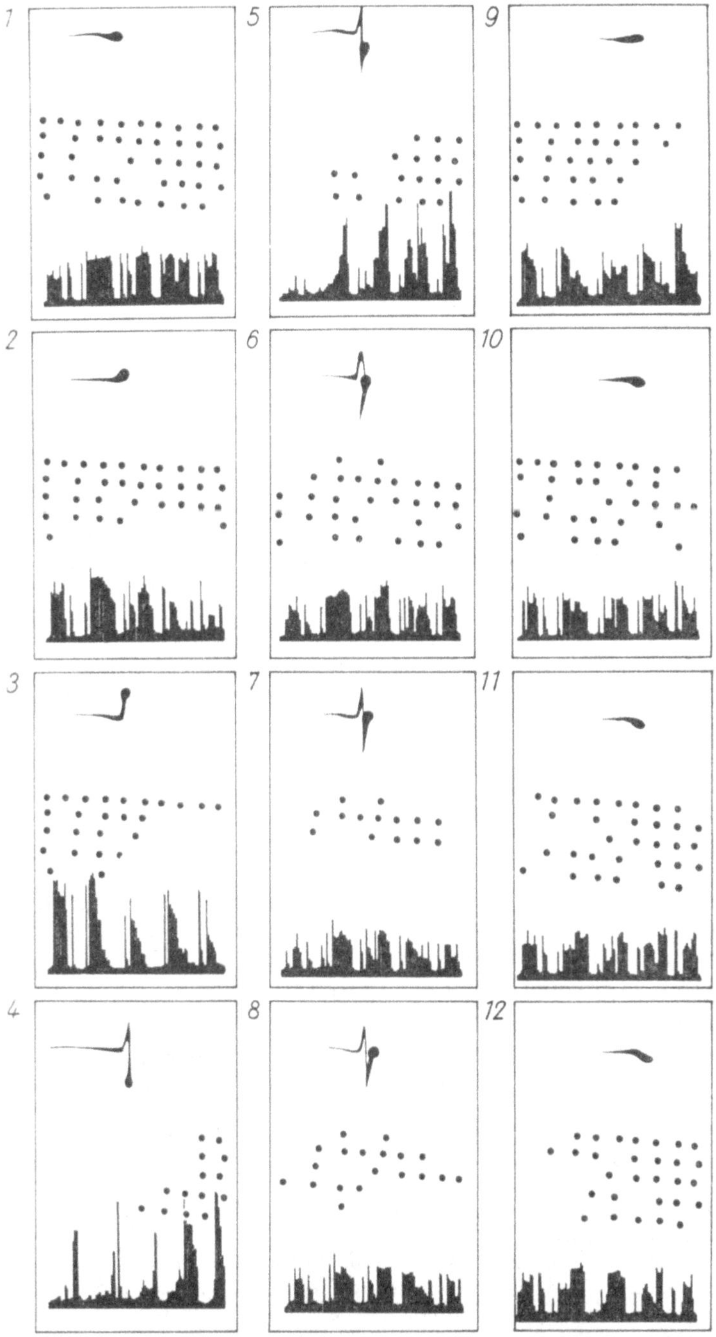

Abb. 8: Ein Elektrokardiotopogramm von demselben Untersuchten bei ringförmiger Elektrodenanordnung um den Thorax.

Das Elektrokardiogramm wurde vom Punkt Nr. 49 (V_{4-5}) registriert. Betrachten wir die Ergebnisse der Elektrokardiotopographie aus den Filmbildern:
Bild Nr. 1: Elektrische Feldanteile fehlen. Im Elektrokardiogramm wird die isoelektrische Linie vor dem QRS-Komplex registriert.
Bild Nr. 2: An der Hinterfläche entwickelt sich die Negativität. Auf der Vorderfläche ist ein breiter positiver Feldanteil. Der Strahl des Elektrokardioskops bewegt sich in Richtung der R-Zacke.
Bild Nr. 3: Vergrößerung der Potentialdifferenz und Bewegung der Feldanteile. Auf der Hinterfläche verlagert sich die Negativität von links nach rechts und tritt auf die rechte Vorderfläche des Thorax über. Gleichzeitig verrichtet der positive Feldanteil eine Bewegung in die gleiche Richtung und besetzt den entgegengesetzten Platz auf dem Brustkorb. Im Elektrokardiogramm wird die Spitze der R-Zacke registriert.
Bild Nr. 4: Der negative Feldanteil bewegt sich auf der Vorderfläche nach links. Im Elektrokardiogramm ist die Spitze der S-Zacke zu sehen.
Bild Nr. 5: Die Potentialdifferenz nimmt ab. Die Fläche des negativen Feldanteils vergrößert sich etwas. Der Strahl des Elektrokardioskops nähert sich der isoelektrischen Linie des ST-Intervalls.
Mit dem Bild Nr. 6 beginnt das ST-Intervall. An seinem Anfang wird auf der Hinterfläche eine geringe Negativität und auf der Vorderfläche eine geringe Positivität registriert (Bilder Nr. 6 bis 8). Am Ende der T_A-Periode (Bild Nr. 9) erhöht sich die Potentialdifferenz und die elektrischen Feldanteile verschieben sich. Die Negativität befindet sich auf der rechten Vorder- und Hinterfläche des Thorax. Der Übergang der T_A-Periode in die T_B-Periode (Bild Nr. 10) erfolgt schnell und äußert sich in der Verkleinerung der Potentialdifferenz zwischen den elektrischen Feldanteilen. Mit der negativen Phase der T-Zacke (Bilder Nr. 11 und 12) beginnt die T_B-Periode. In der T_B-Periode besetzen die Feldanteile entgegengesetzte Plätze. Jetzt befindet sich der positive Feldanteil rechts und der negative links.

Die angeführten Beispiele von Untersuchungen mit verschieden angeordneten Elektroden erlauben eine bessere Beobachtung der Dynamik der Herzpotentiale. Bei der Befestigung der Elektroden auf der Vorderfläche ist nur ein Teil der Projektion der Feldanteile zu sehen. Die Anordnung der Elektroden rund um den Thorax erlaubt, die Kreisbewegung der Feldanteile zu betrachten. Das dient als Grundlage für die Beurteilung der Entstehung des QRS-Komplexes. Die Daten der Elektrokardiotopographie bei gesunden Personen mit Elektrokardiogrammen vom Rechtstyp werden durch die Bewegung des positiven Feldanteils in der QRS-Periode auf der linken Vorderfläche und durch die Lage des positiven Anteils in der T_A-Periode auf der linken Vorderhälfte des Brustkorbes charakterisiert. Als Beispiel der Elektrokardiotopographie eines gesunden Menschen mit normaler Lage der elektrischen Herzachse kann die Untersuchung Nr. 222 dienen.

Elektrokardiogramm (Abb. 9): Sinusrhythmus, 83 Schläge in der Minute, PQ-Intervall = 160 ms, QRS-Komplex = 60 ms, QT-Intervall = 380 ms. Der systolische Index beträgt 52 (normal 47). Die elektrische Position des Herzens ist normal. Die elektrische Achse zeigt den Winkel $\alpha = +60°$. Normaltyp. Elektrokardiotopogramm bei einer Elektrodenanordnung auf der Vorderfläche des Brustkorbes (Abb. 10). Das Elektrokardiogramm wurde vom Punkt Nr. 25 registriert.
Bild Nr. 1: Geringe Elektronegativität auf der linken Vorderfläche. Im Elektrokardiogramm das Ende des PQ-Intervalls.
Bild Nr. 2: Deutlich erkennbarer positiver Feldanteil auf der mittleren Vorderfläche des Brustkorbes, von dem negativen Anteil umgeben. Maximum der Negativität auf der linken Vorderseite (Punkte Nr. 20, 30 und 40). Im Elektrokardiogramm erscheint die R-Zacke.
Bild Nr. 3: Vergrößerung der Potentialdifferenz und Bewegung der Feldanteile diagonal von rechts oben nach links unten.

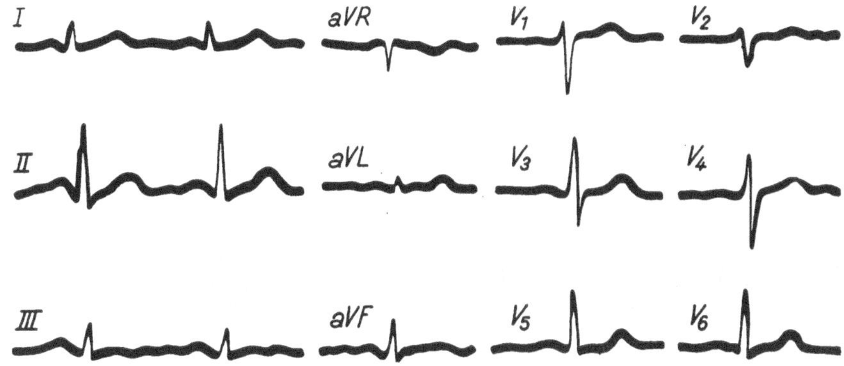

Abb. 9: Das Elektrokardiogramm eines Gesunden (Untersuchung Nr. 222).

Bild Nr. 4: Geringfügige Verkleinerung der Fläche der Negativität mit Fortsetzung ihrer Bewegung zum mittleren Teil des Brustkorbes. Im Elektrokardiogramm tritt die Spitze der S-Zacke auf. Es muß bemerkt werden, daß sich der Punkt Nr. 25 im Gipfelteil des negativen Feldanteils maximaler Potentialgröße befindet.
Bild Nr. 5: Der negative Feldanteil liegt auf der mittleren Vorderfläche des Thorax und ist vom positiven Feldanteil umgeben. Das positive Maximum entfernt sich vom Punkt Nr. 25 und findet sich in den Punkten Nr. 27, 37 und 38. Der Strahl des Elektrokardioskops passiert die Spitze der S-Zacke.
Bild Nr. 6: Die Fläche des negativen Feldanteils verbreitert sich geringfügig. Der Feldanteil verschiebt sich weiter nach links und die Potentialgröße nimmt ab. Der Punkt Nr. 25 liegt an der Grenze zwischen den negativen und positiven Feldanteilen. Im Elektrokardiogramm erscheint das Ende der S-Zacke.
Bild Nr. 7: Anfang der T_A-Periode. Deutlich zeichnet sich der positive Feldanteil auf der Vorderfläche im Mittelteil des Brustkorbes aus. Im Elektrokardiogramm wird der Anfang des ST-Intervalls abgebildet.
Bilder Nr. 8 und 9: Endteil der T_A-Periode. Der Strahl des Elektrokardioskops nähert sich der Spitze (8) und erreicht die Spitze (9) der negativen T-Zacke.
Bilder Nr. 10, 11 und 12: Anfang der T_B-Periode. Der Übergang der T_A-Periode in die T_B-Periode erfolgt schnell (Bild Nr. 10). Der Strahl des Elektrokardioskops passiert die Spitze der T-Zacke.

Im Unterschied zum Rechtstyp des Elektrokardiogramms verläuft die Bewegung der Negativität bei normaler Lage der elektrischen Herzachse in der QRS-Periode diagonal von rechts nach links. Die oben angeführten elektrokardiotopographischen Daten beziehen sich auf den normalen Elektrokardiogrammtyp. Zur Illustration der Besonderheiten der Dynamik der elektrischen Feldanteile beim elektrokardiographischen Linkstyp führen wir die Untersuchung Nr. 105 bei einer Elektrodenanordnung auf der Vorderfläche an.

Elektrokardiogramm (Abb. 11): RR-Intervall = 560 ms, PQ-Intervall = 120 ms, QRS-Komplex = 80 ms, QT-Intervall = 340 ms. Hohe R-Zacke in der Ableitung I und II, tiefe S-Zacke in der Ableitung III. Die Ableitung V_6 ist der aVL-Ableitung ähnlich. In der aVF-Ableitung ist das QRS-Potential verringert. Schlußfolgerung: die elektrische Herzachse liegt halbhorizontal.
Ein Elektrokardiotopogramm mit Elektrodenanordnung auf der Vorderfläche und Registrierung des Elektrokardiogramms vom Punkt Nr. 39 (V_5) wird in der Abbildung 12 dar-

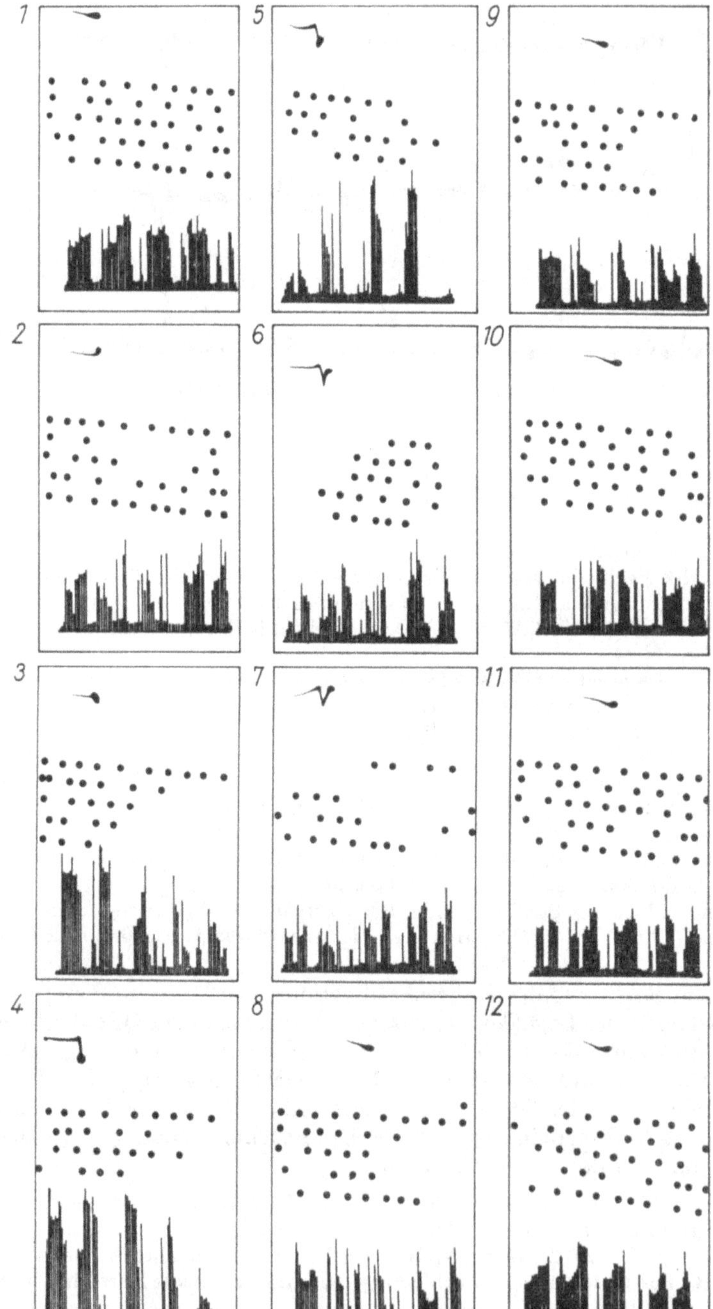

Abb. 10: Ein Elektrokardiotopogramm zu Abb. 9.

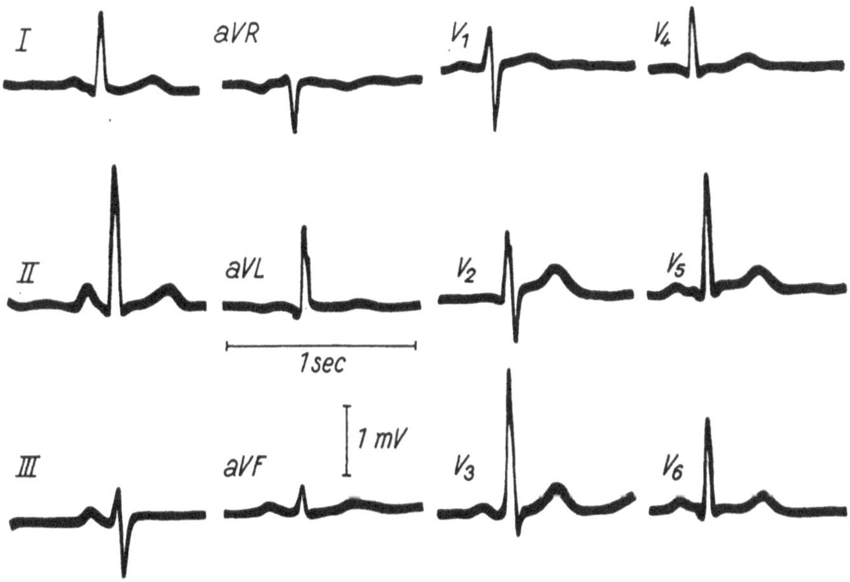

Abb. 11: Das Elektrokardiogramm eines Gesunden bei Abweichung der elektrischen Herzachse nach links (Untersuchung Nr. 105).

gestellt. Betrachten wir die Dynamik der kardioelektrischen Feldanteile in den einzelnen Bildern:

Bild Nr. 1: Deutlich zeichnet sich der positive Feldanteil rechts auf dem oberen Teil des Brustkorbes aus. Er ist von Negativität mit einem Maximum in den Punkten Nr. 20, 30 und 40 umgeben. Im Elektrokardiogramm wird die Q-Zacke registriert.

Bild Nr. 2: Entsprechend der Potentialzunahme und der Verschiebung des positiven Feldanteils von rechts nach links wird im Elektrokardiogramm die R-Zacke registriert.

Bild Nr. 3: Der negative Feldanteil verkleinert sich im oberen Teil des Brustkorbes und vergrößert sich in seinem unteren Mittelteil, d. h. die Bewegung des negativen Feldanteils wird mit Abnahme der Potentialdifferenz des Herzens fortgesetzt. Im Elektrokardiogramm wird die Annäherung an die isoelektrische Linie des ST-Intervalls registriert.

Im Unterschied zu den oben angeführten Beispielen bewegt sich im gegebenen Fall der negative Feldanteil auf der rechten Vorderfläche gegen den Uhrzeiger in bezug auf Punkt Nr. 18, der als der obere Pol der Drehung auftritt. Wenn beim elektrokardiographischen Rechtstyp die Bewegung der Feldanteile auf der Vorderfläche um den unteren Pol der Drehung beobachtet werden konnte, verschiebt sich beim Linkstyp der obere Pol der Drehung auf der Vorderfläche in die Mitte des Brustkorbes.

Nach Abschluß des QRS-Komplexes beginnt sofort die T_A-Periode (Bilder Nr. 4, 5 und 6). Der positive Feldanteil der T_A-Periode stimmt mit der Anordnung in dem ersten Filmbild des QRS-Komplexes überein. In dem Bild Nr. 7 wird der Abschluß der T_A-Periode erreicht. Vergleicht man den Abschluß mit dem Anfang der T_A-Periode, dann läßt sich die Bewegung des positiven Feldanteils von rechts nach links feststellen. Das Bild Nr. 9 stimmt mit der Spitze der T-Zacke überein und registriert den Übergang der T_A-Periode in die T_B-Periode, der aus der Ausbreitung der Negativität in den mittleren und linken Teil der Vorderfläche des Brustkorbes besteht. Mit dem Bild Nr. 9 beginnt die T_B-Periode, die sich in den Bildern Nr. 10 bis 12 fortsetzt.

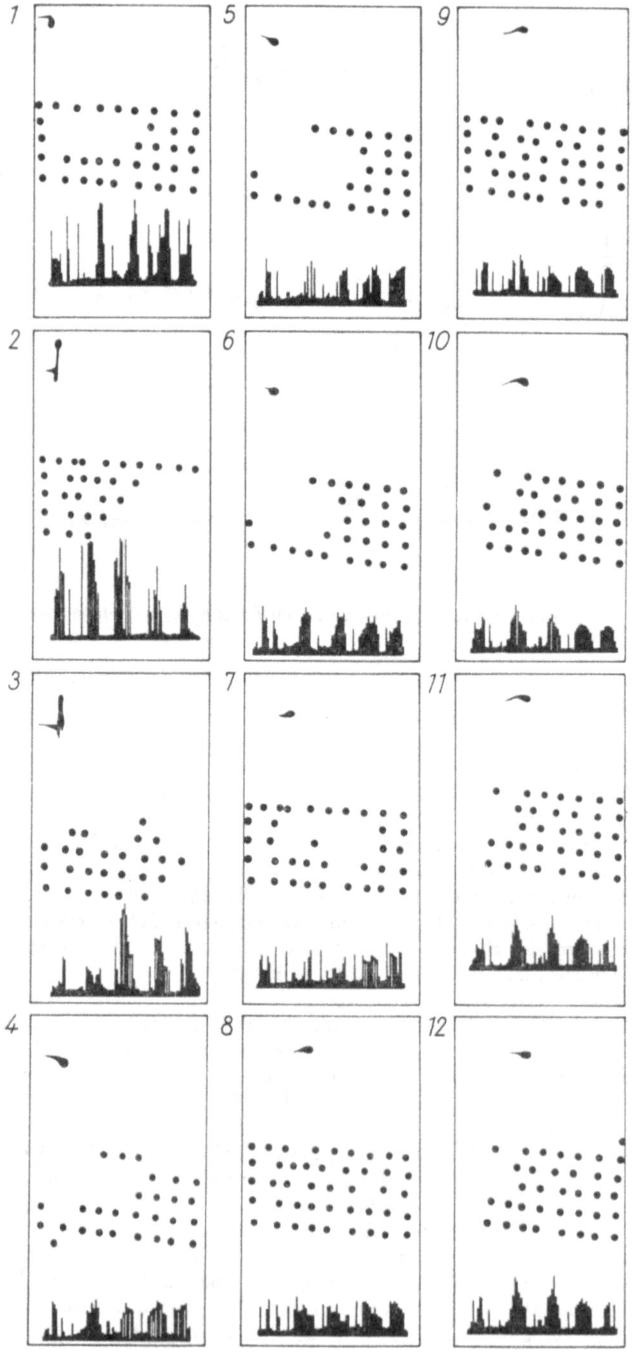

Abb. 12: Ein Elektrokardiotopogramm zu Abb. 11 bei Elektrodenanordnung auf der Vorderfläche des Thorax.

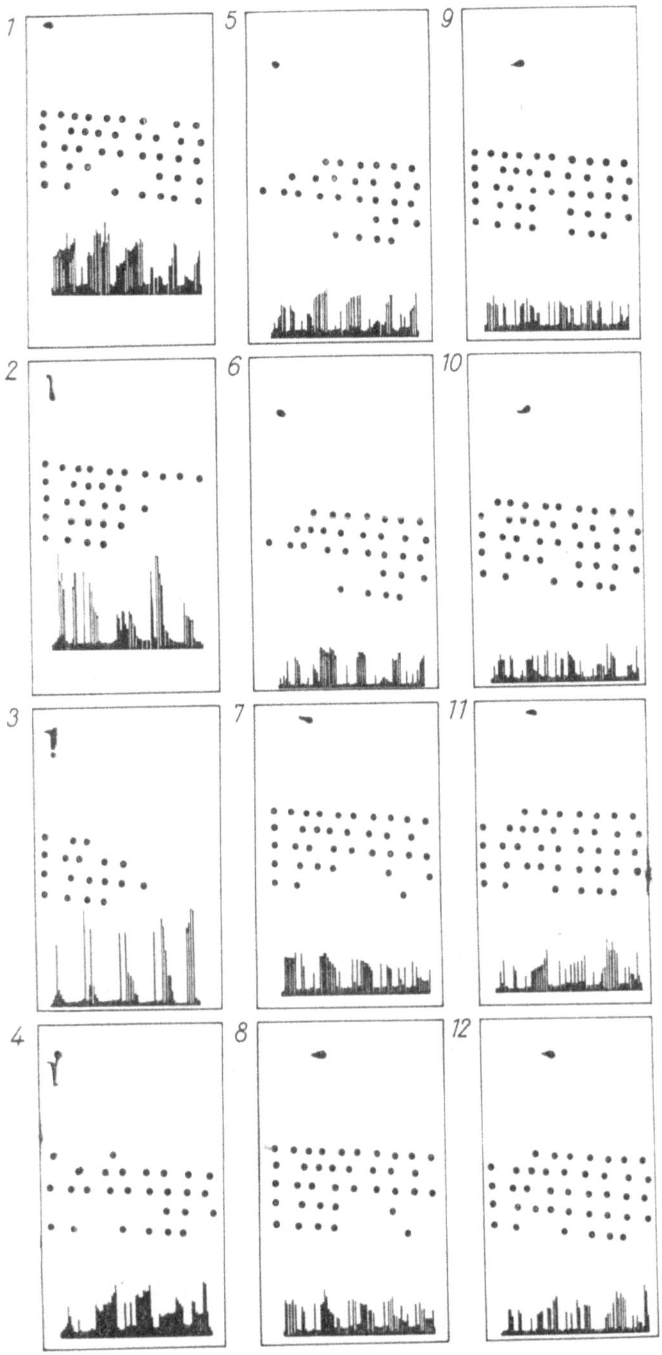

Abb. 13: Ein Elektrokardiotopogramm zu Abb. 11 bei ringförmiger Elektrodenanordnung.

Das Elektrokardiotopogramm bei ringförmiger Elektrodenanordnung ist in der Abbildung 13 angeführt. Die oberen drei Reihen der leuchtenden Punkte gehören zu den auf der Hinterfläche und die der unteren zwei Reihen zu den auf der Vorderfläche angeordneten Elektroden. Das Elektrokardiogramm wurde mit einer Ableitung vom rechten Arm aufgenommen (Untersuchung Nr. 105).

Die ersten Bilder (Nr. 1, 2 und 3) spiegeln die Dynamik des kardioelektrischen Feldes der QRS-Periode wider.
Bild Nr. 1: Ausgeprägte Verstärkung der Lichtintensität in den ersten drei Reihen und Verringerung der Lichtintensität in den unteren zwei Reihen, die das Auftreten der Negativität auf der Hinterfläche mit einem Maximum links und der Positivität auf der Vorderfläche zeigt. Im Elektrokardiogramm wird die isoelektrische Linie der Endphase der PQ-Periode registriert. Wichtig zu bemerken ist, daß die isoelektrische Linie im Elektrokardiogramm davon abhängt, ob sich die Ableitungsstelle (rechter Arm) zu diesem Zeitpunkt an der Grenze zwischen der Positivität und der Negativität befindet.
Bild Nr. 2: Auf der Hinterfläche bewegt sich die Negativität von links nach rechts, und ihr Übergang auf die rechte Vorderfläche des Brustkorbes wird sichtbar. Dabei verschiebt sich der positive Feldanteil zur linken Vorderfläche und auf die linke Hinterfläche des Brustkorbes. Im Elektrokardiogramm erscheint die Spitze der Q-Zacke.
Bild Nr. 3: Fortsetzung der Bewegung der Feldanteile. Im Elektrokardiogramm wird das Ende des QRS-Komplexes registriert.
Bilder Nr. 4, 5 und 6: Anfang der T_A-Periode. Der positive Feldanteil befindet sich auf der rechten Vorderfläche und auf der rechten Seitenfläche (Fehlen des Leuchtens der Punkte Nr. 1 bis 4, 11, 12, 31 bis 37, 41 bis 46). Im Elektrokardiogramm tritt der Anfang des ST-Intervalls auf.
Bilder Nr. 7 und 8: Ende der T_A-Periode. Der positive Feldanteil verschiebt sich von der rechten auf die linke Vorderfläche des Brustkorbes. Im Elektrokardiogramm wird die negative Phase der T-Zacke aufgezeichnet.
Bild Nr. 9: Übergang der T_A-Periode in die T_B-Periode, der in dem Ausgleich der Intensität aller Lichtpunkte besteht. Im Elektrokardiogramm wird der Übergang der negativen Phase der T-Zacke in die positive registriert.
Bilder Nr. 10 bis 12: Der negative Feldanteil besetzt die ganze linke Seite des Thorax. Im Elektrokardiogramm wird die positive Phase der T-Zacke vermerkt. Aus den Bildern Nr. 4 bis 8 ist ersichtlich, daß mit der Bewegung der Elektronegativität auf der Hinterfläche von links nach rechts und zur rechten Vorderfläche des Brustkorbs die negative Phase der T-Zacke im Elektrokardiogramm bei Ableitung vom rechten Arm entsteht. Mit dem Übergang der T_A-Periode in die T_B-Periode geht die Elektropositivität auf die rechte Seite über. Im Elektrokardiogramm wird vom rechten Arm die positive Phase der T-Zacke registriert. Auf diese Art und Weise spiegelt die T-Zacke die Dynamik der T_A- und T_B-Periode wider.

Die ausführliche Untersuchung der Dynamik der Feldanteile liefert eine genaue Vorstellung von der Verteilung der Potentiale auf der Oberfläche des Brustkorbes, die bestimmten Zeitpunkten der Zacken im Elektrokardiogramm entsprechen. Der Vergleich der räumlichen Verteilung der Potentiale (Elektrokardiotopogramm) mit der lokalen Kurve (Elektrokardiogramm) einzelner Punkte für einzelne Momente erlaubt es, die Entstehung der elektrokardiographischen Zacken objektiv zu betrachten.

2.2. Entstehung des QRS-Komplexes

Die Potentialdifferenz in der PQ-Periode entsteht nach den Daten der Elektrokardiotopographie noch vor Beginn der Abweichung der elektrokardiographischen Kurve von der isoelektrischen Linie, d. h. vor der Q-Zacke oder vor Bewegungsbeginn des Strahles in Richtung R-Zacke. Letzteres ist davon abhängig, ob die Potentialdifferenz senkrecht auf die frontale Fläche gerichtet ist. Bei der Strahlbewegung des Elektrokardioskopes von der Q-Zacke zur R-Zacke in der II. Standardableitung wird im Elektrokardiotopogramm eine Bewegung des negativen Feldanteils auf die Hinterfläche des Brustkorbes von links nach rechts beobachtet. Die Spitze der R-Zacke entspricht dem Maximum der Elektronegativität in der rechten Vorder- und Hinterhälfte des Brustkorbes. Sobald die Bewegung im Elektrokardiogramm von der R-Zacke zur S-Zacke beginnt, macht sich im Elektrokardiotopogramm eine Abnahme der Negativität auf der rechten Hinterfläche des Thorax bemerkbar. Die Bewegung der Negativität erfolgt auf der Vorderfläche von rechts nach links und endet im unteren linken Teil der Vorderfläche des Brustkorbes, was im Elektrokardiogramm dem Ende des QRS-Komplexes entspricht. Der QRS-Komplex spiegelt den Ablauf der Bewegung der Feldanteile auf der Oberfläche des Brustkorbes wider.

Die Gegensätzlichkeit der elektrischen Ladungen im Elektrokardiogramm und Elektrokardiotopogramm hängt damit zusammen, daß bei der Registrierung der II. elektrokardiographischen Standardableitung die negative Elektrode an den rechten Arm angelegt wird, während bei der Elektrokardiotopographie alle Elektroden positiv sind. Daher wird bei Annäherung der Negativität an die rechte Seite des Brustkorbes im Elektrokardiotopogramm ein positives Potential (die R-Zacke) in der II. Standardableitung registriert. Bei Veränderung der Polarität (Befestigung der positiven Elektrode am rechten Arm) werden in der Ableitung aVR entgegengesetzte Daten erhalten — negative R-Zacke, tiefe S-Zacke anstatt R-Zacke und negative T-Zacke.

Die Bewegungsrichtung des positiven Feldanteils und die Ebene seiner Bewegung reflektieren die Lage der elektrischen Herzachse. Unter den untersuchten Personen beobachteten wir individuelle Unterschiede in der Kreisbewegung des negativen Feldanteils in bezug auf die frontale, sagittale und horizontale Ebene. Bemerkenswert ist, daß zwei isoelektrische (oder mit minimaler Ladung belegte) Punkte registrierbar sind, um die die Drehung erfolgt. Diese Punkte entstehen als Ergebnis der Kreisbewegung des kardioelektrischen Feldes. Dem Wesen nach sind sie Achsenprojektionen der Drehung auf die Oberfläche des Brustkorbes. In bezug auf die isoelektrischen Punkte hat die Drehung unterschiedliche Richtung. Von oben gesehen erfolgt die Kreisbewegung um den isoelektrischen Punkt gegen den Uhrzeiger. Wir bezeichnen ihn als oberen Pol der Drehung. Der zweite isoelektrische Punkt bzw. der untere Pol der Drehung befindet sich gewöhnlich rechts im unteren Teil des Thorax. Die Drehung des kardioelektrischen Feldes erfolgt bezogen auf diesen Punkt in Richtung des Uhrzeigers.

Durch die elektrokardiotopographischen Daten wird die Entstehung der Zacken des QRS-Komplexes bei beliebiger Ableitung als Widerspiegelung der Kreisbewegung der Feldanteile der elektrischen Herzaktivität sichtbar. Der Unterschied in der Größe der Zacken des QRS-Komplexes hängt vom Verhältnis der

Ableitungsstelle zum Entstehungsort der Feldanteile und zum Weg der Feldanteilbewegung mit maximaler Potentialdifferenz ab.
Da der Erregungsprozeß mit der Bildung der Elektronegativität einhergeht, wurde der Ort ihrer Entstehung als Anfang der Kreisbewegung angenommen. Von hier an ist der Bewegungsverlauf der Negativität als Widerspiegelung des Ablaufes der Erregungsausbreitung im Ventrikelmyokard zu betrachten.

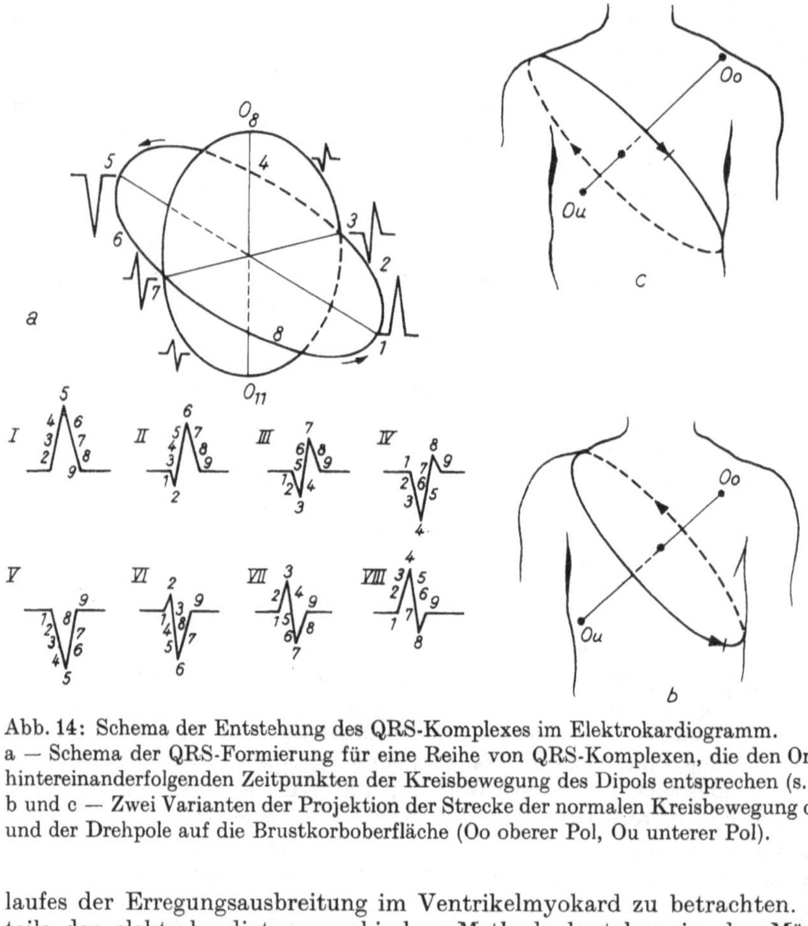

Abb. 14: Schema der Entstehung des QRS-Komplexes im Elektrokardiogramm.
a — Schema der QRS-Formierung für eine Reihe von QRS-Komplexen, die den Orten von 8 hintereinanderfolgenden Zeitpunkten der Kreisbewegung des Dipols entsprechen (s. Text).
b und c — Zwei Varianten der Projektion der Strecke der normalen Kreisbewegung des Dipols und der Drehpole auf die Brustkorboberfläche (Oo oberer Pol, Ou unterer Pol).

Die Vorteile der elektrokardiotopographischen Methode bestehen in der Möglichkeit, den Verlauf der Erregungsprozesse als Projektion der elektrischen Aktivität auf die Oberfläche des menschlichen Brustkorbes zu beobachten. Die festgestellte Kreisbewegung des kardioelektrischen Feldes erlaubt es auch, die Entstehung der elektrokardiographischen Zacken auf eine neue Art zu betrachten und alle Formen des QRS-Komplexes in Abhängigkeit vom Zeitpunkt in der Kreisbewegung zu erklären.
In der Abbildung 14a wird das Schema der Entstehung des QRS-Komplexes vorgestellt. Der Umlaufkreis des Herzdipols wird in vier Teile zerlegt: Anfang der Kreisbewegung, erstes Viertel, Hälfte des Weges, drittes Viertel und letztes Viertel

der Kreisbewegung. Im Anfangsbereich der Kreisbewegung ist die Registrierung der hohen R-Zacke charakteristisch, die als Ergebnis des Überganges des negativen in den positiven Feldanteil entsteht. Im ersten Viertel der Kreisbewegung vergrößert sich die Q-Zacke mit zunehmender Entfernung der Negativität vom Ort des Bewegungsanfangs. Es werden Q- und R-Zacken registriert. In der Mitte des Umlaufes erreicht die Negativität ihr Maximum. Es wird eine große QS-Zacke aufgezeichnet (5). Bei der weiteren Verschiebung der Negativität tritt allmählich eine Zunahme der R-Zacke auf.

In der zweiten Hälfte des Weges der Elektronegativität (von 5 zu 7) nimmt die Potentialdifferenz ab, und im dritten Viertel des Kreises (7) werden gleich große R- und S-Zacken registriert. Auf dem restlichen Bewegungsweg verringert sich die Elektronegativität und verschwindet im Punkt 9.

Betrachten wir die Entstehung der Zacken an 8 verschiedenen Kurven des QRS-Komplexes, die an verschiedenen Orten im Umlauf der elektrischen Feldanteile abgeleitet sind (I bis VIII): Die Ziffer 1 ist der Zeitpunkt, der der Entstehung der Potentialdifferenz vorangeht. Mit dem Auftreten der elektrischen Aktivität der QRS-Periode (2) wird der negative Feldanteil in den Elektrokardiogrammen II bis V in Form der negativen Q-Zacke wiedergegeben. In den Elektrokardiogrammen I und VI bis VIII wird der gleichzeitig entstehende positive Feldanteil als R-Zacke registriert.

In dem als Ziffer 3 bezeichneten Zeitpunkt wechseln die elektrischen Feldanteile ihren Platz und die Potentialdifferenz nimmt zu. In den Elektrokardiogrammen I, VII und VIII wächst die R-Zacke. In den Kurven III, IV und V wächst die Q-Zacke. Dabei ist das Verschwinden der Q-Zacke in der Kurve II und der R-Zacke in der Kurve VI zu beachten.

Im Zeitpunkt 4 vergrößert sich die R-Zacke in den Kurven I, II und VIII als Ergebnis der weiteren Bewegung der elektrischen Feldanteile und der Zunahme der Potentialdifferenz und verkleinert sich in der Kurve VII. Die Q-Zacke verringert sich in der Kurve III und wächst in den Kurven IV und V. In der Kurve VI ist der Anfang der S-Zacke erkennbar. Mit der weiteren Verschiebung der elektrischen Feldanteile (5) endet die erste Hälfte des Kreises, und die Potentialdifferenz erreicht ihr Maximum. In der Kurve V wird die Spitze der QS-Zacke zur gleichen Zeit wie die maximale Größe der R-Zacke in der Kurve I registriert. Gleichzeitig wächst die S-Zacke in der Kurve VI und die R-Zacke verringert sich in den Kurven VII und VIII.

Nach der Hälfte des Kreises (6) nimmt die Potentialdifferenz ab, aber als Ergebnis der Fortsetzung der Bewegung der elektrischen Feldanteile wird eine Zunahme der S-Zacke in den Kurven VI und VII und der R-Zacke in den Kurven II und III festgestellt. Gleichzeitig erfolgt eine Verkleinerung der S-Zacke in den Kurven IV und V und der R-Zacke in den Kurven I und VIII. Der Zeitpunkt 7 entspricht dem dritten Viertel der Kreisbewegung. Ungeachtet der sich fortsetzenden Abnahme der Potentialdifferenz wird eine Zunahme der S-Zacke in der Kurve VII und der R-Zacke in der Kurve III beobachtet. In den restlichen Kurven verringern sich die R- und S-Zacken.

In der letzten Periode der Kreisbewegung (8) tritt eine kleine R-Zacke in der Kurve IV und eine kleine S-Zacke in der Kurve VIII auf. Die R-Zacke in den Kurven I bis III und die S-Zacke in den Kurven V bis VII nimmt ab.

In den angeführten 8 Elektrokardiogrammen sind 8 Zeitpunkte des QRS-Komplexes wiedergegeben. Jeder Zeitpunkt ist mit Ziffern gekennzeichnet. In jedem dieser Zeitpunkte werden zwei Feldanteile beobachtet: der negative Feldanteil und der ihm entgegengesetzte positive. So wird zum Beispiel im Zeitpunkt 2 die negative Ladung in den Kurven II bis V und die positive in den Kurven VI bis VIII und I, die auf der entgegengesetzten Seite liegen, registriert. Der negative und der positive Feldanteil lassen sich auch in den folgenden Zeitpunkten beobachten. Sie verschieben sich im Kreis und verändern ihre Potentialdifferenz. Dem Maximum der negativen Ladung in irgendeiner beliebigen Kurve entspricht eine gleiche positive Ladung der Kurve, die auf der entgegengesetzten Seite des Kreises liegt.

So erlauben die Ergebnisse der Elektrokardiotopographie objektive Schlußfolgerungen über die Flächen zu ziehen, die von den Q-, R- und S-Zacken auf dem Thorax besetzt werden. Es muß bemerkt werden, daß in Abhängigkeit von der Form des Brustkorbes und der Herzlage nahe der vorderen Thoraxwand die Fläche der elektrischen Feldanteile auf der Vorderfläche kleiner als auf der Hinterfläche ist. Die Verteilung jedes Kreisweges birgt Besonderheiten: Der Sektor des ersten Viertels überschreitet 90°, dem dritten Viertel entsprechen weniger als 90°.

In Abbildung 14 b und c werden schematisch zwei Varianten für die Projektion der Pole der Drehung des Verlaufes des Maximums der elektrischen Aktivität der QRS-Periode auf der Oberfläche des Thorax gezeigt.

Die Negativität und die Positivität vollführen eine Kreisbewegung mit gleichzeitiger Zunahme der Potentiale. Auf dem ganzen Bewegungsweg der Erregung (Elektronegativität) wird ein negatives Potential aufgenommen. Die erste Weghälfte des negativen Potentials wird als QS-Zacke vermerkt. Auf der zweiten Weghälfte, wenn die Elektronegativität auf die Vorderfläche des Brustkorbes übergeht, wird die QS-Zacke zur S-Zacke (Abb. 15).

Dem negativen Potential auf der Vorderfläche geht ein positiver Feldanteil voran, der als R-Zacke registriert wird. Deswegen schreitet in der zweiten Periode der Erregung die R-Zacke der Elektronegativität voran. Das negative Potential, das die Bewegung auf der Vorderfläche fortsetzt, wird als S-Zacke bezeichnet. Wenn die Q-, R- und S-Zacken registriert werden, überdecken sich an dieser Stelle der Anfang und das Ende der Erregung. Das genannte Verhältnis zwischen dem Erregungsprozeß und den elektrokardiographischen Zacken ist tatsächlich bei der Registrierung nach Wilson vorhanden, wenn die Elektroden der Brustwandableitungen gegenüber dem Elektrokardiographen positiv sind.

Ähnliche Daten über die Dynamik der kardioelektrischen Feldanteile wurden auch in Experimenten am isolierten Froschherzen erhalten. Das Froschherz befand sich in der Mitte eines mit physiologischer Lösung getränkten runden Stückes Filterpapier (W. A. Schidlowski). In der Abbildung 16 werden 20 Punkte gezeigt, von denen die Potentiale für die Elektrokardiotopographie abgeleitet wurden. Die Forschungsergebnisse zeigen, daß die Kreisbewegung des Dipols in der QRS-Periode entsteht. In der Abbildung 16 ist die Bewegung der Negativität durch eine durchgehende Linie und die der Elektropositivität durch eine gestrichelte Linie gekennzeichnet. Der Umlaufkreis kann im Experiment auch in vier Grundetappen unterteilt werden:

Anfang — um die Ableitung Nr. 20
erstes Viertel — Ableitung Nr. 9

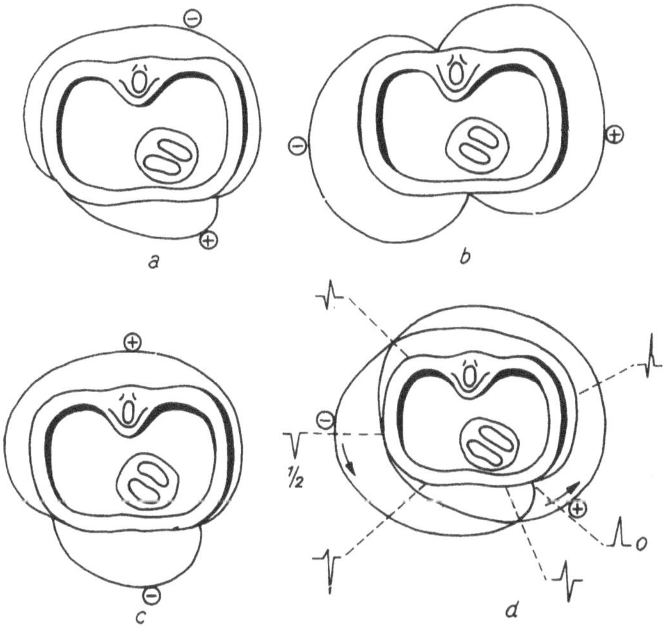

Abb. 15: Schema der Kreisbewegung des Dipols in der QRS-Periode.
a – Verteilung der Potentiale am Anfang der QRS-Periode,
b – in der Mitte der QRS-Periode,
c – am Ende der QRS-Periode,
d – die Dynamik des elektrischen Feldes während jeder QRS-Periode (0 – Anfang des Umlaufkreises, 1/2 – die Hälfte des Kreises).

Bewegungsmitte — Ableitung Nr. 1
drittes Viertel — Ableitung Nr. 15.

Die Bewegung der elektrischen Feldanteile in den T_A- und T_B-Perioden weist eine gewisse Ähnlichkeit mit der Bewegung in der QRS-Periode auf. Der Anfang des QRS-Komplexes fällt mit der T_A-Periode zusammen. Die T_B-Periode unterscheidet sich vom Endteil des QRS-Komplexes durch die große Fläche des negativen Feldanteils auf der Vorderfläche des Brustkorbes, der sich auch auf die linke Hinterfläche ausbreitet. Dieser Unterschied hängt wahrscheinlich von den anatomischen Besonderheiten des Herzens in der Diastole im Vergleich zur Systole ab. In der T_A-Periode befindet sich das Herz in Systole und in der T_B-Periode in Diastole.

Es wurde somit festgestellt, daß die Resultate der kardiotoposkopischen Untersuchungen bei Anwendung beschleunigter Filmaufnahmen die Bewegung des kardioelektrischen Feldes in kurzen Zeitintervallen (1/140 sec) beobachten lassen. Damit wurde das Studium der Bewegung des Dipols in der Periode der Myokarderregung möglich, was Bedeutung für die Analyse der Entstehung der elektrokardiographischen Zacken und auch für das Vektorkardiogramm hat.

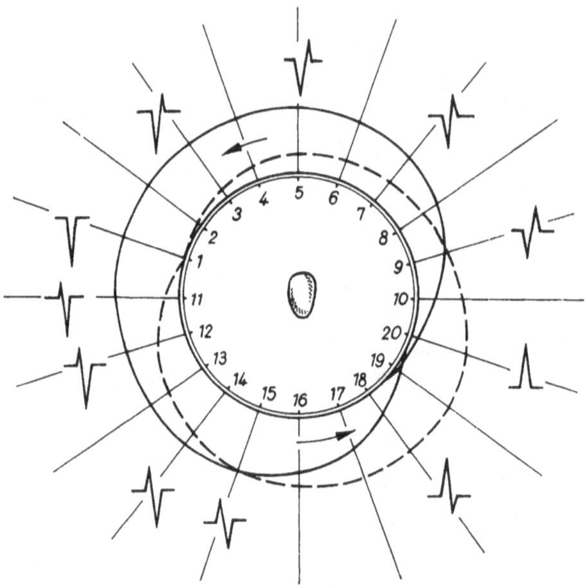

Abb. 16: Schema der Bildung des QRS-Komplexes bei Registrierung der Potentiale eines Froschherzens von 20 Punkten einer Fläche.

2.3. Entstehung der T-Zacke

Die oben angeführten Daten zeigen im wesentlichen die räumliche Dynamik der kardioelektrischen Feldanteile. Eine Analyse der Dauer der verschiedenen Zacken und Intervalle ist nicht von besonderem Interesse, da sie ausreichend untersucht wurden. Die elektrokardiotopographischen Daten stimmen mit den elektrokardiographischen überein. Allerdings konnten tatsächlich bei der Elektrokardiotopographie einige von der Ableitungsstelle abhängige Ungenauigkeiten der Bestimmung der Dauer des QRS-Komplexes in der elektrokardiographischen Kurve bemerkt werden.

Als Ergebnis unserer Untersuchungen definieren wir zwei früher nicht bekannte Perioden als T_A und T_B. Die Dauer der T_A-Periode kann genau gemessen werden. Das Ende der T_B-Periode läßt sich relativ häufig nicht bestimmen, weil sein Übergang im Intervall zwischen der T- und P-Zacke gewöhnlich allmählich erfolgt.

Die T_A-Periode ist deshalb von großem Interesse, weil sie ein neuer ausreichend exakt bestimmbarer Parameter ist, der mit der mechanischen Systole zusammenfällt. Deswegen hat das Studium ihrer Dauer und auch der Genauigkeit ihres Zusammenfallens mit der mechanischen Systole große Bedeutung. Die T_A-Periode ist kürzer als das ST-Intervall und die T-Zacke, da die T_A-Periode in der Regel auf der Spitze der T-Zacke oder bei Existenz einer biphasischen T-Zacke auf der isoelektrischen Linie zwischen beiden Phasen endet. Die Entstehung der T-Zacke kann auf Grund der Elektrokardiotopographie als Widerspiegelung der Bewegung und Veränderung der Potentialdifferenz des negativen und positiven Feldanteils betrachtet werden. Am Anfang der T_A-Periode steht die Potentialdifferenz hauptsächlich senkrecht zur Frontalebene. Deshalb wird in den Standardableitungen eine isoelektrische Linie im ST-Intervall registriert. Die Bewegung des kardioelektrischen Feldes erfolgt mit der Zunahme der Potentialdifferenz zu Beginn der T-Zacke. In Abhängigkeit vom Ort der Ableitung ist die Richtung der T-Zacke entweder positiv oder negativ. Der positive Feldanteil der T_A-Periode entspricht der positiven Phase der T-Zacke und der negative Feldanteil ihrer negativen Phase.

In den Standardableitungen wird die T_A-Periode folgendermaßen reflektiert:

1. In der II. Ableitung verschiebt sich der positive Feldanteil auf der mittleren und linken Vorderfläche des Brustkorbes von rechts nach links unten. Deshalb wandert die Elektropositivität von der rechten Seite zwischen das linke Bein und den rechten Arm. In der II. Ableitung wird sie als eine positive T-Zacke wiedergegeben.
2. In der I. Ableitung befinden sich die beiden Ableitelektroden oft im Bereich der Negativität und bei Bewegung der Feldanteile wird in der T_A-Periode eine Verschiebung der Positivität auf der Vorderfläche von rechts nach links bemerkt.
3. In den Brustwandableitungen V_1 bis V_6 wird eine positive T-Zacke registriert, da sich die Ableitelektroden im Bereich des positiven Feldanteils der T_A-Periode befinden. Außerhalb der Grenzen der Brustwandableitungen tritt auf der Hinterfläche und Vorderfläche rechts (aVR) (Bereich der Negativität der T_A-Periode) eine negative T-Zacke auf.

2.4. Das Studium der Kreisbewegung der Feldanteile durch Vergleich einiger QRS-Komplexe

In den angeführten Beispielen entsprechen einem QRS-Komplex bei einer beschleunigten Filmaufnahme 4 bis 5 Filmbilder. Es wird jeder QRS-Komplex innerhalb einer bestimmten Zeit mehrmals aufgenommen, so daß verschiedene Bilder des QRS-Komplexes zu verschiedenen Zeitpunkten entstehen. Beim Vergleich der Filmbilder aus verschiedenen QRS-Komplexen wird die Dynamik der Feldanteile mit noch feineren Details sichtbar, ähnlich wie bei einer Filmaufnahme mit einer Geschwindigkeit, die 64 Filmbilder in der Sekunde um einige überschreitet. Wenn zum Beispiel drei Filmbildreihen von drei QRS-Komplexen verglichen werden, entspricht die Auflösung der Dynamik des kardioelektrischen Feldes der einer Filmaufnahme mit der Geschwindigkeit von 192 Filmbildern (3×64) in der Sekunde. Ein Vergleich solcher Komplexe wird in der Untersuchung Nr. 116 angeführt. In der Abbildung 17 werden drei Komplexe dargestellt, die sich gegeneinander durch geringe Zeitverschiebungen zwischen den einzelnen Aufnahmen unterscheiden. In der Zeit zwischen dem ersten und dem zweiten Filmbild des ersten QRS-Komplexes (A — die erste Vertikalreihe) wurden die ersten Filmbilder des zweiten und dritten QRS-Komplexes aufgenommen. Das gleiche gilt für die folgenden Filmbilder des ersten Komplexes. Als Ergebnis eines solchen Vergleichs wird die Dynamik des QRS-Komplexes anstatt von 4 von 12 Filmbildern, wie bei Filmaufnahmen mit einer Geschwindigkeit von 192 Filmbildern in der Sekunde dargestellt. Dadurch läßt sich besser beobachten, wie sich die

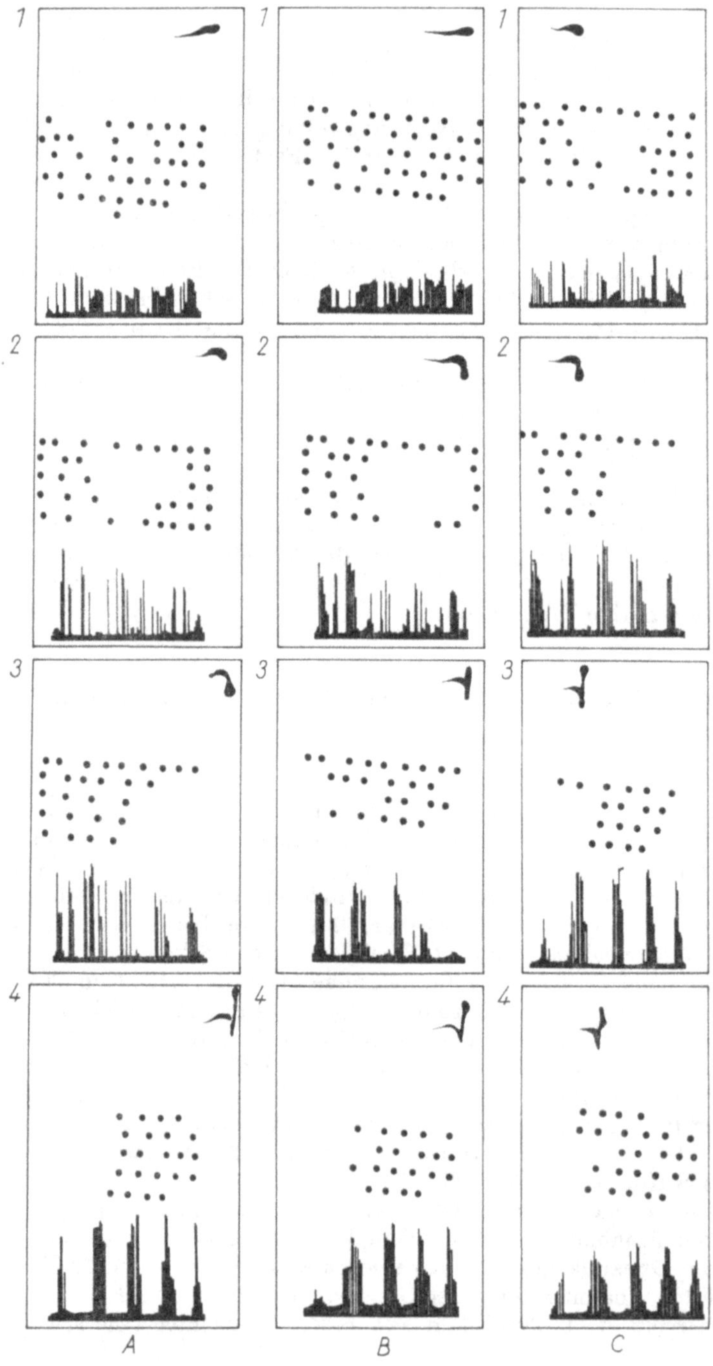

Abb. 17: Drei QRS-Komplexe im Elektrokardiotopogramm mit Elektrodenanordnung auf der Vorderfläche des Brustkorbes und Ableitung des Elektrokardiogramms vom rechten Arm (Untersuchung Nr. 116).

Potentialdifferenz zwischen dem positiven und negativen Feldanteil allmählich vergrößert und wie sich die beiden Feldanteile verschieben.
Anfangs tritt das Maximum der Potentialdifferenz zwischen den Punkten Nr. 36 und 40 (im ersten Filmbild des zweiten QRS-Komplexes) auf. Auf dem ersten Filmbild des dritten QRS-Komplexes wächst die Potentialdifferenz bedeutend, und der negative Feldanteil ist deutlich zu sehen. Das Maximum der Negativität verbleibt links in den Punkten Nr. 20, 30 und 40. Im Elektrokardiogramm wird in dieser Zeit der Anfang der Bewegung in Richtung der Q-Zacke registriert (Die Registrierung des Elektrokardiogramms erfolgt vom rechten Arm). Aus den folgenden Filmbildern der zweiten Horizontalreihe ist die weitere Erhöhung der Potentialdifferenz mit einer Verschiebung des Maximums auf die rechte Seite in die Punkte Nr. 11, 21 und 34 und eine gewisse Bewegung auf der Vorderfläche von rechts nach links zu erkennen. Diesem Vorgang entspricht die Zeit des Übergangs der Negativität von der Hinter- auf die Vorderfläche des Thorax. Das letzte Filmbild der zweiten Horizontalreihe zeigt, wie sich der positive Feldanteil auf die linke Hinterfläche verlagert. Aus der dritten Horizontalreihe ist ersichtlich, wie die Negativität von rechts auf die linke Seite übergeht. Die weitere Dynamik des negativen Feldanteils kommt in den letzten Filmbildern zum Ausdruck. Die Dynamik der kardioelektrischen Feldanteile läßt sich durch die Gegenüberstellung von fünf verschiedenen Komplexen noch ausführlicher darstellen.
Das angeführte Beispiel von der Gegenüberstellung einiger QRS-Komplexe zeigt, wie sich die Feldanteile allmählich bewegen. Die Elektrokardiotopographie könnte mit einer Geschwindigkeit von 200 bis 300 Filmbildern in der Sekunde die Dynamik der Feldanteile noch genauer zeigen. Es soll noch bemerkt werden, daß Filmaufnahmen mit großer Geschwindigkeit beim Durchsehen mit Hilfe eines Filmprojektors die Dynamik der Bewegung der Feldanteile verlangsamt betrachten lassen.

2.5. Die Fläche der kardioelektrischen Feldanteile und ihre Abhängigkeit von der Ableitungsmethode der Potentiale

Die Fläche der Feldanteile verändert sich bei allen Untersuchten gesetzmäßig. Der vorn liegende Feldanteil zeichnet sich durch eine kleinere Fläche aus. Am Anfang des QRS-Komplexes befindet sich der positive Feldanteil auf der Vorderfläche. Dabei besetzt der negative Feldanteil die gesamte Hinterfläche des Brustkorbes und breitet sich teilweise nach vorn aus.
Mit der Zunahme der Potentialdifferenz verändern sich die Flächen der Feldanteile so, daß sie der Lage des negativen Feldanteils auf der rechten und des positiven auf der linken Seite des Brustkorbes entsprechen.
Mit der Bewegung des negativen Feldanteils nach vorn verkleinert sich gewöhnlich seine Fläche. Die Fläche des sich auf die Hinterfläche bewegenden positiven Anteils nimmt gleichzeitig zu.
Die gesetzmäßige Veränderung der Fläche der kardioelektrischen Feldanteile nach vorn hängt anscheinend davon ab, daß sich das Herz näher an der Vorderfläche des Brustkorbes befindet. Die Herzprojektion ist auf der Hinterfläche des Thorax wegen der größeren Entfernung des Herzens breiter. Auch die Größe der Ventrikel kann Einfluß auf die Fläche der Feldanteile ausüben. Der linke Ventrikel ist größer und wird auf den unteren Teil der Hinterfläche des Brust-

korbes projiziert. Deswegen besetzen die Feldanteile die ganze Hinterfläche. Die exzentrische Lage des Herzens im Thorax bewirkt die genannte Abhängigkeit der Fläche der kardioelektrischen Feldanteile als Widerspiegelung der anatomischen Besonderheiten der Herzlage und der Größe der Ventrikel.
Zu bemerken ist, daß wegen der exzentrischen Lage des Herzens im Thorax die aus den herznahe liegenden Regionen der Vorderfläche abgeleiteten Potentiale größer sind.
Außer den oben angeführten Besonderheiten der Größe der Potentiale und der Flächen der elektrischen Feldanteile, die von der Lage des Herzens im Thorax abhängig sind, ist auch der Einfluß der Elektrodenanordnung hervorzuheben. Wenn die Ausdehnung des elektrischen Feldes bei Anordnung von 50 Elektroden nur auf der Vorderfläche mit der bei ringförmiger Anlage der Elektroden (30 Elektroden auf der Hinterfläche und 20 auf der Vorderfläche) verglichen wird, dann ist der gesetzmäßige Unterschied deutlich zu sehen. Die Ausdehnung des positiven oder negativen Feldanteils ist auf der Vorderfläche bei ringförmiger Anordnung der Elektroden größer. Die kleinere Fläche der Feldanteile auf der Vorderfläche wird davon bestimmt, daß die vorn angeordneten Elektroden, die als indifferente, zerstreuende Elektroden angesehen werden können, ähnlich wie eine Linse wirken. Deswegen wird im Elektrokardiotopogramm nicht nur eine Projektion von unmittelbar unter den Elektroden, sondern auch aus den näheren Myokardbezirken erhalten (Abb. 18). Dabei entsteht als Ergebnis eine Abbildung der Potentiale mit größerer Fläche.
Diese Erscheinung wird auch im Elektrokardiogramm sichtbar. Bei ringförmiger Anordnung der Elektroden werden vom rechten Arm Elektrokardiogramme registriert, die der Wegmitte der Kreisbewegung des Dipols entsprechen. Bei einer Befestigung der Elektroden nur auf der Vorderfläche werden vom rechten Arm Elektrokardiogramme abgeleitet, die einen früheren Zeitpunkt, manchmal sogar

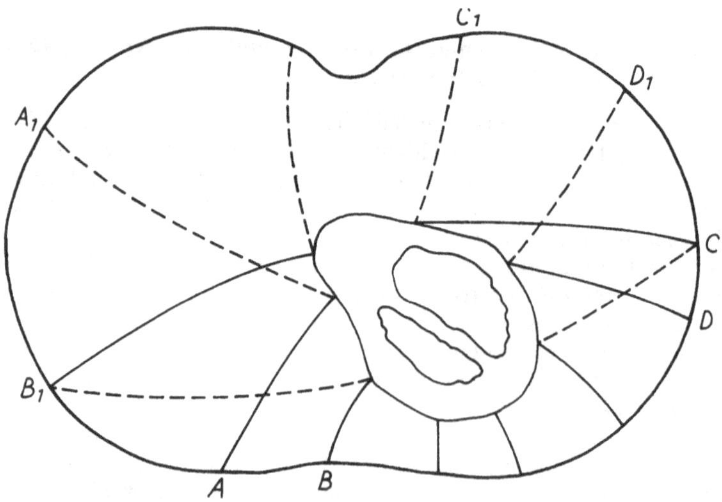

Abb. 18: Schema des Einflusses der Anordnung der Elektroden auf die Projektion des kardioelektrischen Feldes, bei Lage auf der Vorderfläche (durchgehende Linien) und auf der Hinterfläche (unterbrochene Linien) des Brustkorbes.

aus dem ersten Viertel der Kreisbewegung, wiedergeben. Auf diesen Unterschied der Elektrokardiogramme nimmt auch die Lage des Herzens im Thorax Einfluß. Deshalb lassen sich aus Veränderungen des Charakters des Elektrokardiogramms in Abhängigkeit von der Anordnung der Elektroden Rückschlüsse über den Abstand zwischen Herz und Thoraxwand ziehen.

Am Abschluß dieses Kapitels ist zu erklären, wie das kardioelektrische Feld die Bewegung des Erregungsvorganges im Myokard widerspiegelt. Die Erregung bewegt sich im Kreis und erfaßt nacheinander die Herzventrikel. Durch die Elektrokardiotopographie wurde festgestellt, daß das kardioelektrische Feld verschiedene Zeitpunkte der Bewegung des Erregungsvorganges mit Lokalisation in einem bestimmten Bereich reflektiert, d. h. für das Herz ist das Vorhandensein eines einzigen negativen Feldanteils mit verschiedenen Flächenformen typisch. Das spricht gegen die Existenz mehrerer Erregungsherde. Der Erregungsvorgang ist für das Herz einheitlich. Im kardioelektrischen Feld wird in einem beliebigen Körperteil entweder der Zeitpunkt der Erregungsentwicklung registriert oder derjenige, in dem sich eine entgegengesetzte Erregung mit positiver Ladung bildet.

Die Kreisbewegung der elektrischen Feldanteile bei Erregung des Ventrikelmyokards wurde bei allen untersuchten Personen beobachtet. Der Bewegungsweg der elektrischen Feldanteile gibt auch die Lage des Herzens im Thorax wieder. Bei Erkrankungen kann sich die Herzlage stark verändern, und die elektrokardiotopographischen Daten sind verändert.

Interessant ist die Entstehung von Drehungspolen mit minimalem oder Nullpotential, die durch die elektrokardiotopographische Methodik festgestellt wurden. Da die Drehungspole bei einer extremen Lage des Herzens deutlicher zu sehen sind, werden ihre Plätze in den folgenden Kapiteln durch Beispiele erläutert. Der Beweis für die Existenz von Polen mit Nullpotential ist von theoretischem und praktischem Interesse. In den folgenden Kapiteln wird gezeigt, wie sich in Abhängigkeit vom Charakter der Erkrankung der Weg der Kreisbewegung der elektrischen Feldanteile und die Lokalisation der Drehungspole ändern, was für die Diagnostik von Bedeutung ist.

Die Ausbreitung der Herzpotentiale läßt sich in Form einer Karte mit Isopotentiallinien für bestimmte Zeitpunkte des Herzzyklus darstellen.

Eine bessere Vorstellung gibt die Karte der isoelektrischen Linien des ganzen QRS-Komplexes. Für die anschauliche Darstellung der Dynamik des kardioelektrischen Feldes zeichneten wir Figuren nach den Ergebnissen von Messungen der Potentialamplituden.

In der Abbildung 19 werden 4 Zeitpunkte in Reliefform dargestellt:

A — Spitze der P-Zacke
B — kurz nach der Spitze der P-Zacke
C — Anfangsteil der QRS-Periode
D — Endteil der QRS-Periode.

Die Erhöhungen in der Abbildung 19 entsprechen der Negativität und die Vertiefungen der Positivität.

Der untere Teil jeder Figur spiegelt die untere Ableitungsreihe (Nr. 41 bis 50 und der obere Teil die obere Ableitungsreihe (Nr. 1 bis 10) wider. Aus den Figuren wird ersichtlich, daß die Spitze der P-Zacke durch die Negativität im mittleren

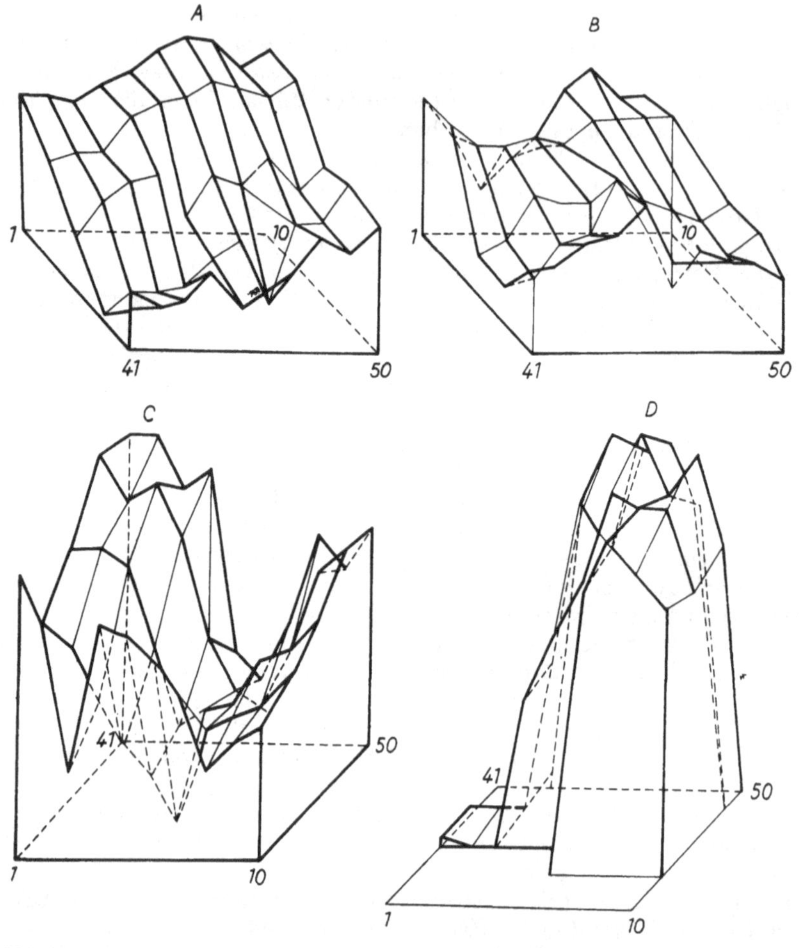

Abb. 19: Figuren des „Reliefs" der Potentiale des kardioelektrischen Feldes.
A – Spitze der *P*-Zacke, B – *PQ*-Intervall,
C – Beginn der *QRS*-Periode, D – Ende der *QRS*-Periode.

Oberteil und die Positivität im unteren Teil des Brustkorbes charakterisiert wird. Das Relief vom Anfang des QRS-Komplexes zeichnet sich durch Posititivität in der mittleren (präkardialen) Region des Brustkorbes und durch Negativität im übrigen Teil aus. Im Endmoment des QRS-Komplexes nimmt das Relief auf der Vorderfläche die Form einer Pyramide an.

In der letzten Zeit wurde in unserem Laboratorium der Auswertungsprozeß der räumlichen Figuren des kardioelektrischen Feldreliefs automatisiert. Auf dem Bildschirm des Apparates werden räumliche Figuren, die denen auf der Abbildung 19 ähneln, abgebildet.

Außer dieser Darstellungsform ist die Darstellung als Karte mit Linien, die die

Etappen der Kreisbewegung und die Projektion der Drehungspole zeigen, von Interesse. Auf einer solchen Karte entsprechen die Etappen der Kreisbewegung den Meridianen und die Linie des Maximums der elektrischen Aktivität der Äquatorlinie. Dazu können Parallellinien wie auf geographischen Karten gezogen werden.

Die Anwendung eines elektronischen Rechners für die Aufzeichnung des räumlichen Reliefs der Biopotentiale gestattet zu kennzeichnen:

a) die Kurven der Bewegung des Maximums der Negativität und der Positivität als Oberflächenkurven,
b) die Querschnittskurven des Reliefs für einzelne Zeitpunkte der Kreisbewegung, die durch den Drehungspol verlaufen (Etappen der Kreisbewegung des Dipols).

Für die Analyse der Daten der Elektrokardiotopographie wurde ein elektronischer Rechner vom Typ „Ural-1" benutzt. Im Rechenzentrum des Moskauer Energieinstituts erfolgte die Verarbeitung nach Gruppen: 8 gesunde Personen, 8 Patienten mit Hypertrophie des rechten Ventrikels und 8 Patienten mit Rechtsschenkelblock. Für jede Gruppe wurden mittlere, statistisch zuverlässige Daten gewonnen (R. S. Amirow, E. T. Semenowa, W. W. Schakin, E. A. Schakina).

3. Die Dynamik des kardioelektrischen Feldes bei verschiedenen Krankheitsbildern

3.1. Das Elektrokardiotopogramm bei angeborenen Herzfehlern mit Hypertrophie des rechten Ventrikels

Zur Klärung der Anwendungsmöglichkeiten der Elektrokardiotopographie in der Diagnostik und zum Studium der Entstehung der Veränderungen des Elektrokardiogramms in der Klinik wurden Untersuchungen an Patienten mit verschiedenen Herzerkrankungen durchgeführt. Betrachten wir die elektrokardiotopographischen Daten bei angeborenen Herzfehlern mit Hypertrophie des rechten Ventrikels. Die Studien wurden an 40 Kranken mit angeborenen Herzfehlern und Hypertrophie des rechten Ventrikels — FALLOTsche Tetralogie, isolierte Pulmonalstenose, Ventrikelseptumdefekt — vorgenommen. Die Patienten waren unter Anwendung der Herzlungenmaschine operiert worden. Während der Operation wurden die Größe der Ventrikel und ihre Lage vermerkt. Für die angeführten Erkrankungen ist eine der charakteristischen Besonderheiten die Hypertrophie des Myokards des rechten Ventrikels und seine Dilatation. Der rechte Ventrikel nahm in der Regel die ganze vordere Herzprojektion ein (Drehung des Herzens). Diese Besonderheit der anatomischen Herzlage spiegelt sich ausreichend genau in den Ergebnissen der Elektrokardiotopographie wider — der Entstehungsort und die Bewegungsrichtung der Erregung verändern sich.

Der Ort des Bewegungsanfangs der Negativität wird auf den linken Unterteil der Vorderfläche des Brustkorbes — V_5 und V_6 projiziert. Das Maximum der Negativität findet sich im mittleren Oberteil der Vorderfläche des Brustkorbes oder etwas weiter rechts.

Das Maximum der Positivität erscheint in diesem Moment auf der vorderen Thoraxfläche im Gebiet von V_1 und V_2. Deshalb wird in den rechten Brustwandableitungen eine hohe R-Zacke registriert. Danach geht die Negativität auf die vordere Thoraxfläche über. Sie durchläuft jedoch nicht die rechten Brustwandableitungen, wie das normalerweise der Fall ist. Vielmehr verbleibt die Positivität merklich länger als gewöhnlich in den rechten Brustwandableitungen. Die Vergrößerung der R-Zacke in den rechten Brustwandableitungen ist bei Hypertrophie des rechten Ventrikels das Resultat der Veränderung des Ortes des Erregungsbeginns, (des Maximums der Negativität) und auch die Folge der Veränderung des Weges, auf dem der negative Feldanteil sich bewegt. Der positive Feldanteil wird bei Patienten mit Hypertrophie des rechten Ventrikels in den rechten Vorderteil des Brustkorbs verschoben. Die zusätzliche Verlängerung der R-Zacke hängt mit der sich fortsetzenden Kreisbewegung der Erregung zusammen. Auf Grund der Kreisbewegung des Erregungsprozesses muß man annehmen, daß die Verlängerung der R-Zacke kein Merkmal für eine Verlangsamung der Erfassung des rechten Ventrikels durch die Erregung ist. Tatsächlich läßt sich bei Hypertrophie des

rechten Ventrikels nur selten eine Verlangsamung der Bewegung der Negativität auf der Vorderfläche des Thorax beobachten.
Die Analyse der Ergebnisse der Elektrokardiotopographie bei Hypertrophie des rechten Ventrikels gestattet es, die Entstehung einer zusätzlichen R-Zacke in den rechten Brustwandableitungen zu erklären, die bei einigen Patienten auftritt. Die zusätzliche R-Zacke erscheint dann, wenn die auf die Vorderfläche des Brustkorbs herumlaufende Abbildung der Erregung des Myokards sich dem Gebiet der rechten Brustwandableitungen zu nähern beginnt. Danach wechselt sie auf die vordere linke Seite über. Dem Moment der Näherung der Erregung an die rechten Brustwandableitungen entspricht eine Abnahme des Potentials in der R-Zacke. Die Entfernung des Erregungsprozesses und sein Übergang auf den linken Teil des Brustkorbes stimmt mit dem Auftreten der zusätzlichen R-Zacke überein.
Der Vergleich der Ergebnisse der Elektrokardiotopographie mit den während der Operation beobachteten anatomischen Besonderheiten gestattet es, den Anfang der Bewegung des negativen Feldanteils als das Erfassen des linken Ventrikels durch die Erregung anzusehen. Diese Schlußfolgerung basiert darauf, daß der linke Ventrikel bei Hypertrophie des rechten Ventrikels auf die Hinterfläche des Brustkorbes projiziert wird. Die Wegstrecke des negativen Feldanteils auf der Vorderfläche stimmt mit der Projektion des rechten Ventrikels überein. Deshalb ist es völlig begründet, die Wegstrecke der Negativität auf der Vorderfläche des Brustkorbs als die Periode der Erregung des rechten Ventrikels zu betrachten. So wird am Anfang der linke Ventrikel und danach der rechte Ventrikel erregt. In seltenen Fällen wird neben der Spitze der R-Zacke eine kleine Knotung bemerkt. Es wird angenommen, daß diese Knotung dem Zeitpunkt des Erregungsübergangs vom linken auf den rechten Ventrikel entspricht. Wenn die Abbildung des Erregungsüberganges mit dem Elektrodenort der Standardableitungen zusammenfällt, dann entspricht sie der Spitze der R-Zacke und dann kann keine Knotung auftreten. Eine Verschiebung des negativen Feldanteils nach links wird auch in der T_B-Periode beobachtet.
Aus dem unten angeführten Beispiel ist ersichtlich, wie die rechte Vorderseite des Brustkorbes im Ergebnis der Kreisbewegung des negativen Feldanteils über lange Zeit positiv bleibt.

Patientin V. (Untersuchung Nr. 110)
Diagnose: Ventrikelseptumdefekt. Klagt über Tachykardie und stechende Schmerzen im Herzbereich. Der Herzspitzenstoß befindet sich im 4. Interkostalraum auf der Medioklavikularlinie. Die linke Herzgrenze verläuft im 4. Interkostalraum und auf der linken Medioklavikularlinie, die obere Herzgrenze in der Höhe der 3. Rippe und die rechte Herzgrenze am rechten Brustrand. Der 2. Herzton ist über der Pulmonalarterie und im 4. Interkostalraum verstärkt. Ein systolisches Geräusch mit Maximum im 4. Punkt und über der Pulmonalarterie wird wahrgenommen.
Elektrokardiogramm (Abb. 20): regelmäßiger Rhythmus, 100 Schläge in der Minute; PQ-Intervall = 200 ms, QRS-Komplex = 80 ms, QT-Intervall = 360 ms, systolischer Index 60% positive P-Zacke, ausgeprägte Zacke S_I bis S_{III}; QRS-Komplex in den Ableitungen V_1 bis V_3 aufgesplittert, positive T-Zacke. Schlußfolgerung: Störung der atrioventrikulären Erregungsüberleitung. Anzeichen einer Hypertrophie des rechten Ventrikels mit Verlangsamung der Erregungsausbreitung vom Typ eines unvollständigen Blockes.
Elektrokardiotopogramm bei Elektrodenanordnung auf der Vorderfläche des Brustkorbes (Abb. 21). Das Elektrokardiogramm wird vom Punkt Nr. 25 aufgenommen. Im Elektro-

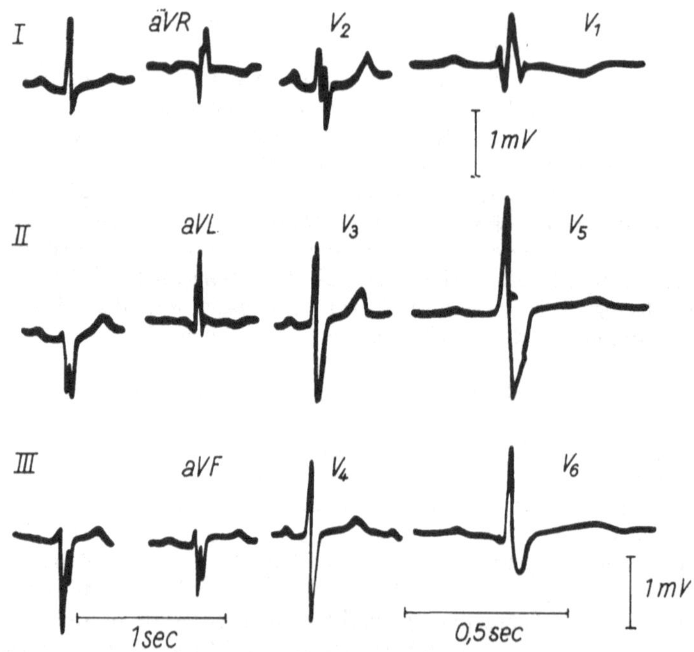

Abb. 20: Elektrokardiogramm bei Hypertrophie des rechten Ventrikels (Patient in V., Untersuchung Nr. 110).

kardiotopogramm ist zu sehen, wie die Negativität eine Kreisbewegung durchführt, deren Drehpol unten im Punkt Nr. 16 liegt.
Im Bild Nr. 2 erscheint die Negativität links in den Punkten Nr. 10, 20, 30 und 40 und die Positivität im Punkt Nr. 28.
Bild Nr. 3: Die Zone der Positivität verläuft deutlich von der Brustkorbmitte nach links. Der Punkt Nr. 25 befindet sich auf einer die elektrischen Feldanteile des Herzens trennenden isoelektrischen Linie. Im Elektrokardiogramm wird die isoelektrische Linie registriert.
Bild Nr. 4: Vergrößerung der Potentialdifferenz und Verschiebung des negativen Feldanteils von rechts nach links. Im Elektrokardiogramm wird eine tiefe Q-Zacke registriert.
Bild Nr. 5: Schnelle Verschiebung des negativen Feldanteils um den Punkt Nr. 16 herum zur linken Seite. Rechts befindet sich der positive Feldanteil. Im Elektrokardiogramm wird die R-Zacke registriert.
Bild Nr. 6 und Nr. 7: Verzögerte Bewegung der Feldanteile von links um den Punkt Nr. 16 herum bei Verringerung der Potentialdifferenz. Elektrokardiogramm: der Strahl des Elektrokardioskops läuft von der R-Zacke zur isoelektrischen Linie.
Somit läßt sich der positive Feldanteil im Laufe von drei Bildern auf der rechten Seite feststellen.
Bilder Nr. 8 bis 10: T_A-Periode. Im Elektrokardiogramm werden das ST-Intervall und die negative Phase der T-Zacke registriert.
Bild Nr. 11: Übergang der T_A- in die T_B-Periode.
Bild Nr. 12: Beginn der T_B-Periode.

Führen wir ein anderes Beispiel aus der Elektrokardiotopographie bei Hypertrophie des rechten Ventrikels an.

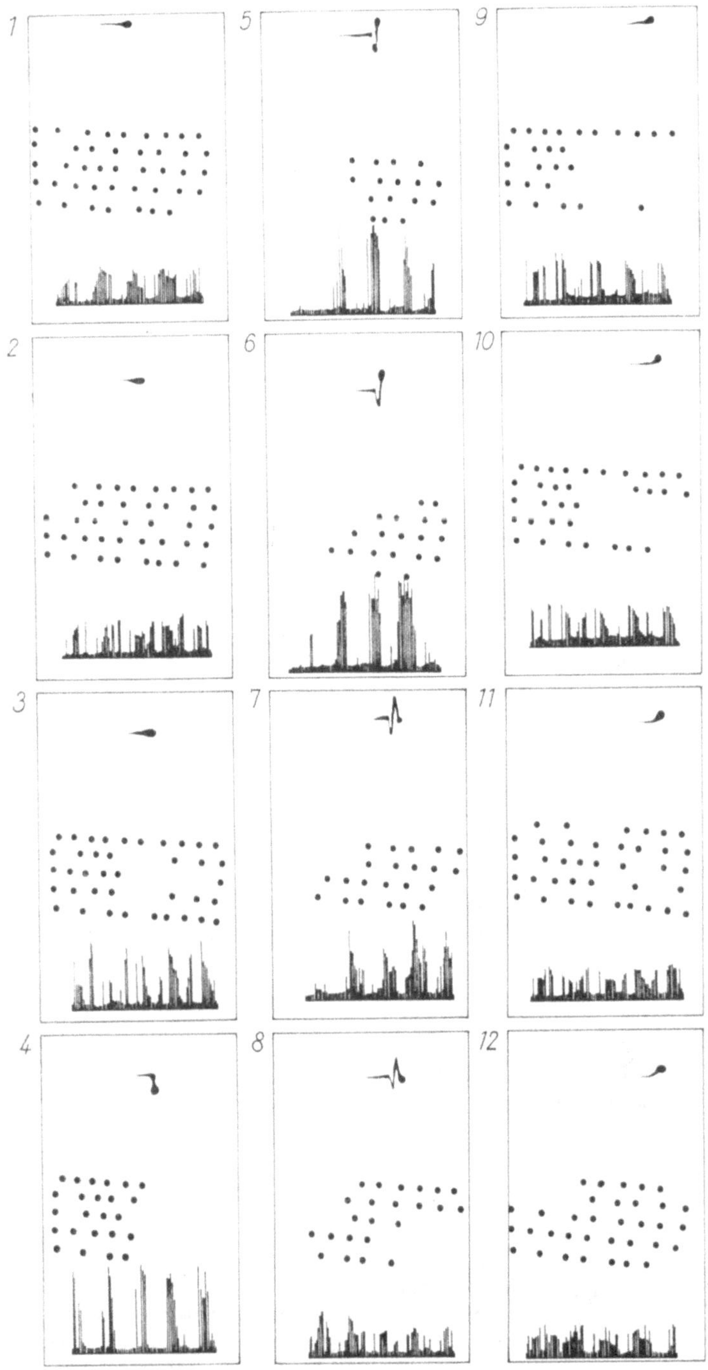

Abb. 21: Elektrokardiotopogramm von derselben Patientin (zu Abb. 20).

Patientin Ch., 9 Jahre alt (Untersuchung 99).
Diagnose: Angeborener Herzfehler (Ventrikelseptumdefekt). Klagt über Kopfschmerzen und erhöhte Ermüdbarkeit. Der Herzspitzenstoß befindet sich im 4. Interkostalraum. Die linke Herzgrenze verläuft 1,5 cm von der Medioklavikularlinie, die rechte am rechten Brustrand und die obere Herzgrenze im 3. Interkostalraum. Deutliche Herztöne. Der 2. Herzton hat über der Pulmonalarterie im zweiten, dritten und vierten Interkostalraum links vom Sternum, am deutlichsten im zweiten und dritten Interkostalraum, ein klopfendes, leichtes, systolisches Geräusch. Der Puls hat 80 Schläge in der Minute und ist rhythmisch, groß und symmetrisch an beiden Händen.
Elektrokardiogramm (Abb. 22): PQ-Intervall = 140 ms, QRS-Komplex = 80 ms, QRST-Intervall = 350 ms; Sinusrhythmus. Der systolische Index beträgt 45%. Die Zacke P_I ist positiv, die Zacken P_{II} und P_{III} sind negativ, die S_I-Zacke ist tief. Die Zacke T_{III} und die T-Zacken in den Ableitungen V_1 und V_2 sind biphasisch, wobei die erste Phase negativ ist.
Schlußfolgerung: Dextrogramm. Hinweise auf Hypertrophie des rechten Ventrikels.
Das Elektrokardiotopogramm wird bei Elektrodenanordnung auf der Vorderfläche des Brustkorbes aufgenommen. Das Elektrokardiogramm wird von dem der Ableitung V_1 entsprechenden Punkt Nr. 25 registriert. Beide sind auf der Abbildung 23 dargestellt.
Bild Nr. 1: Die Potentialdifferenz tritt mit einem Maximum der Negativität links im oberen Teil des Brustkorbs im Punkt Nr. 10 auf. Im Elektrokardiogramm wird der Bewegungsbeginn in Richtung R-Zacke aufgenommen.
Bild Nr. 2: Die Potentialdifferenz vergrößert sich stark. Im Mittelteil der Vorderfläche des Thorax tritt der positive Feldanteil deutlich hervor. Im Elektrokardiogramm wird die R-Zacke registriert.
Bild Nr. 3: Weitere Vergrößerung der Potentialdifferenz und Verschiebung der Feldanteile. Der positive Feldanteil vergrößert seine Fläche und wechselt nach links unten außerhalb des Bereiches der Punkte Nr. 20, 30, 40, 50, 49, 48 und 47 auf die hintere Brustkorboberfläche über. Dabei geht der positive Feldanteil zum zweiten Mal auf das Gebiet der rechten Brust-

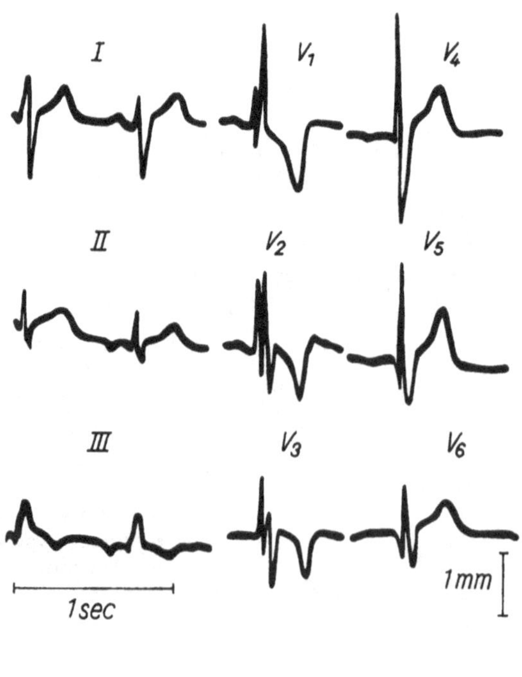

Abb. 22: Elektrokardiogramm bei Hypertrophie des rechten Ventrikels (Patientin Ch., Untersuchung Nr. 99).

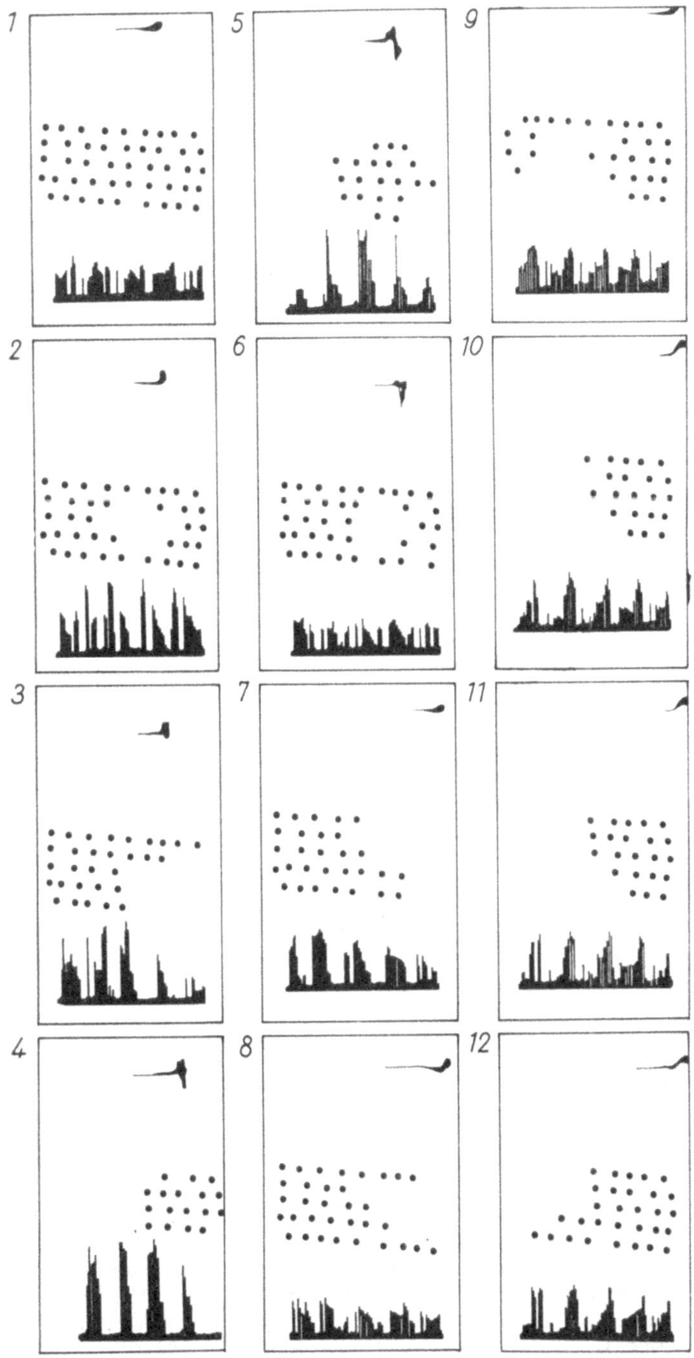

Abb. 23: Elektrokardiotopogramm von derselben Patientin (zu Abb. 22).

wandableitungen über. Im Elektrokardiogramm wird darum die R'-Zacke registriert. Der isoelektrische Punkt 15, um den die Kreisbewegung der Feldanteile erfolgt, ist zu sehen.
Bild Nr. 4: Der negative Feldanteil vollzieht eine starke Verschiebung im Uhrzeigersinn auf die linke Brustkorbseite um den Punkt Nr. 15 herum. Teilweise wird das Gebiet der rechten Brustwandableitungen erfaßt. Im Elektrokardiogramm wird die Spitze der S-Zacke registriert.
Bild Nr. 5: Geringe Vergrößerung des negativen Feldanteils in die Breite und Verringerung der Potentialdifferenz in der zweiten und vierten Reihe. Im Elektrokardiogramm wird die Strahlbewegung von der Spitze der S-Zacke zur isoelektrischen Linie registriert.
Während der fünf angeführten Bilder ist die Kreisbewegung der Feldanteile um den Punkt Nr. 15 herum zu erkennen. Dieser Punkt erscheint als unterer sich im Ergebnis der Hypertrophie des rechten Ventrikels (Herzdrehung im Uhrzeigersinn) verlagernder Drehungspol.
Nach Beendigung des QRS-Komplexes wird im Elektrokardiogramm die isoelektrische Linie aufgezeichnet. Aber in den Daten des Elektrokardiotopogramms wird eine Potentialdifferenz vermerkt.
Bild Nr. 6: Die Positivität ist im mittleren und linken Teil der Vorderfläche des Brustkorbs bemerkbar. Dieses Bild wiederholt nach der Lage der Feldanteile zu urteilen den Anfangsteil des QSR-Komplexes (siehe Bild Nr. 2). Im Elektrokardiogramm wird die isoelektrische Linie registriert.
Die Potentialdifferenz vergrößert sich in den folgenden Bildern allmählich und es entsteht eine langsame Bewegung der Feldanteile nach links (Bilder Nr. 6 bis 8). Zwischen den Bildern Nr. 6 und 7 wurden Bilder ausgelassen, da ausgeprägte Veränderungen der Dynamik des kardioelektrischen Feldes fehlen. Nach Beendigung der T_A-Periode erfolgt ein schneller Übergang der Negativität nach links auf den ehemaligen Platz der Positivität. Damit beginnt die T_B-Periode, die im Laufe von 18 bis 20 Bildern ohne scharfe Grenze allmählich in die T_B-Periode übergeht. Der Anfangsteil der T_B-Periode wird in den Bildern Nr. 9 bis 12 gezeigt.

In dieser Untersuchung werden die Besonderheiten der Dynamik des kardioelektrischen Feldes bei Hypertrophie des rechten Ventrikels deutlich: Verlagerung des unteren Drehpols in den oberen Teil des Brustkorbes (Punkt Nr. 15), Bewegung des negativen Feldanteils auf die linke Vorderfläche des Thorax, Lage des negativen Feldanteils in der T_B-Periode links im oberen und seitlichen Teil. Eine noch deutlichere Veränderung in der Dynamik des kardioelektrischen Feldes wird im folgenden Beispiel angeführt.

Patient S. (Untersuchung Nr. 90).
Diagnose: Ventrikelseptumdefekt. Der Herzspitzenstoß befindet sich im 5. Interkostalraum 1 cm von der linken Medioklavikularlinie. Die obere Herzgrenze verläuft in der Höhe der 3. Rippe, die rechte Herzgrenze rechts vom Sternum. Gedämpfte Herztöne. Akzent des 2. Herztones auf der Pulmonalarterie. Ein systolisches Geräusch über der Aorta und im Bereich der Pulmonalarterie. Der Puls beträgt 84 Schläge in der Minute, ist rhytmisch und gut gefüllt.
Elektrokardiogramm (Abb. 24): regelmäßiger Rhythmus, 100 Schläge in der Minute. PQ-Intervall = 140 ms, QRS-Komplex = 80 ms, QRST = 320 ms, der systolische Index beträgt 53%. Die P-Zacke ist positiv, die Zacken S_I und S_{II} sind tief, die R-Zacke ist in der Ableitung V_1 aufgesplittert. Die S-Zacke ist bis zu der Ableitung V_6 tief und die T-Zacke in den Ableitungen V_1 bis V_5 negativ. Schlußfolgerung: Dextrogramm. Anzeichen einer Hypertrophie des rechten Ventrikels.
Das Phonokardiogramm zeigt das Bestehen eines Ventrikelseptumdefektes an.
Röntgenuntersuchung: Der Durchmesser des Herzens ist nach beiden Seiten vergrößert. Die Herztaille fehlt, der linke Bogen der Pulmonalarterie ist verstärkt. Die Herzkonturen sind abgerundet. In der ersten Schräglage findet sich eine mäßige Betonung der vorderen Herzkontur im Bereich der Pulmonalarterie. In der zweiten Schräglage sind Anzeichen einer Vergrößerung des rechten Herzens und des linken Ventrikels zu sehen. Schlußfolgerung: angeborener Herzfehler mit Vergrößerung des Blutzuflusses in den kleinen Kreislauf.

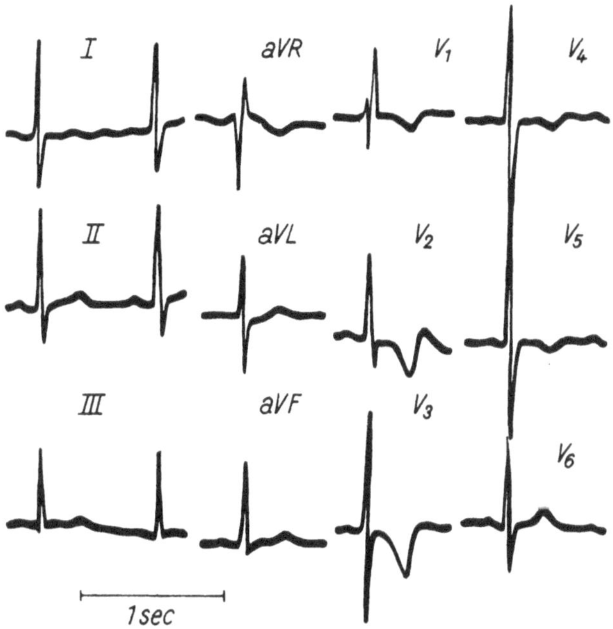

Abb. 24: Elektrokardiogramm bei Hypertrophie des rechten Ventrikels (Pat. S., Untersuchung Nr. 90).

Elektrokardiotopogramm bei Anordnung der Elektroden auf der Vorderfläche des Brustkorbes (Abb. 25). Das Elektrokardiogramm wurde mit Ableitung vom Punkt Nr. 25 (V_1) registriert.

Bild Nr. 1: Geringe Elektronegativität im Punkt Nr. 6.

Bild Nr. 2: Es wird ein negativer Feldanteil erkennbar, der die Grenze der auf der Vorderfläche angeordneten Elektroden nach rechts oben überschreitet. Links entsteht Negativität mit einem Potentialmaximum in den Punkten Nr. 19 und 29. Im Elektrokardiogramm wird die R-Zacke registriert.

Bild Nr. 3: Vergrößerung der Potentialdifferenz. Auftreten des Maximums der Negativität rechts in den Punkten Nr. 2, 11, 21, und 31. Der positive Feldanteil befindet sich links. Im Elektrokardiogramm wird die Strahlbewegung in Richtung der S-Zacke aufgenommen.

Bild Nr. 4: Bewegung des negativen Feldanteils von rechts nach links und von oben nach unten um den Punkt Nr. 5 herum. Der isoelektrische Punkt des oberen Drehpols der Feldanteile liegt augenscheinlich in der Nähe vom Punkt Nr. 5. Im Elektrokardiogramm wird die Strahlbewegung von der S-Zacke zur R'-Zacke registriert.

Bild Nr. 5: Der negative Feldanteil wandert nach links in den oberen Teil des Brustkorbs (das Maximum befindet sich in den Punkten Nr. 10, 20 und 30). Der positive Feldanteil nimmt die ganze übrige Vorderfläche des Thorax ein. Im Elektrokardiogramm wird die Spitze der R'-Zacke aufgezeichnet.

Bild Nr. 6: Der negative Feldanteil bewegt sich im Uhrzeigersinn von links oben nach unten. Das Gebiet der Ableitung V_1 und die ganze rechte Seite bleiben positiv. Im Elektrokardiogramm verbleibt die Spitze der R'-Zacke.

Bild Nr. 7: Stärkere Reduzierung der Potentialdifferenz links im Oberteil des Brustkorbes. Im Elektrokardiogramm wird der Schluß des rSR'-Komplexes registriert. In diesem Bild findet die Bewegung der Feldanteile in der Erregungsperiode ihr Ende.

Bild Nr. 8: Beginn der T_A-Periode. Der negative Feldanteil befindet sich rechts, und der positive links. Im Elektrokardiogramm wird der Beginn des ST-Intervalls registriert.

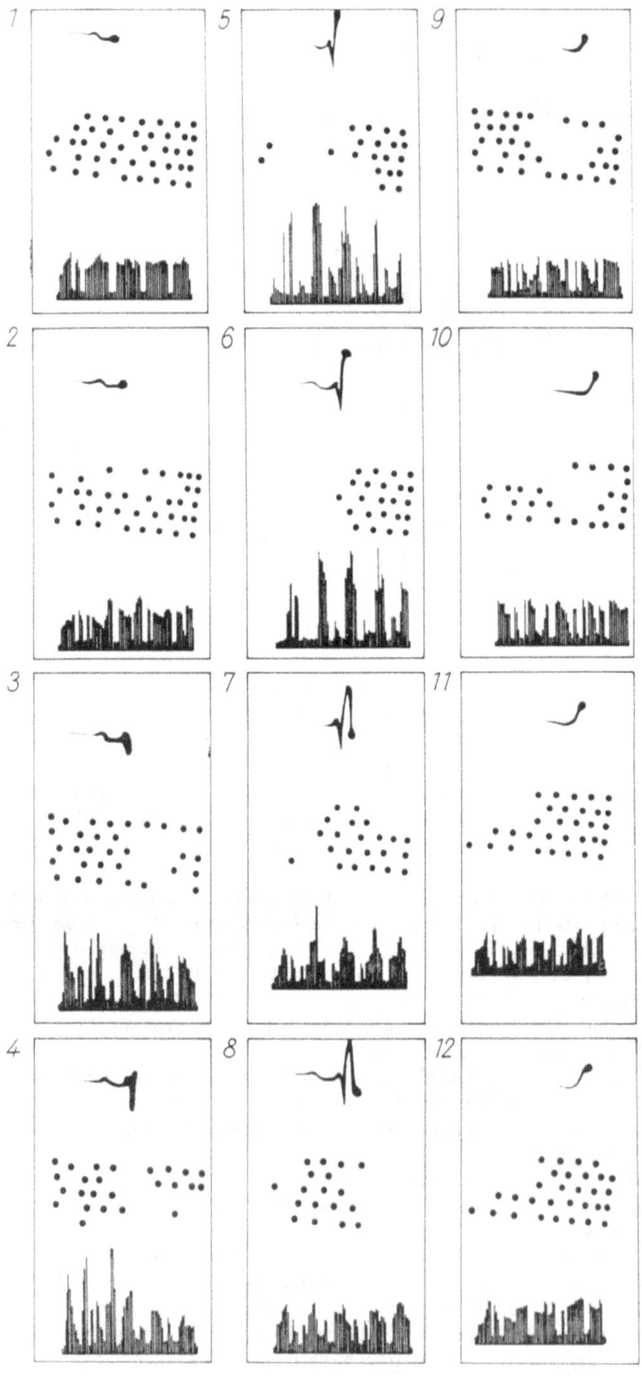

Abb. 25: Elektrokardiotopogramm von demselben Patienten (zu Abb. 24).

Bilder Nr. 9 bis 12: Übergang der T_A-Periode in die T_B-Periode. Der Zeitpunkt des Beginns des Überganges von T_A nach T_B erscheint im Bild Nr. 10. Im Bild Nr. 11 ist bereits die T_B-Periode zu sehen. Das Elektrokardiogramm (von Punkt Nr. 24) zeigt in dieser Zeit die Spitze der positiven Phase der T-Zacke.

Das angeführte Beispiel zeigt die Entstehung der elektrokardiographischen Zakken in der Ableitung V_1.

Die R'-Zacke tritt auf, da der untere Drehpol der Feldanteile in den oberen Teil des Thorax verschoben wurde.

Deshalb bewegt sich der negative Feldanteil auf der linken Seite von oben herab und nähert sich erst zum Schluß der QRS-Periode dem Gebiet der rechten Brustwandableitungen. Es ist zu bemerken, daß die Positivität über längere Zeit, während vier Bilder (Nr. 4, 5, 6 und 7) rechts (Ableitung V_1) verbleibt. Das wird in der Elektrokardiographie als Zeichen für eine Verlängerung der Zeit der inneren Überleitung angesehen und dient als Grundlage für die Diagnose einer verzögerten Erfassung des rechten Ventrikels von der Erregung. In Wirklichkeit ist aus dem angeführten Beispiel ersichtlich, daß es keine Verzögerung in der Ausbreitung der Erregung gibt, sondern die Abbildung der Erregung die rechten Brustwandableitungen umgeht.

Die Ergebnisse der Elektrokardiotopographie bei angeborenen Herzfehlern, welche von einer Hypertrophie des rechten Ventrikels begleitet sind, gestatten eine Reihe von Besonderheiten in der Dynamik des kardioelektrischen Feldes herauszustellen.

Die größten Veränderungen werden in der Abweichung der Wegstrecke der elektrischen Feldanteile bei Verlagerung der Drehpole festgestellt. Der untere Drehpol der Feldanteile verschiebt sich in den mittleren oder sogar oberen Teil der Vorderfläche des Brustkorbes, der obere Drehpol auf die mittlere Hinterfläche des Thorax.

Eine solche Verschiebung der Drehpole ist das Ergebnis der Veränderungen des anatomischen Baues und der Herzlage, die durch die Hypertrophie des rechten Ventrikels hervorgerufen sind. Der rechte Ventrikel nimmt in diesen Fällen fast die ganze vordere Herzprojektion ein, und das Herz dreht sich im Uhrzeigersinn um seine Längsachse. Bei der Mehrzahl der Patienten hatten wir die Möglichkeit, diese Veränderungen während der Operation am offenen Thorax zu beobachten.

Beim Vergleich der elektrokardiotopographischen Daten mit der anatomischen Lage der Ventrikel wird eine Übereinstimmung zwischen der Lage des rechten Ventrikels und den Veränderungen der Bewegung der Elektronegativität auf der Vorderfläche des Brustkorbes erkennbar. Ein wichtiger Faktor für die Erhärtung einer festen Reihenfolge bei der Erregung der Ventrikel ist der Zusammenhang zwischen der Abweichung der Projektion der Herzventrikel (Herzdrehung) als Ergebnis der Hypertrophie des rechten Ventrikels und der Veränderung der Bewegung des negativen Feldanteils auf der Vorderfläche. Zu Beginn wird der linke Ventrikel erregt. Danach tritt ohne Unterbrechung die Erregung des rechten Ventrikels ein. Deshalb vollführt das kardioelektrische Feld eine Kreisbewegung. Am Anfang der Bewegung fällt das Maximum der Elektronegativität mit der Projektion der Herzspitze zusammen und bewegt sich hinten von links nach rechts. Die Abbildung dieser Bewegungsperiode hängt mit der Lage des linken Ventrikels zusammen, der zur Hinterfläche des Thorax weist. Daraus ergibt sich die Erwartung, daß die Bewegung der Negativität auf der Hinterfläche die Erregung des

linken Ventrikels abbilden muß. Die Bewegung der Negativität auf der Vorderfläche stimmt, wie bereits erläutert, mit der Projektion des rechten Ventrikels überein, was als wichtige Grundlage für die Annahme dient, daß die zweite Hälfte der QRS-Periode, die der Bewegungsperiode der Negativität auf der Vorderfläche entspricht, das Resultat der Erregung des rechten Ventrikels ist.
Für die genannte Reihenfolge der Erregung spricht auch die Übereinstimmung der Veränderung der Projektion des rechten Ventrikels mit Bewegungsveränderungen der Negativität bei Hypertrophie des linken Ventrikels, wenn eine Drehung des Herzens um seine Längsachse gegen den Uhrzeigersinn erfolgt und der rechte Ventrikel sich nach rechts verschiebt. Nach den Daten der Elektrokardiotopographie wird dabei eine Bewegung des negativen Feldanteils auf die Vorderfläche rechts beobachtet.
Die Analyse der Ergebnisse der Elektrokardiotopographie bei angeborenen Herzfehlern mit Hypertrophie des rechten Ventrikels hat große Bedeutung für das Studium der Entstehung der elektrokardiographischen Zacken bei diesen Krankheitsbildern. Häufig ist die Entstehung einer breiten und hohen R-Zacke in den rechten Brustwandableitungen. Die Meßergebnisse weisen darauf hin, daß die Verlängerung der R-Zacke in der Ableitung V_1 von der Veränderung der Lage des rechten Ventrikels und entsprechend von der Veränderung der Wegstrecken der Feldanteile abhängt. Wenn die Veränderung der Wegstrecke der elektrischen Feldanteile auf die Erhöhung der R-Zacke in der V_1-Ableitung einwirkt, dann ist die Veränderung der Lage der Drehpole des kardioelektrischen Feldes ein völlig neues und höchst zuverlässiges Merkmal für die Herzlage im Brustkorb. Wenn man die Lage des oberen und unteren Drehpols bei Hypertrophie des rechten und linken Ventrikels vergleicht, so erreicht der Unterschied zwischen ihnen häufig 180°.
Das Elektrokardiotopogramm gestattet auch in der T_A- und T_B-Periode Vergleiche mit anatomischen Daten. Da der positive Feldanteil in der T_A-Periode mit seiner Projektion im Anfangsteil des QRS-Komplexes übereinstimmt und auf den Ort des negativen Feldanteiles im Endteil vom QRS-Komplex zu liegen kommt, kann man den positiven Feldanteil der T_A-Periode als Projektion der Repolarisation des rechten Ventrikels auf die Brustkorbvorderfläche ansehen. Der negative Feldanteil nimmt in der T_A-Periode die ganze Hinterfläche des Brustkorbes ein, was der Projektion des linken Ventrikels entspricht. In der T_B-Periode wird eine entgegengesetzte Anordnung der Feldanteile beobachtet. Die Projektionen der Feldanteile in der T_A- und T_B-Periode besitzen auch Zusammenhang mit den anatomischen Veränderungen des Herzens, die durch Hypertrophie hervorgerufen werden. Da der rechte Ventrikel bei den Patienten die ganze Vorderfläche des Herzens einnimmt, ist der positive Feldanteil nach links und teilweise in den oberen Teil des Brustkorbs verschoben.
Die Untersuchungen an Patienten mit Hypertrophie des rechten Ventrikels zeigen die großen Möglichkeiten für die Methode der Elektrokardiotopographie, insbesondere die elektrische Projektion der Herzventrikel auf die Brustkorboberfläche zu studieren.
Bei einigen Patienten wurden die elektrokardiotopographischen Daten mit Filmaufnahmen während der Operation am schlagenden Herzen verglichen. Die Analyse der Filmaufnahmen zweier Vorgänge, nämlich der Kontraktion des Ventrikelmyokards mit Berücksichtigung ihrer Formen und der räumlichen Verteilung der Biopotentiale auf der Oberfläche des Brustkorbs gestattet Schlußfolgerungen

auf die Abbildung der Herzform und die Reihenfolge der Ventrikelerregung sowie auf den relativen Einfluß der Herzbewegung bei seiner Kontraktion auf die Projektion der elektrischen Feldanteile.
Die Schlußfolgerungen bezüglich der Wiedergabe der Ventrikelformen in den Projektionen der kardioelektrischen Feldanteile basieren auf jenen Fällen, wo der rechte Ventrikel von einer runden oder ovalen Form abweicht. So hatte zum Beispiel der rechte Ventrikel bei dem Patienten Ch. (Untersuchung Nr. 147) die Form einer Bohne. Bei Durchsicht der elektrokardiotopographischen Daten zeigte ein Filmbild mit dem positiven Feldanteil in der QRS-Periode Umrisse, die diese Form des rechten Ventrikels wiederholten.

Patient Ch. Diagnose: Ventrikelseptumdefekt. Er klagt über Atemnot und schnelle Ermüdbarkeit. Ausgeprägter Herzbuckel. Der Herzspitzenstoß ist verbreitert und befindet sich im fünften Interkostalraum. Starke Pulsationen über der Brust im vierten und fünften Interkostralraum links. Das Gefäßbündel ist 3 cm breit. Die linke Herzgrenze verläuft 1 cm lateral von der linken Medioklavikularlinie. Die rechte Herzgrenze befindet sich seitlich vom rechten Sternalrand. Der zweite Herzton ist über der Arteria pulmonalis akzentuiert. Starkes systolisches Geräusch mit Punktum maximum am Sternum und im 4. Interkostalraum links vom Sternum. Der Puls ist rhythmisch und ausreichend gefüllt, 100 Schläge in der Minute. Elektrokardiogramm vom 23. 10. 1962: Sinusrhytmus, 100 Schläge in der Minute. Der systolische Index beträgt 53%. PQ-Intervall = 160 ms, QRS-Komplex = 80 ms und QT-Intervall = 320 ms. Die Zacken P_{I-III} sind positiv, die Zacken S_{I-III} tief, QRS_{III}-Komplex aufgesplittert, ST-Intervall isoelektrisch und die Zacken T_{II-III} positiv.
Schlußfolgerung: Dextrogramm.
Die elektrokardiotopographischen Daten und die Bilder des Herzens während der Operation werden in der Abbildung 26 wiedergegeben.
Die Bilder in der linken Spalte zeigen das schlagende Herz. Neben dem rechten Herzrand befindet sich eine Neonlampe. Die Lampe leuchtet auf, wenn die Spitze von R′ im Elektrokardiogramm registriert wird. In der rechten Spalte sind die Elektrokardiotopogramme angeordnet. In der dritten horizontalen Reihe fällt das Bild mit dem Gipfel der R′-Zacke zusammen. So dienen die R′-Zacke und das Aufleuchten des Lämpchens in der dritten Horizontalreihe als Orientierungspunkte. Betrachten wir die Bilder in der Abbildung 26.
In der ersten Horizontalreihe erfolgt kein Aufleuchten des Lämpchens. Im Elektrokardiotopogramm erscheint der negative Feldanteil links oben. Im Elektrokardiogramm wird die Strahlbewegung in Richtung der r-Zacke aufgezeichnet. In der zweiten Reihe des Elektrokardiotopogramms tritt der positive Feldanteil im linken und mittleren Teil des Brustkorbs deutlich hervor. Interessant ist, daß die Form des positiven Feldanteils die Konturen des rechten Ventrikels wiederholt. Die Lage des positiven Feldanteils und des Herzens unterscheiden sich geringfügig dadurch, daß das Bild am auf dem Operationstisch liegenden Patienten aufgenommen und die elektrokardiotopographische Untersuchung am sitzenden Patienten durchgeführt wurde. Darum ist die Herzspitze während der Operation gehoben und das die Nierenform des Herzens betonende Herzohr befindet sich im rechten Oberteil des Bildes. In der Elektrokardiotopographie wird diese Stelle auf die linke Brustkorboberfläche projiziert. Die zweite Bildreihe kann als ein Beweis für die Wiedergabe der Form der Ventrikel durch die Elektrokardiotopographie und als Hinweis für die genannte Reihenfolge der Erregungsausbreitung im linken Ventrikel angesehen werden. Die angeführten Bilder entsprechen der Erregung des linken Ventrikels.
Dritte Horizontalreihe des Elektrokardiotopogramms: Mit Aufleuchten der Lampe an der Spitze der R-Zacke beginnt sich die Elektronegativität im rechten Ventrikel auszubreiten. In der vierten Bildreihe erfaßt die Negativität die ganze Fläche des rechten Ventrikels und wiederholt seine Form. Die Analyse der Bilder zeigt, daß dem Beginn des QRS-Komplexes (erste Reihe) das Bild mit der kleinsten Fläche des Lichtreflexes auf der Oberfläche des rechten Ventrikels entspricht. Die Erregungsausbreitung im linken Ventrikel wird von einer geringen

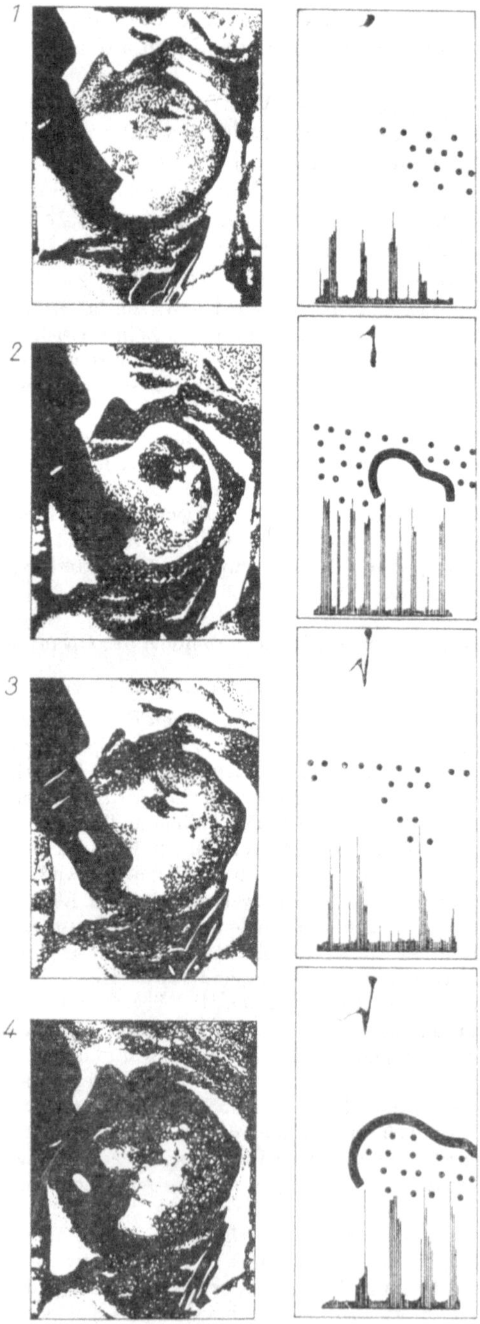

Abb. 26: Vergleich der elektrokardiotopographischen und der elektrokardiographischen Daten mit den Aufnahmen des arbeitenden Herzens. In der zweiten Reihe ist eingezeichnet, wie die Bohnenform des positiven Feldanteils die Form des rechten Ventrikels wiederholt (Untersuchung Nr. 147).

Zunahme der Lichtfläche begleitet (zweite Reihe). Beim Erregungsübergang auf den rechten Ventrikel (dritte Reihe) ist zu sehen, daß sich die Lichtfläche auf der Oberfläche des rechten Ventrikels vergrößert, was auf die Kontraktion des Myokards hinweist. In den folgenden Bildern wird noch eine weitere Vergrößerung des Lichtreflexes sichtbar.

Diese Daten zeigen, daß in den Genauigkeitsgrenzen der Untersuchung (ein Bild in 7 ms) eine Übereinstimmung von Erregung und Kontraktion der Ventrikel besteht. Für Schlußfolgerungen, für die exakte Übereinstimmung oder für eine Bestimmung eines Zeitintervalls zwischen Erregung und Kontraktion des Ventrikels ist eine bedeutend höhere Geschwindigkeit der Filmaufnahme notwendig. Dabei ist zu berücksichtigen, daß die Erregung der Ventrikel nicht plötzlich erfolgt, sondern allmählich erst der linke und danach der rechte Ventrikel erfaßt wird. Das ist wichtig, da bei der Registrierung des Elektrokardiogrammes die Erregung beginnend im linken Ventrikel aufgenommen wird. Die Kontraktion des Myokards dagegen wird nach den Lichtreflexen des rechten Ventrikels registriert. Dabei kann sich die beginnende Kontraktion des linken Ventrikels verbinden mit einem Druck auf den rechten Ventrikel und dessen Kugelform verstärken, womit das Ausmaß der Lichtreflexe verringert wird. Eine Verringerung der Fläche der Lichtreflexe kann auch als Fortsetzung der Ventrikeldiastole gewertet werden.

Abschließend ist zu bemerken, daß der Vergleich der Ergebnisse der Filmaufnahmen des Herzens mit denen der Elektrokardiotopographie es möglich macht, den Einfluß der Eigenschaften des Aufbaus des Herzens auf die räumliche Verteilung der Biopotentiale zu zeigen. Der Vergleich mit den Elektrokardiotopogrammen der T_A-Periode zeigt die Übereinstimmung der Bewegung der positiven und negativen Feldanteile mit der Bewegungsrichtung des Herzens bei seiner Kontraktion. Bei angeborenen Herzfehlern mit Hypertrophie des rechten Ventrikels wird eine Verlagerung des unteren Drehpols in die Mitte der Vorderfläche des Brustkorbes mit einer Bewegung der Feldanteile im Uhrzeigersinn beobachtet. Bei Hypertrophie des linken Ventrikels verschiebt sich der obere Drehpol in die Mitte der Vorderfläche des Brustkorbs bei Bewegung des kardioelektrischen Feldes gegen den Uhrzeigersinn. In der Abbildung 27 sind die Projektion der Drehpole und der kreisförmige Weg der Anteile des kardioelektrischen Feldes bei Hypertrophie des rechten (A) und linken (B) Ventrikels schematisch auf der Vorderfläche des Brustkorbes dargestellt. Am Beispiel der Hypertrophie des linken Ventrikels sind zwei Varianten mit unterschiedlicher Projektion des Beginnes und Endes der Kreisbewegung der Feldanteile hervorgehoben. Der Ziffer 1 entspricht eine Kreisbewegung, die bei 3 Uhr beginnt und endet, der Ziffer zwei eine solche mit Beginn und Ende bei der 5 im Uhrkreis.

Die Ergebnisse der Elektrokardiotopographie bei angeborenen Herzfehlern mit Hypertrophie des rechten Ventrikels zeigen, daß bei der Mehrzahl der Patienten (30 bis 40) die Bewegung des negativen Feldanteils auf der Vorderfläche im Uhrzeigersinn erfolgt. Bei einer kleineren Patientenzahl verläuft die Bewegung der Feldanteile diagonal vom rechten Oberteil des Brustkorbes nach links in das Gebiet der Herzspitze (bei 8 Patienten) oder vertikal (bei 2 Patienten). Die angeführte Veränderung der Strecke der Kreisbewegung mit Verlagerung des unteren Drehpols in den Mittelteil und in einigen Fällen auch in den Oberteil des Brustkorbes macht die Ausbildung der elektrokardiographischen Zeichen für die Hypertrophie des rechten Ventrikels anschaulich.

Schließlich muß festgestellt werden, daß das Elektrokardiogramm beispielsweise

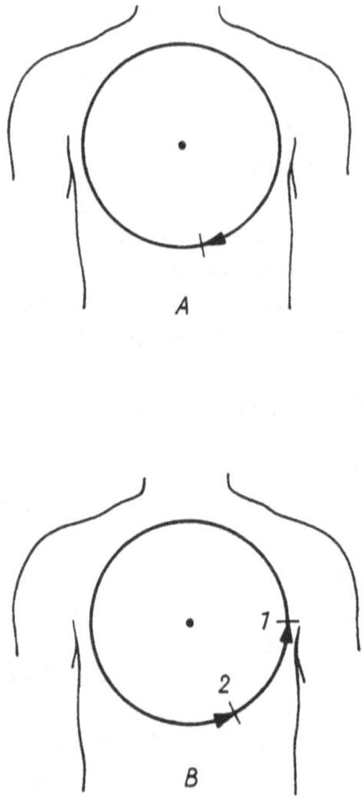

Abb. 27: Schema des Weges der Kreisbewegung bei Hypertrophie des rechten (A) und linken (B) Ventrikels.

in der Ableitung V_1 zahlreiche verschiedenen Formen wie qR, QR, rSR' u. a. besitzt. Die elektrokardiotopographischen Veränderungen sind dagegen gleichartig, was auf das Vorliegen allgemeiner Gesetzmäßigkeiten der Dynamik des kardioelektrischen Feldes bei Hypertrophie des rechten Ventrikels hinweist.

3.2. Das Elektrokardiotopogramm bei erworbenen Herzfehlern

Die elektrokardiotopographischen Untersuchungen wurden an 30 Patienten mit Stenose der linken Atrioventrikularklappe, an Patienten mit einer Mitralinsuffizienz und an Patienten mit Fehlern der Trikuspidalklappe durchgeführt. Die Ergebnisse der Elektrokardiotopographie sind vom Charakter der Schädigung des Klappenapparates und von Veränderungen der Herzlage im Brustkorb abhängig. Bei Mitralstenose entwickelt sich gewöhnlich eine ausgeprägte Hypertrophie und Dilatation des rechten Ventrikels. Bei Insuffizienz der Mitralklappe wird eine mäßige Hypertrophie des linken Ventrikels beobachtet. Betrachten wir im folgenden die Dynamik des kardioelektrischen Feldes bei den unterschiedlichen Myokardveränderungen infolge Stenose und Insuffizienz der Mitralklappe: Bei Mitralstenose (III. und IV. Stadium) werden die für die Hypertrophie des rechten Ventrikels charakteristischen Veränderungen der Wegstrecke der kardioelektrischen Feldanteile durch die Methode der Elektrokardiotopographie sichtbar gemacht. Als

Ergebnis der Veränderung der Ventrikelprojektion bei Hypertrophie des rechten Ventrikels erfolgt die Kreisbewegung auf der Vorderfläche im Uhrzeigersinn. Der untere Drehpol befindet sich dabei im mittleren oder sogar oberen Teil des Brustkorbes. Der obere Drehpol verlagert sich dagegen auf den Mittelteil der Hinterfläche. Es werden Veränderungen in der Lage des positiven Feldanteils in der T_A-Periode beobachtet, der sich bei Hypertrophie des rechten Ventrikels geringfügig nach links oben verlagert. Ähnliche Veränderungen der Wegstrecke der Feldanteile werden bei allen Patienten mit Hypertrophie des rechten Ventrikels sowohl bei angeborenen als auch bei erworbenen Herzfehlern beobachtet. Jedoch lassen sich bei Mitralstenose gewisse Unterschiede in den elektrokardiotopographischen Daten feststellen, nämlich eine geringere Größe der Potentialdifferenz und in einigen Fällen ein gegenüber der Norm veränderter Übergang des QRS-Komplexes in die T_A-Periode. Die Veränderung besteht darin, daß nach Ende des QRS-Komplexes gewöhnlich eine Filmaufnahme auftritt, die von denen des QRS-Komplexes durch eine bedeutend kleinere Potentialdifferenz und hauptsächlich durch das Auftreten der Positivität in der Mitte des sich ausbreitenden negativen Feldanteils abweicht. Dabei hat der negative Feldanteil die Form eines

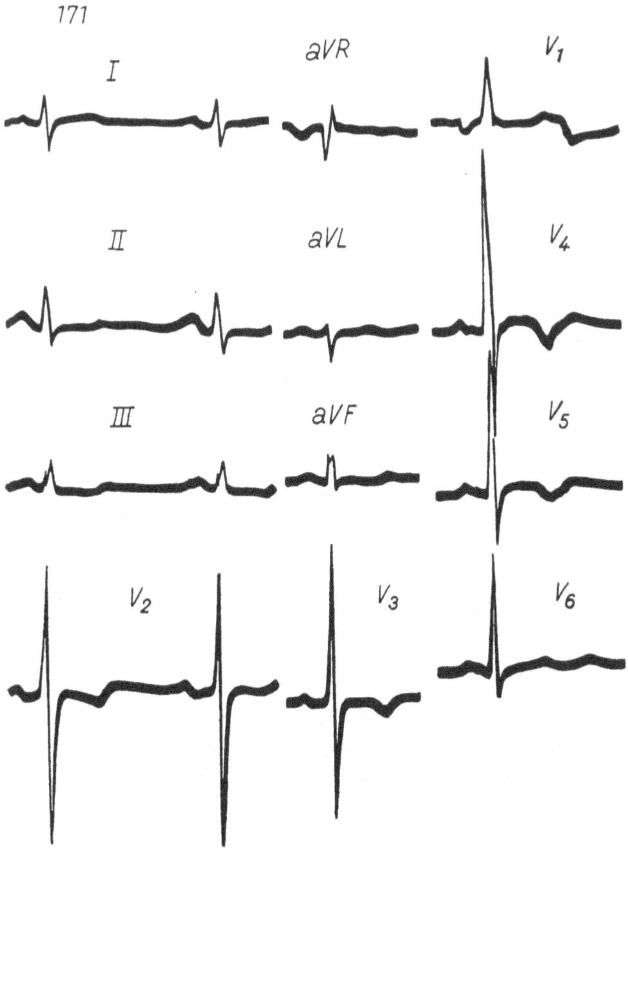

Abb. 28: Elektrokardiogramm bei Mitralstenose (Pat. G., Untersuchung Nr. 171).

Ringes oder Halbmondes. Die Entstehung dieses sich ausbreitenden Ringes von Negativität beim Übergang des QRS-Komplexes in die T_A-Periode kann man mit der Dilatation des rechten Ventrikels in Zusammenhang bringen, da sie häufig bei Patienten mit Mitralstenose zu finden ist.

Die folgende Betrachtung dient der Erläuterung der Besonderheiten des Elektrokardiotopogrammes bei Stenose der Mitralklappe.

Patient G. (Untersuchung Nr. 171); Einweisungsdiagnose: Vitium der Mitralklappe im III. Stadium mit Überwiegen der Stenose.

Elektrokardiogramm (Abb. 28). Sinusrhythmus — 50 Schläge in der Minute, systolischer Index 33%, PQ-Intervall = 180 ms, QRS-Komplex = 80 ms, QRST-Intervall = 400 ms, positive und hohe Zacken P_{I-II}, biphasische Zacke P_{III}, QRS_I-Komplex ist überwiegend nach unten gerichtet, ausgeprägte S_I-Zacke, ST_{III}-Intervall unterhalb der isoelektrischen Linie, Verspätungselektrokardiogramm in der Ableitung V_I ,P-Zacke in der Ableitung V_I und V_{II} biphasisch. Schlußfolgerung: Dextrogramm, Anzeichen für eine Hypertrophie des rechten Ventrikels.

Daten der Elektrokardiotopographie (Abb. 29) bei einer Elektrodenanordnung auf der Vorderfläche. Das Elektrokardiogramm wurde vom Punkt Nr. 25 (V_I) registriert.

Der QRS-Komplex (Bilder Nr. 10, 11, 12 und 13) beginnt mit dem Bild Nr. 10. (Drei Filmbilder wurden wegen geringer Bewegung der Feldanteile ausgelassen). Im Verlauf von vier Bildern spielt sich die Kreisbewegung des kardioelektrischen Feldes im Uhrzeigersinn um die Punkte Nr. 15 und 16 ab, wobei sich die Positivität auf der rechten Seite bewegt. Deshalb werden rechts eine hohe R-Zacke (V_I) und links eine tiefe S-Zacke registriert.

Der Beginn der T_A-Periode wird durch die allmähliche Entstehung eines negativen Feldanteils (Bild Nr. 14) charakterisiert. Die Potentialdifferenz wächst am Ende der T_A-Periode (Bilder Nr. 15 und 16) steil an. Der positive Feldanteil ist deutlich links, der negative rechts und im Mittelteil des Brustkorbes zu sehen. Gleichzeitig wird die negative Phase der T-Zacke im Elektrokardiogramm registriert. Beim Übergang der T_A- in die T_B-Periode und während der T_B-Periode werden eine Verringerung der Potentialdifferenzen und die Entstehung einer Negativität links sowie einer Positivität rechts und in der Mitte (Bilder Nr. 17 und 18) sichtbar. Dem Übergang der T_A-Periode in die T_B-Periode entspricht der Übergang der negativen Phase der T-Zacke in die positive Phase (Bilder Nr. 16 und 17).

Die Untersuchung des kardioelektrischen Feldes bei Patienten mit erworbenen Herzfehlern gestattet es, die Entstehung der elektrokardiographischen Merkmale der Erkrankung objektiv zu beurteilen. So verläuft zum Beispiel die Bewegung des kardioelektrischen Feldes bei Mitralstenose im Uhrzeigersinn. Deshalb bewegt sich der negative Feldanteil von rechts nach links über den Oberteil des Thorax in den unteren Seitenteil. In Verbindung damit werden in der Ableitung I eine tiefe S-Zacke und in der Ableitung III eine hohe R-Zacke registriert. Ausdruck der Veränderung der Wegstrecke ist auch die hohe R-Zacke in den rechten Brustwandableitungen. Diese Vergrößerung der R-Zacke entsteht sowohl bei angeborenen als auch bei erworbenen Fehlern als Ergebnis der Veränderung der Herzlage im Brustkorb und nicht als Resultat der Verzögerung der Erregungsausbreitung im rechten Ventrikel. Somit ist die hohe R-Zacke in den rechten Brustwandableitungen ein indirektes Anzeichen für die Hypertrophie des rechten Ventrikels.

Beispiele mit Fehlern der Mitralis und der Trikuspidalis zeigen eine ausgeprägte Vergrößerung der Potentialdifferenzen in der PQ-Periode und gleichartige Veränderungen der Wegstrecke der kardioelektrischen Feldanteile wie bei einer Hypertrophie des rechten Ventrikels. Im Unterschied zur Mitralstenose ruft die Mitralinsuffizienz keine Drehung des Herzens um seine Längsachse hervor, da sie auch eine Belastung des linken Ventrikels bewirkt. Die Flächenvergrößerung des

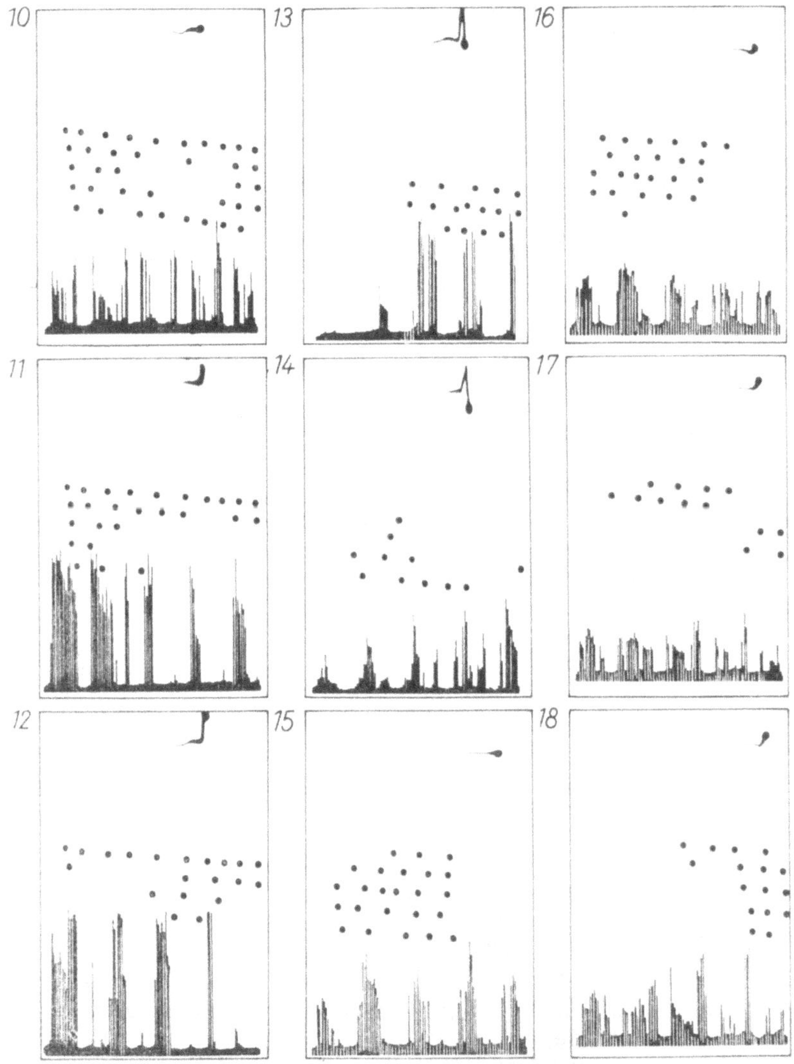

Abb. 29: Elektrokardiotopogramm von demselben Patienten (zu Abb. 28).

negativen Feldanteils vorn ist offenbar ein Ergebnis der Hypertrophie des rechten Ventrikels, der wegen Fehlens einer Herzdrehung auf die Vorderfläche des Brustkorbes projiziert wird.

Die elektrokardiotopographischen Daten bei den erworbenen Herzfehlern reflektieren auch die Lage des Herzens im Thorax. Bei der von einer Hypertrophie des rechten Ventrikels begleiteten Mitralstenose sowie bei den angeborenen Vitien mit Überbelastung des rechten Ventrikels findet sich eine Bewegung der kardioelektrischen Feldanteile im Uhrzeigersinn. Bei erworbenen Herzfehlern verändert sich der Übergang des QRS-Komplexes in die T_A-Periode häufiger als bei angeborenen Herzfehlern. Bei erworbenen Vitien mit Hypertrophie beider Ventrikel verändert sich die Wegstrecke auf der Vorderfläche nur geringfügig gegenüber dem gewöhnlichen normalen Bild.

3.3. Das Elektrokardiotopogramm bei Aneurysma des Herzens

Mit Hilfe der elektrokardiotopographischen Methode wurden 60 Patienten mit chronischer Koronarinsuffizienz mit oder ohne Myokardinfarkt und Patienten mit Aneurysma des Herzens untersucht. In Abhängigkeit vom Charakter der Myokardschädigung wurden bestimmte elektrokardiotopographische Gesetzmäßigkeiten festgestellt: Verlangsamung der Bewegung des negativen Feldanteils in der QRS-Periode, starke Veränderungen der Wegstrecke des negativen Feldanteils. Bei der chronischen Koronarinsuffizienz wird eine Bewegung der kardioelektrischen Feldanteile gegen den Uhrzeigersinn beobachtet, die von den Besonderheiten des Krankheitsbildes am Herzen abhängt. Die elektrokardiotopographische Methode erklärt die Entstehung der Aufsplitterungen im QRS-Komplex: Die bei manchen Patienten mit Koronarinsuffizienz beobachteten Kerbungen der R-Zacke entsprechen der gleichzeitigen Veränderung der Wegstrecke des negativen Feldanteils, die wahrscheinlich durch die Narbenveränderungen im Myokard hervorgerufen wird.

Bei Patienten mit Herzaneurysma ist der verletzte Myokardbezirk sehr deutlich in seiner Projektion zu sehen. Nur bei vier der untersuchten Patienten stimmt die Bewegungsrichtung des negativen Feldanteils mit der normalen Bewegungsrichtung überein. Bei den übrigen Patienten erfolgt sie entweder gegen den Uhrzeigersinn oder ist sehr eingeschränkt. Bei der Mehrheit der Patienten mit einem Herzaneurysma wird eine erhebliche Einschränkung der Bewegung des negativen Feldanteils beobachtet. Da dieser sich auf den Bereich des Herzaneurysmas konzentriert, werden in den Brustwandelektrokardiogrammen von Orten über der Myokardverletzung entsprechende tiefe Q- oder QS-Zacken registriert. Die elektrokardiotopographischen Daten geben die Möglichkeit, die Entstehung der tiefen Q-Zacke oder der QS-Zacke bei Herzaneurysma als Ergebnis der Veränderung der Dynamik des Feldes in der oben angeführten Richtung anzusehen.

Aus den Besonderheiten der Projektion des positiven Feldanteils in der T_A-Periode ergeben sich folgende Feststellungen: Der positive Feldanteil ist bei allen Patienten erweitert und auf die rechte Seite der Vorderfläche des Brustkorbes verschoben. Die Verschiebung hängt mit der Drehung des Herzens gegen den Uhrzeigersinn zusammen, die von der bei den Patienten häufig beobachteten Hypertrophie des linken Ventrikels hervorgerufen wird.

Der positive Feldanteil, der die T_A- und T_B-Periode hindurch besteht und in ihnen besonders ausgeprägt ist, stimmt räumlich mit dem negativen Feldanteil des QRS-Komplexes überein. Im Bereich des Herzaneurysmas verschiebt sich die isoelektrische Linie durch die stark ausgeprägte Positivität nach oben und bewahrt die positive Ladung bis zum folgenden Zyklus. Die Größe der minimalen Ladung entspricht dem Übergang der T_A-Periode in die T_B-Periode. Es entsteht der Eindruck einer negativen T-Zacke, da diese Ladung kleiner als die im PQ-Intervall ist.

Für Patienten mit Koronarinsuffizienz ist die Beibehaltung der Kreisbewegung des kardioelektrischen Feldes in der QRS-Periode kennzeichnend. Zum Unterschied vom Gesunden verlagert sich der obere Drehpol bei diesen Patienten häufig in den mittleren Vorderteil des Brustkorbes in den Bereich der Punkte Nr. 25 und 26. Deswegen erfolgt die Bewegung des Feldes gegen den Uhrzeigersinn.

Zur T_A-Periode ist zu bemerken, daß sich der positive Feldanteil bei fast allen Patienten nach rechts verschiebt und sich seine Fläche vergrößert. Er kann sich beim Aneurysma auch über dem verletzten Myokard ausbreiten, das in der T_A- und T_B-Periode positive Ladung besitzt.

Die T_B-Periode ist nicht gleichmäßig verändert; der negative Feldanteil kann nach rechts verschoben sein. Der Übergang der T_A-Periode in die T_B-Periode ist gewöhnlich verlangsamt. Eine Ungleichmäßigkeit des negativen Feldanteils kommt vor, und es ist beim Aneurysma ein deutlich abgegrenzter positiver Feldanteil zu sehen. Die Untersuchung des elektrischen Feldes ist bei Aneurysma von großem theoretischen und praktischen Interesse: Das Studium der Entstehung der elektrokardiographischen Anzeichen eines Herzaneurysmas ist theoretisch wichtig. Die Entdeckung der verschiedenen Entstehungsursachen ein und desselben Merkmals kann Bedeutung für die richtige Diagnose haben. Die Untersuchung der räumlichen Verteilung der Herzpotentiale ermöglicht die Lösung der Frage nach Lokalisation und Größe des Aneurysmas, was große praktische Bedeutung für die chirurgische Behandlung besitzt.

Die Analyse der Untersuchungsergebnisse zeigt, daß die Bewegung des kardioelektrischen Feldes manchmal bei einem kleineren Aneurysma ohne ausgeprägte Veränderungen bleibt. Als Beispiel für eine erhaltene Bewegung der Feldanteile mit Veränderung ihres Weges in der QRS-Periode bei kleinerem Aneurysma zeigt die folgende Beobachtung:

Patient A. (Untersuchung Nr. 122), 45 Jahre alt.

Diagnose: Hypertonie, Koronarinsuffizienz, Aneurysma des Herzens. Patient klagt über anfallsartige Schmerzen in der Herzgegend, die bei physischer Belastung auftreten. Alter Myokardinfarkt im Jahre 1958. Im vierten Interkostalraum oberhalb der Herzspitze sind leicht ausgeprägte Pulsationen zu sehen. Ein sehr schwacher Herzspitzenstoß im fünften Interkostalraum.

Elektrokardiogramm vom 26. 9. 1961 (Abb. 30): Sinusrhythmus, 75 Schläge in der Minute Der systolische Index beträgt 40%. PQ-Intervall = 160 ms, QRS-Komplex = 100 ms, QRST = 360 ms, positive P-Zacken, QRS_{III}-Komplex vorwiegend nach unten gerichtet, in der Ableitung V_2 von der Form einer QS-Zacke. Nach oben verschobenes ST-Intervall. Schlußfolgerung: Lävogramm, Anzeichen eines möglichen isolierten Aneurysmas im Bereich des Vorderseptums.

Elektrokardiogramm vom 27. 9. 1961: Im Vergleich zu den elektrokardiographischen Daten vom 26. 9. ist die Zacke T_I flacher. Die T-Zacke in der aVR-Ableitung ist biphasisch. T-Zacken in den Ableitungen V_1 bis V_6 negativ, was auf Störung der Durchblutung der vorderen Seitenwand des linken Ventrikels hinweist.

Das Elektrokardiotopogramm ist in Abbildung 31 zu sehen. Die Elektroden sind auf der Vorderfläche angeordnet. Das Elektrokardiogramm wurde vom Punkt Nr. 36 (Ableitung V_3) registriert und hat eine rS-Form. Das ST-Intervall ist nach oben verschoben. Die T-Zacke ist negativ.

Bild Nr. 1: Der positive Feldanteil befindet sich im Bereich der Punkte Nr. 36, 37, 44 und 45. Im Elektrokardiogramm wird das Ende des PQ-Intervalls registriert.

Bild Nr. 2: Der negative Feldanteil tritt im linken Oberteil des Brustkorbes hervor. Auf der Vorderfläche rechts unten befindet sich positive Ladung. Das negative Maximum bildet mit

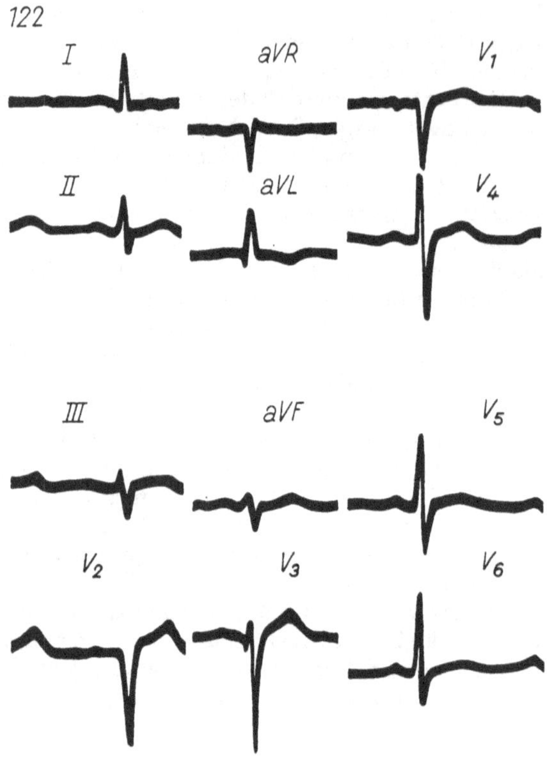

Abb. 30: Elektrokardiogramm bei Hypertonie mit Koronarinsuffizienz und Herzaneurysma (Pat. A., Untersuchung Nr. 122).

den Punkten 25 und 26 und der Horizontallinie einen Winkel von 45- bis 50°. Im Elektrokardiogramm wird die r-Zacke registriert.

Bild Nr. 3: Gegenüber dem vorausgegangenen Bild ist eine Kreisbewegung der elektrischen Feldanteile um die Punkte Nr. 25 und 26 herum erfolgt. Im Elektrokardiogramm wird der Beginn der S-Zacke registriert. Der negative Feldanteil hat sich nach rechts verschoben. Das negative Maximum liegt gegenüber den sich als oberer Drehpol erweisenden Punkten Nr. 25 und 26 in einem Winkel von 150°.

Bild Nr. 4: Fortsetzung der Kreisbewegung der Feldanteile gegen den Uhrzeigersinn um die Punkte Nr. 25 und 26 herum. Die Negativität verschwindet in den Punkten Nr. 6, 7, 16 und 17 und tritt in den Punkten Nr. 46, 47 sowie verstärkt in den Punkten Nr. 34, 35 und 36 auf. Das Maximum des negativen Feldanteils bildet zu den Punkten Nr. 25 und 26 einen Winkel von 190°. Im Elektrokardiogramm wird die Spitze der S-Zacke registriert.

Bild Nr. 5: Der negative Feldanteil hat sich um den Drehpol der Punkte Nr. 25 und 26 in einem Winkel von 290° in den linken Unterteil des Brustkorbes gedreht. Im Elektrokardiogramm erscheint eine Abnahme der Höhe der S-Zacke (Bewegung zur isoelektrischen Linie).

Bild Nr. 6: Die weitere Verschiebung des negativen Feldanteils um den Punkt Nr. 26 herum ist mit einer Abnahme der Potentialdifferenz verbunden. Beendigung eines vollen Bewegungskreises der Feldanteile um die Punkte Nr. 25 und 26 herum. Im Elektrokardiogramm wird der Abschluß der S-Zacke erreicht.

Bild Nr. 7: Der negative Feldanteil befindet sich ebenso wie am Anfang der Erregungsperiode links oben (siehe Bild Nr. 2). Dieses Bild entspricht dem Beginn der T_A-Periode. Im Elektrokardiogramm ist der Beginn des erhöhten ST-Intervalls (positiv) zu sehen.

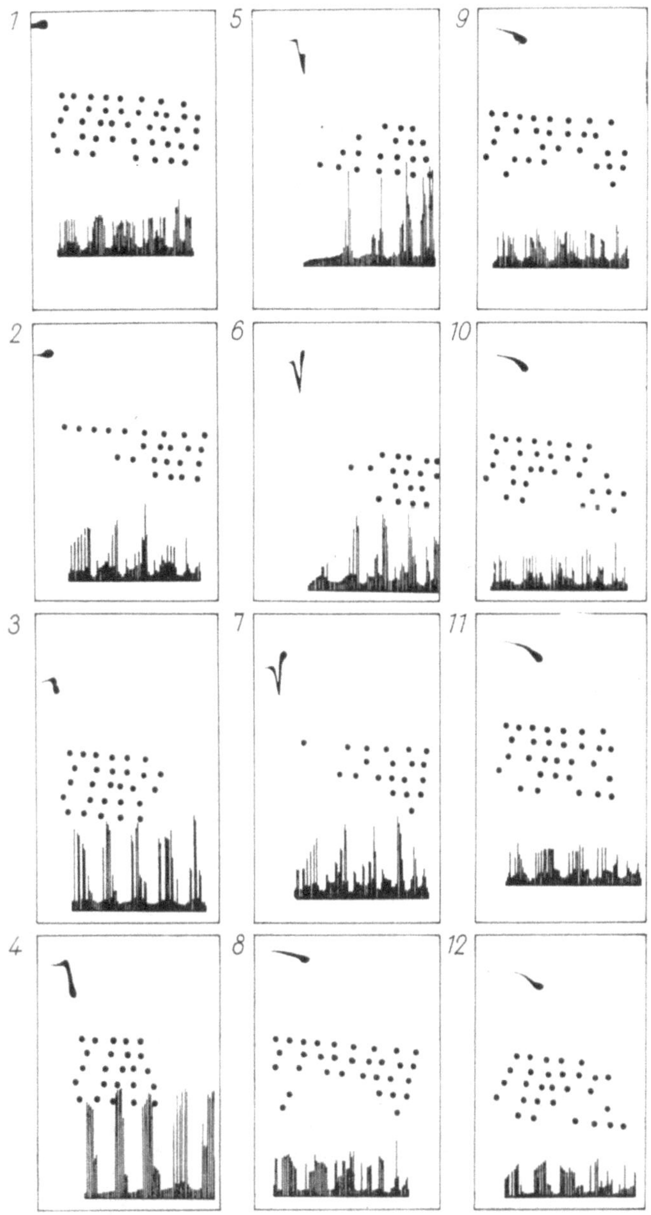

Abb. 31: Elektrokardiotopogramm bei Hypertonie mit Koronarinsuffizienz und Herzaneurysma (von demselben Patienten wie Abb. 30).

In den Bildern Nr. 8 und 9 wird der Übergang der T_A-Periode in die T_B-Periode gezeigt. Da die Bewegung der Feldanteile langsam vor sich geht, wurde der mittlere Teil der T_A-Periode zwischen den Bildern Nr. 7 und 8 ausgelassen. Der Übergang der T_A-Periode in die T_B-Periode beginnt im Bild Nr. 8 und endet im Bild Nr. 9. Die Negativität geht von links nach rechts über und besetzt den rechten und mittleren Teil des Brustkorbes. Dabei bleiben die Punkte Nr. 36,

37, 45 und 46 positiv. Diese Punkte bleiben in der T_B-Periode bis zu dem folgenden QRS-Komplex positiv, wie es im Bild Nr. 1 zu sehen ist.

Das angeführte Beispiel macht die Kreisbewegung gegen den Uhrzeigersinn um die Punkte Nr. 25 und 26 für die Feldanteile in der Erregungsperiode anschaulich. Diese Punkte stellen den oberen Drehpol dar, der sich in den Mittelteil des Thorax verschoben hat wegen einer Hypertonie, bei welcher eine Hypertrophie des linken Ventrikels entsteht und das Herz um seine Längsachse gegen den Uhrzeigersinn gedreht wird. Deswegen verschiebt sich der obere Drehpol vom oberen in den mittleren Teil der Vorderfläche und der untere in den mittleren Teil der Hinterfläche des Brustkorbes. Die schnelle Entwicklung der Negativität in den Punkten Nr. 36, 37, 45 und 46 und ihr längeres Andauern in der QRS-Periode läßt auf die Entwicklung einer Koronarinsuffizienz schließen. Auch in der T_A-Periode kann man eine Veränderung des positiven Feldanteils bemerken, die von der Herzlage und offensichtlich von der Koronarinsuffizienz abhängt. Der positive Feldanteil vergrößert sich über den rechten Rand hinaus und verschiebt sich nach rechts und unten.

Diese Verschiebung hängt von der Herzlage ab. Ihre Weite wird wahrscheinlich unter Einfluß der Koronarinsuffizienz auf Kosten der Punkte Nr. 36, 37, 45 und 46 verändert, die aller Wahrscheinlichkeit nach negativ sein müßten, da sie in der T_A-Periode zum Feldanteil mit negativer Ladung gehören. Daher läßt sich daran denken, daß der positive Feldanteil der T_A-Periode durch die Punkte Nr. 25, 26 und 27 weitgehend in zwei Teile geteilt wird. Die größere Positivität der Punkte Nr. 36, 37, 45 und 46 ist ein Ergebnis der örtlichen Veränderungen des Myokards.

Von Bedeutung ist, daß während des Übergangs der T_A- in die T_B-Periode eine negative T-Zacke im Elektrokardiogramm von Punkt Nr. 36 registriert wird. Hier erlaubt das Elektrokardiotopogramm die Entstehung der negativen T-Zacke bei Störungen in den Koronargefäßen ausreichend objektiv zu beurteilen. Während der negativen T-Zacke ist eine Verringerung der Potentialdifferenz zu sehen. Die Größe des positiven Potentials reduziert sich im Grunde genommen im Vergleich zum ST- und PQ-Intervall in dieser Zeit ebenfalls. Jedoch verbleibt die Positivität stets in den Punkten Nr. 36, 37, 45 und 46. Die negative Zacke im Bereich der Abbildung des geschädigten Myokards ist nur das Ergebnis der Verringerung der Größe des positiven Potentials. Darum wird sie bezogen auf das PQ-Intervall als eine negative T-Zacke registriert. In bezug auf das kardioelektrische Feld bleibt sie wie vorher positiv.

Als Beispiel einer starken Veränderung der Dynamik des kardioelektrischen Feldes führen wir die folgende Beobachtung an:

Patient W. (Untersuchung Nr. 47). Diagnose: Atherosklerose der Koronarien, Aneurysma des Herzens. Er klagt über Atemnot, Schwäche und Ödeme an den Extremitäten. Vesico-bronchiale Atmung über den Lungen. Im vierten Interkostalraum 1 cm lateral der linken Medioklavikularlinie sind Pulsationen zu beobachten. Der Herzspitzenstoß ist nicht palpabel. Die linke Herzgrenze liegt auf der Medioklavikularlinie, die obere in Höhe der 3. Rippe und die rechte auf dem rechten Sternalrand. Der Puls ist arrhythmisch, 104 Schläge in der Minute. Systolisches Geräusch an der Herzspitze.

Elektrokardiogramm (Abb. 32). Regelmäßiger Rhythmus, 123 Schläge in der Minute. Der α-Winkel für den QRS-Komplex beträgt $+5°$. Der systolische Index ist 68%, PQ-Intervall = 160 ms, QRS-Komplex = 70 ms, QRST-Intervall = 320 ms. Eine ausgeprägte S_{III}-Zacke, QS-Zacke in der Ableitung V_4, tiefe Q-Zacke in der Ableitung V_5, tiefe S-Zacken in den

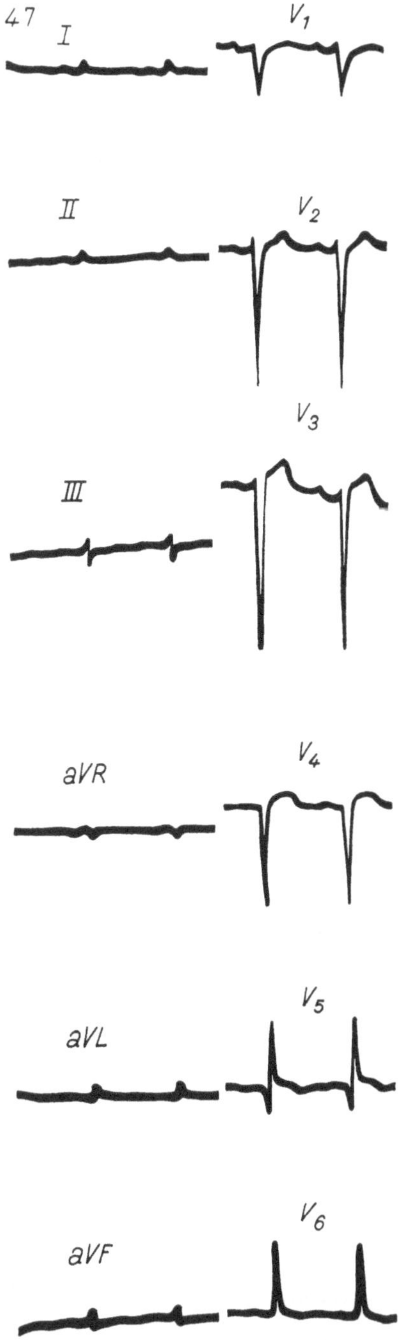

Abb. 32: Elektrokardiogramm bei Herzaneurysma (Pat. W., Untersuchung Nr. 47).

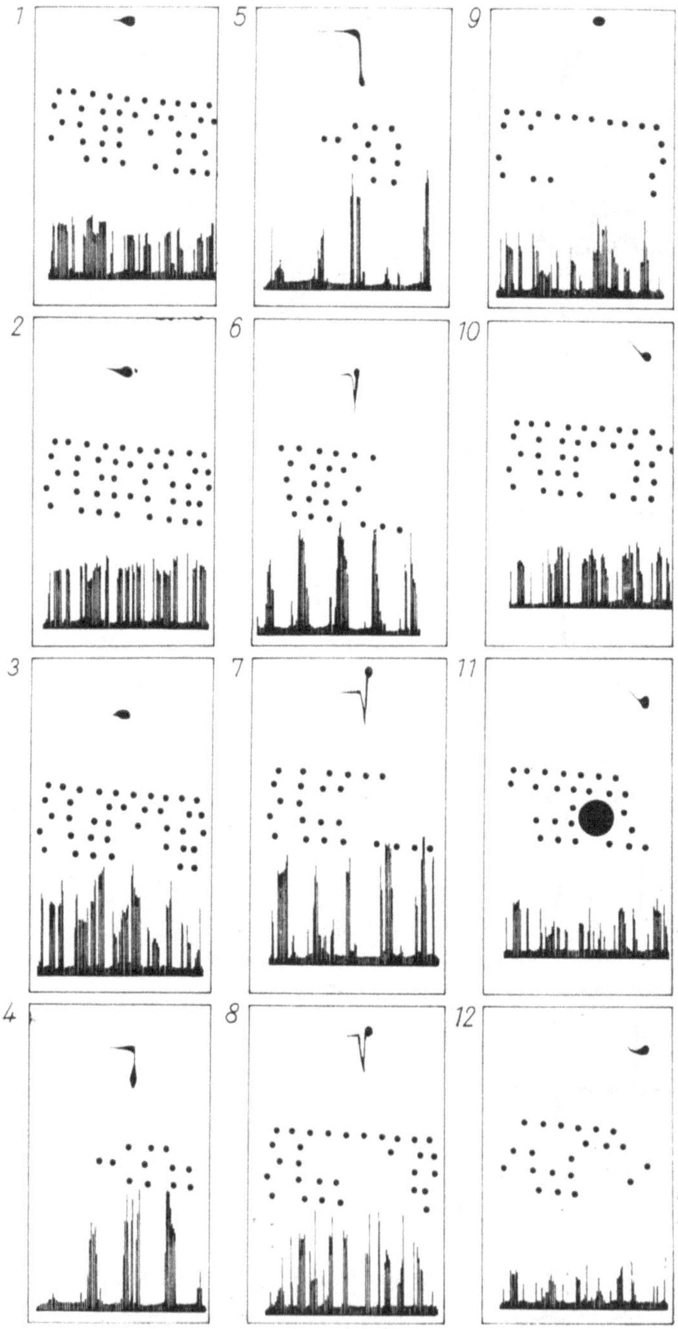

Abb. 33: Elektrokardiotopogramm von demselben Patienten (zu Abb. 32). Der Punkt im Bild Nr. 11 zeigt den Projektionsort des Herzaneurysmas.

Ableitungen V_2 und V_3, ST-Intervall mit verschobener Spitze in den Ableitungen V_2 bis V_4. Schlußfolgerung Lävogramm. Anzeichen für ein Aneurysma der Seitenwand des linken Ventrikels und der Herzspitze.
Das Elektrokardiotopogramm ist in Abbildung 33 gezeigt. Die Registrierung des Elektrokardiogramms wird vom Punkt Nr. 37 (Ableitung V_3) vorgenommen. Die Elektroden für die Elektrokardiotopographie sind auf der Vorderfläche angeordnet.
Bild Nr. 1: Positivität findet sich in den Punkten Nr. 36 und 37 sowie denen darüber und links davon. Im Elektrokardiogramm wird die isoelektrische Linie des PQ-Intervalls registriert.
Bild Nr. 2: Verstärkung der Negativität auf dem ganzen Vorderfeld bei Erhaltung der Positivität in den Punkten Nr. 36 und 37. Im Elektrokardiogramm wird der letzte Abschnitt des PQ-Intervalls registriert.
Bild Nr. 3: Entwicklung einer ausgeprägten Potentialdifferenz. Die Negativität verstärkt sich links im seitlichen oberen Teil des Brustkorbes. In den Punkten Nr. 36 und 37 besteht weiterhin Positivität. Im Elektrokardiogramm erscheint der Beginn der QS-Zacke.
Bild Nr. 4: Starke Zunahme der Negativität mit einem Maximum in den Punkten Nr. 36 und 37. Ausbreitung der Negativität auf die Punkte Nr. 25 bis 29, 16 bis 18, 38 und 39. Im Elektrokardiogramm ist die Annäherung an die Spitze der QS-Zacke zu sehen.
Bild Nr. 5: Die Fläche des negativen Feldanteils verändert ihre Form geringfügig. Das Maximum der Negativität findet sich in den Punkten Nr. 36, 37, 46 und 47. Im Elektrokardiogramm erscheint die Spitze der QS-Zacke. (Der Strahl des Oszilloskops befindet sich unten außerhalb des Spiegels).
Bild Nr. 6: Der negative Feldanteil verschiebt sich nach rechts unten. Im Elektrokardiogramm nähert sich der Strahl des Oszilloskopes dem ST-Intervall.
Bild Nr. 7: Die Fläche des negativen Feldanteils vergrößert sich etwas. Die Potentialdifferenz verkleinert sich geringfügig. Im Elektrokardiogramm wird das Ende der QS-Zacke registriert.
Bild Nr. 8: Der Beginn der T_A-Periode zeichnet sich durch ziemlich große Potentialdifferenzen aus. Der positive Feldanteil befindet sich im Mittelteil des Brustkorbes und hat eine ovale Form, die sich zu den Punkten Nr. 36, 37, 38, 46, 47 und 48 nach unten ausbreitet. Im Elektrokardiogramm wird der Beginn des gehobenen ST-Intervalls registriert.
Bild Nr. 9: T_A-Periode mit der für die Koronarinsuffizienz charakteristischen Vergrößerung der Fläche des positiven Feldanteils, der die gesamte Vorderfläche des Brustkorbes besetzt. Besonders groß ist die Positivität in den Punkten Nr. 36, 37, 45, 46 und 47. Im Elektrokardiogramm wird das ST-Intervall registriert.
Da eine ausgeprägte Dynamik in der T_A-Periode fehlt, werden die folgenden Bilder hier nicht wiedergegeben. In den Bildern Nr. 10 bis 12 ist der Anfang der T_B-Periode zu sehen. In dem negativen Feldanteil, dessen Potential sich ändert, bilden sich die Umrisse eines Bereiches positiver Ladung bei den Punkten Nr. 36 und 37, die hier bis zur nächsten QS-Zacke verbleibt. Im Elektrokardiogramm wird eine negative T-Zacke registriert.

Die Besonderheit des angeführten Beispiels beruht auf der starken Veränderung der Bewegungsstrecke der Feldanteile in der QRS-Periode. In dem folgenden Beispiel wird die Einschränkung der Bewegung des kardioelektrischen Feldes in der QRS-Periode mit einem positiven Feldanteil von einer QS-Zacke bis zur folgenden bei einem Patienten mit Herzaneurysma gezeigt.

Patient A. (Untersuchung Nr. 46). Diagnose: Hypertonie II. Grades; Myokardinfarkt im Bereich der vorderen Seitenwand des linken Ventrikels und des Ventrikelseptums. Er klagt über Schmerzen in der Herzgegend. Schwerer Krankheitszustand. Leise Herztöne. Der Puls beträgt 96 Schläge in der Minute, ist arrhythmisch und hart. Der Herzspitzenstoß ist nicht palpabel. Die Herzgrenze ist nach links um 1,5 cm vergrößert.
Elektrokardiogramm vom 2. 1. 1961 (Abb. 34): PQ-Intervall = 160 ms, QRS-Komplex = 70 ms, QRST-Intervall = 360 ms. Die P-Zacke ist positiv. Ausgeprägte Q_{II}- und Q_{III}-Zacken. Der QRS-Komplex in den Ableitungen V_1 bis V_5 zeigt QS-Zacken. Das ST-Intervall ist gehoben: Starke Hebung in der Ableitung I und allen Brustwandableitungen. Nachge-

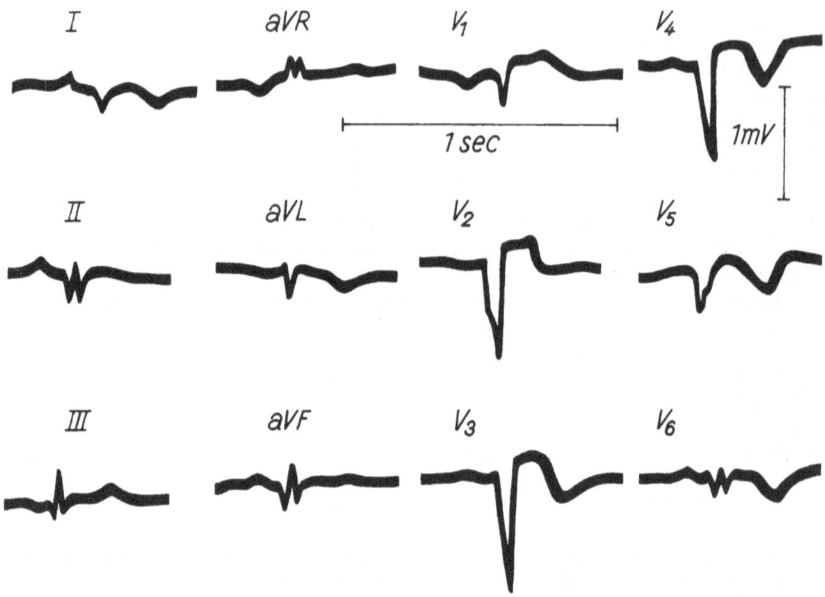

Abb. 34: Elektrokardiogramm bei Herzaneurysma (Patient A., Untersuchung Nr. 46).

wiesene Extrasystolie des Ventrikels. Schlußfolgerung: Anzeichen eines frischen Myokardinfarktes in der vorderen Seitenwand des linken Ventrikels mit Ausbreitung des Prozesses in den Vorderteil des Ventrikelseptums bei möglicher Entwicklung eines Herzaneurysmas.
Elektrokardiogramm vom 16. 3. 1961: Vorhandensein von starr werdenden ST-Intervallen in den Ableitungen V_3 und V_4 weisen auf ein Aneurysma des Herzens im vorderen Spitzenbereich.

Das Elektrokardiotopogramm bei Elektrodenanordnung auf der Vorderfläche ist in der Abbildung 35 wiedergegeben. Die Registrierung des Elektrokardiogramms erfolgt vom Punkt Nr. 37, der der Ableitung V_3 entspricht. In dieser Ableitung finden sich typische, für den Myokardinfarkt charakteristische Veränderungen: tiefe QS-Zacke, gehobenes ST-Intervall und negative T-Zacke.

Bild Nr. 1: Die Positivität liegt in den Punkten Nr. 36, 37, 26, 27 und 28. Im Elektrokardiogramm ist die isoelektrische Linie vor Beginn des QRS-Komplexes zu sehen.

Bilder Nr. 2, 3 und 4: Auf der linken Vorderfläche ist der negative Feldanteil zu erkennen, der die Positivität umkreist. Das Zentrum des Feldanteils findet sich in den Punkten Nr. 36 und 37. Im Verlauf der drei Bilder bleibt der negative Feldanteil auf der gleichen Stelle, es fehlt die normalerweise charakteristische Kreisbewegung. Die Fläche des Feldanteils verkleinert sich zum Zeitpunkt der Spitze der QS-Zacke. Die Negativität nimmt zu. Im Elektrokardiogramm wird der Beginn, der Mittelteil und die Spitze der tiefen QS-Zacke aufgezeichnet.

Bild Nr. 5: Die Negativität verbleibt weiter auf derselben Stelle. Die Fläche des Feldanteils vergrößert sich gering, die Negativität nimmt ab. Das Elektrokardiogramm zeigt die Strahlbewegung von der QS-Zacke zur isoelektrischen Linie.

Bild Nr. 6: Die Strahlbewegung im EKG verläuft von der QS-Zacke aufwärts oberhalb der isoelektrischen Linie. Im zentralen Teil des negativen Feldanteils des vorangegangenen Bildes entsteht ein großes positives Potential. Darum entwickelt sich im unteren rechten und linken Teil des Brustkorbes Negativität.

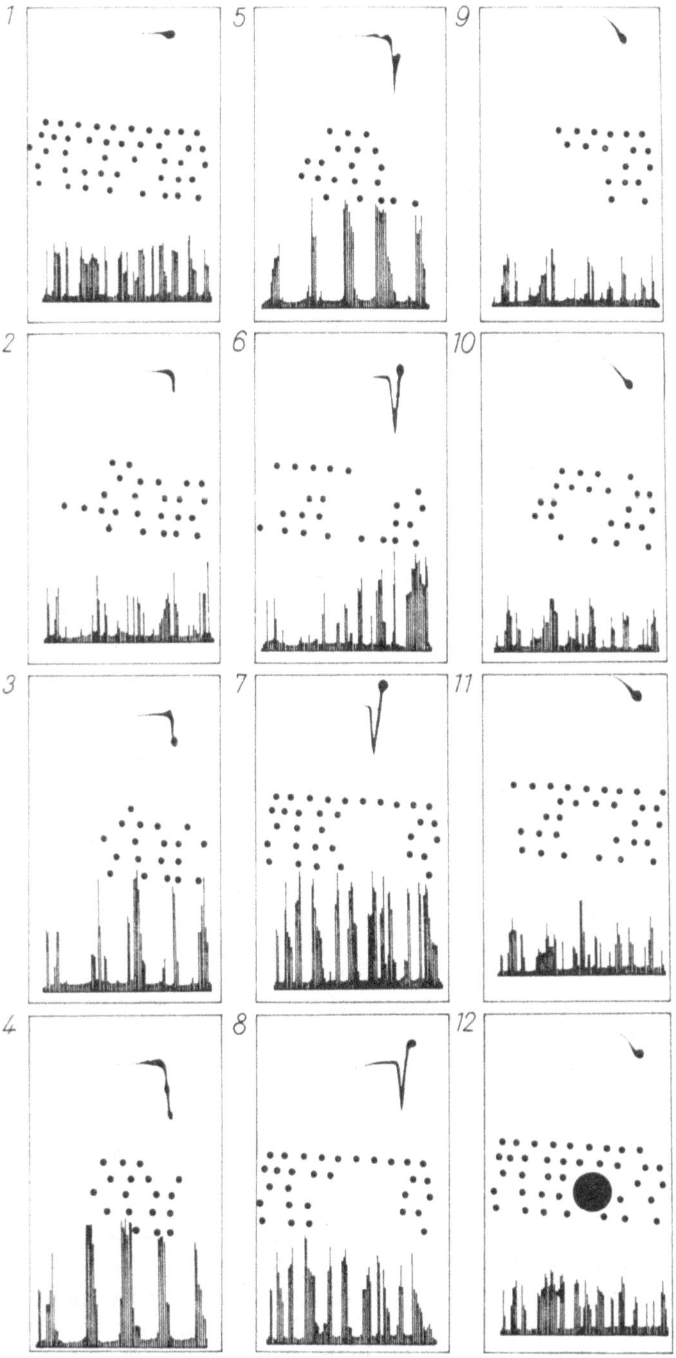

Abb. 35: Elektrokardiotopogramm von demselben Patienten (Abb. 34). Der Kreis im Bild Nr. 12 zeigt den Projektionsort des Herzaneurysmas.

Bilder Nr. 7, 8: Beginn der T_A-Periode. Der positive Feldanteil verbreitert sich. Die Negativität dehnt sich nach links und rechts aus. Die Potentialdifferenz bleibt unverändert. Im Elektrokardiogramm wird der Anfangsteil des verschobenen ST-Intervalls registriert.
In der T_A-Periode wird der positive Feldanteil nach rechts unten verschoben. Die Ausbreitung des positiven Feldanteils nach links (Punkte Nr. 26, 27 36, und 37) erfolgt auf Kosten des negativen Feldanteils der T_A-Periode.
Bilder Nr. 9, 10, 11 und 12: Übergang der T_A-Periode in die T_B-Periode. Im Elektrokardiogramm wird die Strahlbewegung zur Spitze der negativen T-Zacke registriert. Ebenso wie beim Übergang von der T_A- in die T_B-Periode bleiben die Punkte Nr. 26, 27, 36 und 37 auch während der T_B-Periode positiv und treten durch die Negativität der sie umgebenden Punkte besonders hervor. Dieser Teil der Positivität besitzt seine positive Ladung infolge des pathologischen Prozesses im Myokard.

Aus den angeführten elektrokardiotopographischen Messungen wird die Entstehung der tiefen QS-Zacke infolge der Konzentration der Negativität im Bereich der Projektion des geschädigten Myokards sowie des verschobenen ST-Intervalls infolge des im Verlauf der T_A- und T_B-Periode und von der T_B-Periode bis zur folgenden QS-Zacke bestehenden positiven Potentials (siehe Bild Nr. 1) verständlich. So bleibt die Region des geschädigten Myokards während der Periode von der QS-Zacke bis zur folgenden Zacke positiv. Die im Elektrokardiogramm registrierte negative T-Zacke ist ihrer absoluten Größe nach positiv. Die Größe dieses Potentials ist jedoch beim Übergang der T_A-Periode in die T_B-Periode kleiner als in der PQ-Periode. Da es üblich ist, die Größe der Biopotentiale auf das Potential im PQ-Intervall zu beziehen, erhält man für die Bestimmung des Übergangs der T_A-Periode in die T_B-Periode ebenso wie bei der T-Zacke negative Werte. Ähnliche Daten wurden bei vielen Patienten mit Aneurysma des linken Ventrikels gefunden.

Die Ergebnisse der Elektrokardiotopographie zeigen die Möglichkeit, diese Methode für ein vertieftes Studium der Entstehung der elektrokardiographischen Veränderungen bei Patienten mit Aneurysma des Herzens zu benutzen.

Die Daten veranschaulichen die Entstehung der QS-Zacke, die Verschiebung des ST-Intervalls und die negative T-Zacke bei Herzaneurysma.

Die Entstehung der Negativität (QS-Zacke) im Bereich des Aneurysmas ist höchstwahrscheinlich Ergebnis der Tatsache, daß der Bezirk des verletzten Myokards elektrisch inaktiv ist. Deswegen ist die bei der Depolarisation des Myokards entstandene Potentialdifferenz zum inaktiven Bereich hin gerichtet.

Die Repolarisationperiode ist dadurch charakterisiert, daß im Bereich des geschädigten Myokards die Negativität während der ganzen Periode bis zur folgenden QS-Zacke registriert wird. Wichtig ist, daß die Negativität in der Periode der Depolarisation in ihrer Bewegung auf den Bezirk des geschädigten Myokards beschränkt ist, während die ganze restliche Oberfläche positiv geladen ist und eine Kreisbewegung der Feldanteile fehlt. Die Periode der Repolarisation zeichnet sich dadurch aus, daß die Feldanteile bei dem Wechsel der T_A-Periode in die T_B-Periode erhalten bleiben.

Von großem Interesse ist auch das Verbleiben der Positivität im Bereich des Aneurysmas in der PQ-Periode. Die elektrokardiotopographischen Daten gestatten, daran zu denken, daß sich der Vorgang der Repolarisation des Myokards bis zum nächsten Zyklus fortsetzt. Das Wichtige dieser Beobachtung besteht darin, daß ein elektrisch aktiver Zustand des Ventrikelmyokards in der TP- und der PQ-

Periode festgestellt wurde. Weitere Untersuchungen gestatten, den Entstehungsmechanismus der Positivität in den TP- und PQ-Perioden zu klären.

Über die Entstehung der negativen T-Zacke im Bereich des Aneurysmas besteht folgende Vermutung:

Wenn der Aneurysmabereich im Myokard als ein elektrisch inaktives Gewebe betrachtet wird, können die Schwankungen der elektrischen Aktivität dieses Bereiches auf Veränderungen des Integralvektors der Repolarisation des übrigen Myokards zurückgeführt werden. Die positiv bleibende elektrokardiographische Kurve in der T_A- und T_B-Periode reflektiert im Aneurysmabereich die Veränderung der Summenaktivität des Repolarisationsvorgangs am genauesten. Diese Annahme findet eine besonders deutliche Widerspiegelung beim Übergang der T_A- in die T_B-Periode. Zum Schluß der T_A-Periode geht die Potentialdifferenz zurück und im Elektrokardiogramm wird die Spitze der negativen T-Zacke registriert. Nach dem Übergang der T_A-Periode in die T_B-Periode nimmt die Potentialdifferenz zu, und die elektrokardiographische Kurve bewegt sich nach oben. Wie schon erwähnt, wurde die Positivität in der vorliegenden Arbeit im Bereich des Aneurysmas die ganze Zeit mit Ausnahme des QS (QRS-)-Komplexes registriert.

Ein Vorteil der elektrokardiotopographischen Methode besteht in der Möglichkeit, über Umfang und Lokalisation des Aneurysmas des Herzens zu urteilen. Die oben angeführten Lagemöglichkeiten gehören zu den weitestverbreiteten Lokalisationen des Herzaneurysmas. Unter den Untersuchten waren auch Patienten mit einer Lage des Aneurysmas oberhalb oder unterhalb der Brustwandableitungen. Diese Kranken sind von besonderem diagnostischen Interesse, weil das Aneurysma bei ihnen nur durch Anwendung zusätzlicher Ableitungen festzustellen ist. Da die Oberfläche des Brustkorbes recht groß ist, ist es wichtig, den Bereich mit der häufigsten Projektion des Aneurysmas zu bestimmen. Dazu gibt die elektrokardiotopographische Methodik eine erschöpfende Antwort.

Bei der Analyse der elektrokardiotopographischen Daten beim Herzaneurysma und bei chronischer Koronarinsuffizienz wurden Anzeichen festgestellt, die auch für andere von einer Ventrikelhypertrophie begleitete Erkrankungen des Herzens charakteristisch sind. Als ein Merkmal tritt eine Zunahme der Potentialdifferenz zu Beginn und Ende der T_A-Periode und in der T_B-Periode auf. Elektrokardiographisch wird das in Form einer Verschiebung des ST-Intervalls und einer biphasischen T-Zacke wiedergegeben.

Zu bemerken ist, daß bei vielen Patienten mit Klagen über Schmerzen in der Herzgegend nur eine starke Veränderung der Bewegungsstrecke der kardioelektrischen Feldanteile (gegen den Uhrzeigersinn) und eine Verschiebung des oberen Drehpols in die Mitte der Vorderfläche des Brustkorbes zu sehen sein kann. Für sie ist ein stark ausgeprägtes Lävogramm ohne pathologische Veränderungen typisch.

Die Elektrokardiotopographie hat eine große Bedeutung für die Analyse von Fällen mit der für den Myokardinfarkt typischen elektrokardiographischen Kurve, die in dem dem hypertrophierten Myokard entsprechenden Bereich registriert wird. Als Beispiel wird eine Beobachtung mit großen Veränderungen im Elektrokardiogramm angeführt, die den Verdacht auf ein Herzaneurysma aufkommen lassen.

Patient N. (Untersuchung Nr. 185). Diagnose: Koronarinsuffizienz, Herzaneurysma.

Der Zustand ist befriedigend. Der Herzspitzenstoß liegt im fünften Interkostalraum in der linken Medioklavikularlinie.

Rhythmischer Puls, ausreichend gefüllt, 72 Schläge in der Minute.

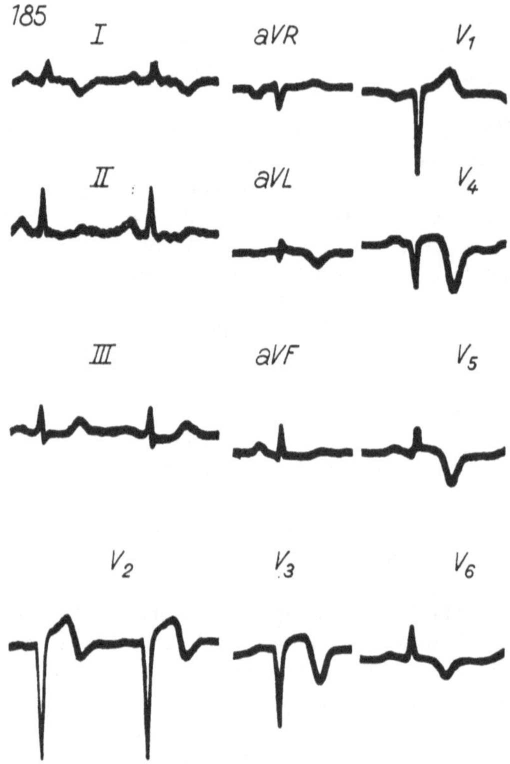

Abb. 36: Elektrokardiogramm bei Koronarinsuffizienz (Pat. N., Untersuchung Nr. 185).

Elektrokardiogramm vom 12. 4. 1962 (Abb. 36): Sinusrhythmus, 85 Schläge in der Minute. systolischer Index 50%. PQ-Intervall = 160 ms, QRS-Komplex = 60 ms, QRST-Intervall = 350 ms, positive P-Zacken und breite P_{II}-Zacke. ST-Intervalle in den Ableitungen V_2 bis V_5 nach oben verschoben. Die T-Zacke in der aVL-Ableitung und T-Zacken in den Ableitungen V_3 bis V_6 sind tief, besonders die T-Zacke in Ableitung V_4. Biphasische T-Zacke in der Ableitung V_2. Schlußfolgerung: Lävogramm, Anzeichen für Narbenveränderungen des Myokards im Vorderseptum und im Seitenbereich der Herzspitze.

Nach den elektrokardiographischen Daten kann angenommen werden, daß im Vorderseptum und im Unterteil der Seitenwand des Herzens ein Aneurysma vorhanden ist.

Röntgenologische Untersuchung. Das Herz ist auf Kosten des linken Ventrikels vergrößert. Die Taille ist gut ausgeprägt. Der Bogen des linken Ventrikels ist verlängert und weist in seinem distalen Teil eine Ausbuchtung auf, wobei seine Kontur in diesem Bereich undeutlich ist. Im ersten schrägen Durchmesser zeigt sich eine mäßige Vergrößerung des linken Vorhofs und des linken Ventrikels Im zweiten schrägen Durchmesser ist eine Vergrößerung des linken Ventrikels und eine Ausbuchtung der Aorta ascendens nach vorn zu sehen. Schlußfolgerung: Aneurysma (?) in der vorderen Seitenwand des linken Ventrikels mit vorhandenen pleurokardialen Adhäsionen in diesem Bereich.

Das Elektrokardiotopogramm ist mit Elektrodenanordnung auf der Vorderfläche des Brustkorbes und einer Registrierung des Elektrokardiogramms vom Punkt Nr. 37 (Ableitung V_4) aufgenommen (siehe Abb. 37). Der QRS-Komplex hat in der elektrokardiographischen Ableitung die Form der QS-Zacke, das ST-Intervall ist angehoben und die T-Zacke ist tief und negativ.

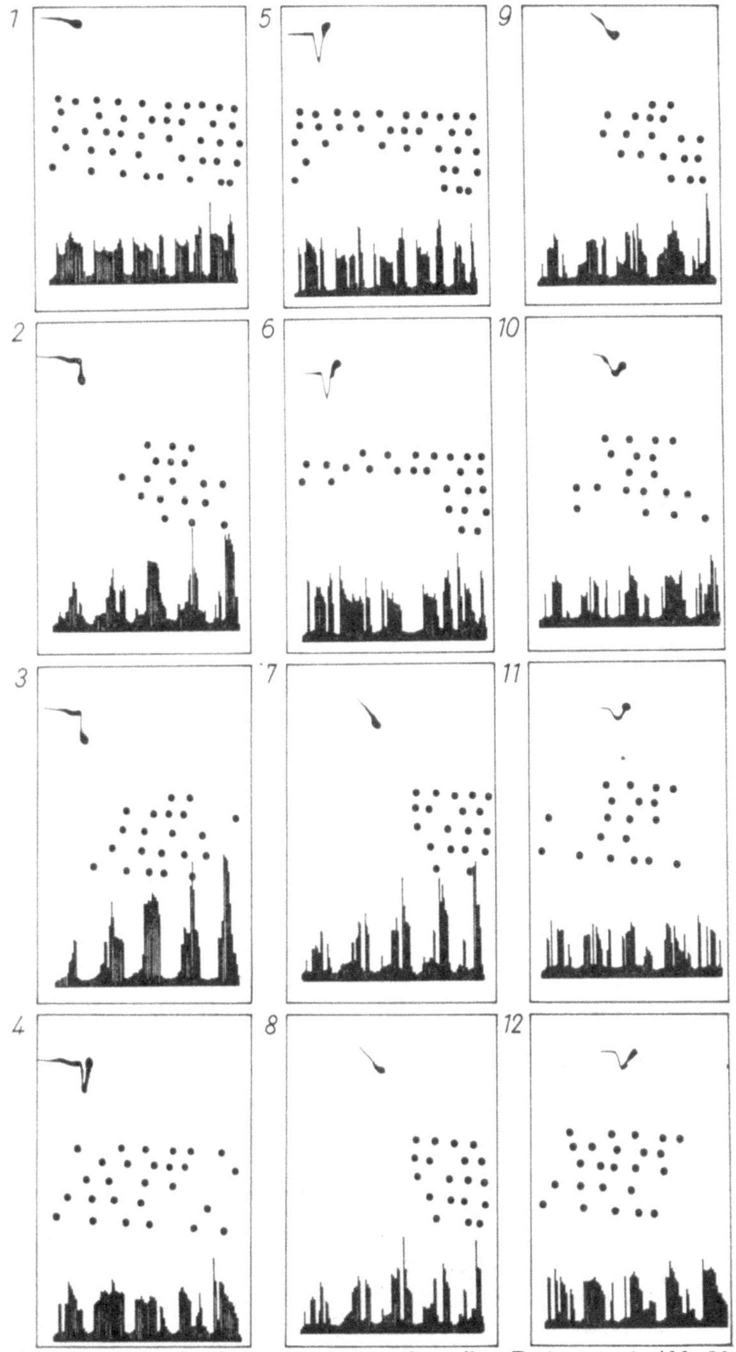

Abb. 37: Elektrokardiotopogramm von demselben Patienten wie Abb. 36.

Bild Nr. 1: Auf einem relativ gleichförmigen Hintergrund ist eine Positivität in den Punkten Nr. 36, 37, 45 und 46 und Negativität in den Punkten Nr. 39, 40, 48 und 49 zu sehen. Im Elektrokardiogramm wird eine geringe Bewegung in Richtung der QS-Zacke registriert.
Bild Nr. 2: Die Negativität tritt auf der Vorderfläche links unten (in den Punkten Nr. 36, 37, 46, 47 und 48) auf. Im Elektrokardiogramm wird die QS-Zacke registriert, der Strahl nähert sich ihrer Spitze.
Bild Nr. 3: Geringe Verschiebung des negativen Feldanteils nach rechts. Im Elektrokardiogramm wird die Spitze der QS-Zacke registriert.

Bild Nr. 4: Die Potentialdifferenz verkleinert sich. Der negative Feldanteil wird breiter und besetzt den Mittelteil des Brustkorbes und seine ganze rechte Seite. Im Elektrokardiogramm wird das Ende der QS-Zacke registriert.

Bild Nr. 5: Beginn der T_A-Periode. Der positive Feldanteil befindet sich im mittleren und teilweise im linken Unterteil der Vorderfläche des Thorax. Die Potentialdifferenz ist deutlich. Die Positivität wird in den Punkten Nr. 36, 45, 46 und 47 festgestellt (siehe Säulengröße). Im Elektrokardiogramm ist der Beginn des ST-Intervalls zu sehen. Im Zusammenhang mit der langsamen Bewegung der elektrischen Feldanteile werden Bilder des mittleren Teils der T_A-Periode ausgelassen.

Bilder Nr. 7 bis 8: Schluß der T_A-Periode. Die Potentialdifferenz nimmt stark zu. Die Feldanteile verschieben sich geringfügig nach rechts. Die Punkte Nr. 37 bis 40 und 47 bis 49 erhalten ein ausgeprägtes negatives Potential, das als Teil der Negativität der T_A-Periode auftritt. Im Elektrokardiogramm ist die Annäherung an die negative T-Zacke und ihre Spitze zu sehen. Der Übergang der T_A-Periode in die T_B-Periode findet schnell zwischen den Bildern Nr. 9 und 10 statt.

Bilder Nr. 11 und 12: Die Anordnung der Feldanteile ist umgekehrt gegenüber der T_A-Periode. Die Negativität befindet sich rechts und die Positivität links.

Im Elektrokardiogramm wird die Annäherung an die isoelektrische Linie der T-Zacke registriert.

Das angeführte Beispiel ist wegen der großen Abweichungen der Ergebnisse der Elektrokardiotopographie von denen der Elektrokardiographie von Interesse. Bei dem Patienten N. sind wie bei einem Aneurysma die QS-Zacke tief, das ST-Intervall angehoben und die T-Zacke negativ. Zum Unterschied von den früher angeführten Beispielen von Aneurysma des Herzens ist die T-Zacke im vorliegenden Fall der absoluten Potentialgröße nach negativ.
Das Elektrokardiotopogramm zeigt einige Besonderheiten der Dynamik des kardioelektrischen Feldes bei Koronarinsuffizienz. Bei der Mehrheit der Patienten wird eine Verschiebung des oberen Drehpols zur mittleren Vorderfläche des Thorax mit einer Bewegung der Feldanteile gegen den Uhrzeigersinn beobachtet. Die oben angeführte Variante (Patient N.) der Bildung der elektrokardiographischen Kurve beim Infarkt wurde bei 6 Patienten festgestellt, von denen an 3 Patienten eine Operation wegen chronischer Koronarinsuffizienz durchgeführt wurde. Während der Operation des Patienten N. (Untersuchung Nr. 185) wurden im Bereich des Vorderseptums Narbenveränderungen entdeckt. In der Systole erfolgte keine paradoxe Bewegung. Das Myokard des linken Ventrikels wies eine Hypertrophie auf. Das Gebiet, aus dem die in der Abbildung 37 angeführte elektrokardiographische Kurve mit negativer T-Zacke abgeleitet wurde, entspricht der Projektion des hypertrophierten linken Ventrikels, der keine pathologischen Veränderungen zeigt. Während der Systole wurde eine große Myokardaktivität des linken Ventrikels festgestellt. Bei zwei anderen Patienten dieser Gruppe wurden auch Narbenveränderungen im Bereich der Vorderwand und eine Myokard-

hypertrophie des linken Ventrikels gefunden, wobei bei einem Patienten eine Verwachsung mit dem Perikard vorhanden war.

Die angeführte Variante der Bildung des „Infarkt-Elektrokardiogramms" kann als Ergebnis der Kombination von Störungen der Dynamik der Potentiale in der QRS-Periode nach einem Myokardinfarkt angesehen werden.

Aus den oben genannten Beispielen der Elektrokardiotopographie beim Aneurysma des Herzens ist zu ersehen, daß sich die Negativität (QS) während der QRS-Periode auf den Bereich der Projektion des Herzaneurysmas konzentriert. Jedoch übersteigt die von der Negativität besetzte Fläche das Ausmaß des Herzaneurysmas. Das ist aus dem Vergleich mit dem positiven Feldanteil ersichtlich, der sich in der T_B-Periode abzeichnet und eine kleinere Fläche hat. Als Ergebnis wird angenommen, daß die QS-Zacke auch in dem Bereich des unveränderten Myokards registriert wird, der sich neben dem Herzaneurysma befindet.

Die Entstehung der negativen T-Zacke kann als Ergebnis der Verstärkung der elektrischen Aktivität in der Periode der Repolarisation bei einer Hypertrophie des linken Ventrikels angesehen werden.

In den vorher angeführten elektrokardiotopographischen Daten wird in der Regel bei einer Hypertrophie des rechten und auch des linken Ventrikels gezeigt, daß in der T_A-Periode der positive Feldanteil dem Gebiet mit positiver T-Zacke und der negative Feldanteil dem mit negativer T-Zacke entspricht. Im wesentlichen stimmt der positive Feldanteil in der T_A-Periode mit der Projektion des rechten Ventrikels und der negative mit der Projektion des linken Ventrikels überein. Bei Hypertrophie des rechten Ventrikels wird eine Drehung des Herzens um seine Längsachse im Uhrzeigersinn festgestellt. Darum verschiebt sich der positive Feldanteil nach links. Infolgedessen verlagert sich der negative Feldanteil nach vorn und auch von rechts nach links und erscheint im Bereich der rechten Brustwandableitungen. Bei Hypertrophie des linken Ventrikels wird eine Drehung des Herzens gegen den Uhrzeigersinn und eine entsprechende Verschiebung der Feldanteile von vorn nach rechts beobachtet. Deswegen tritt in den linken Brustwandableitungen Negativität (die negative T-Zacke) auf.

So ist die negative T-Zacke in den linken Brustwandableitungen des Patienten N. ein Ergebnis der Drehung des Herzens um seine Achse gegen den Uhrzeigersinn und der kompensatorischen Hypertrophie des linken Ventrikels nach dem Myokardinfarkt. Eine andere Besonderheit der Koronarinsuffizienz ist die Vergrößerung der Potentialdifferenz in der T_A- und T_B-Periode. Als Folge dieser Vergrößerung der Potentialdifferenz wird eine biphasische T-Zacke registriert.

Die Vergrößerung der Potentialdifferenz im Anfangsteil der T_A-Periode, die in der Verschiebung des ST-Intervalls nach oben sichtbar wird, läßt sich bei allen Patienten mit Aneurysma des Herzens feststellen.

Beim Fehlen einer Veränderung der Kreisbewegung der Feldanteile kann die Vergrößerung der Potentialdifferenz zu Beginn der T_A-Periode beim Vorhandensein für die Koronarinsuffizienz charakteristischer Symptome als Anzeichen einer Herzerkrankung gewertet werden.

Bei einer Reihe von Patienten mit Klagen über Schmerzen im Bereich des Herzens wird eine Verschiebung des oberen Drehpols in die Mitte der Vorderfläche des Brustkorbes (Linkstyp) mit Kreisbewegung der Feldanteile gegen den Uhrzeigersinn beobachtet, wobei keine anderen Veränderungen zu erkennen sind.

Die Untersuchung der Dynamik des kardioelektrischen Feldes bei der Koronarinsuffizienz erlaubt, verschiedene Veränderungen festzustellen. Bei der Koronarinsuffizienz ohne Myokardinfarkt wird eine Vergrößerung der Potentialdifferenz zu Beginn der T_A-Periode (ST-Intervall) beobachtet. Die Kreisbewegung der Feldanteile erfolgt gegen den Uhrzeigersinn.

Bei Patienten mit Herzaneurysma wird in der Regel eine starke Störung der Kreisbewegung der Feldanteile in der QRS-Periode festgestellt, die in Form einer Einschränkung oder eines Fehlens der Kreisbewegung mit einer Lokalisation der Negativität im Bereich des Aneurysmas auftritt (Abb. 38). Besonders interessant ist, daß in dem Intervall zwischen den QRS-Komplexen der Bereich des Aneurysmas positiv bleibt und sich diese Stelle beim Wechsel der elektrischen Ladungen zwischen der T_A- und T_B-Periode abzeichnet.

In diesem Zusammenhang ist zu bemerken, daß die Registrierung des Bereichs der Projektion des Aneurysmas in Form eines positiven Feldanteils von der Besonderheit der elektrokardiotopographischen Methodik abhängt, einen genauen Vergleich der Ladungsgrößen aller 50 Ableitungen untereinander vornehmen zu können. Bei Registrierung des Elektrokardiogramms nach Wilson wird die Potentialdifferenz auf das PQ-Intervall bezogen, welches, wie die elektrokardiotopographische Methodik zeigt, nicht isoelektrisch ist. Im Bereich der Projektion des Aneurysmas hat das PQ-Intervall eine positive Ladung. Bei Registrierung des Elektrokardiogramms aus Brustwandableitungen oder beliebigen anderen Ableitungen ist gewöhnlich ein genauer Vergleich der erhaltenen Daten untereinander ausgeschlossen. So werden mit Hilfe der genannten Besonderheit der elektrokardiotopographischen Methodik neue unbekannte Frühsymptome eines Herzaneurysmas ermittelt. Es wird festgestellt, daß bei Patienten mit Herzaneurysma auch einige Besonderheiten in der Dynamik des elektrischen Feldes beobachtet wurden, die differentialdiagnostische Möglichkeiten der Elektrokardiotopographie aufzeigen.

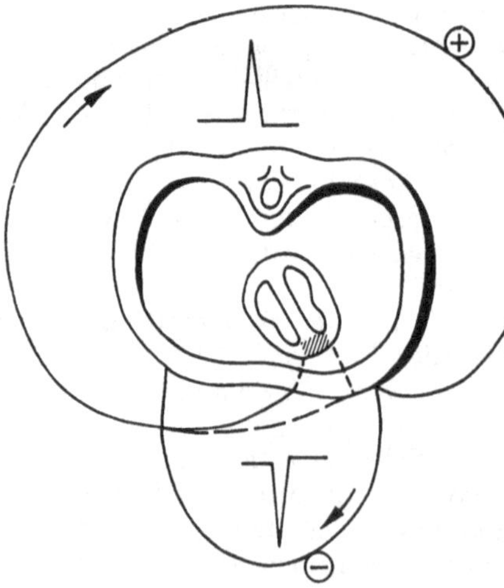

Abb. 38: Schema der Entstehung des *QRS*-Komplexes bei Herzaneurysma.

3.4. Das Elektrokardiotopogramm beim Schenkelblock

Das Studium der Dynamik des kardioelektrischen Feldes beim Schenkelblock ist von großem Interesse, da das Elektrokardiogramm beim Block Ähnlichkeiten mit dem bei Ventrikelhypertrophie besitzt.
Die elektrokardiotopographischen Untersuchungen erlauben es, den prinzipiellen Unterschied zwischen Schenkelblock und Hypertrophie des entsprechenden Ventrikels aufzudecken. Der Unterschied besteht darin, daß die Bewegung der Feldanteile zum Zeitpunkt des Übergangs der Negativität in den Bereich des Ventrikels beim Schenkelblock stark gestört wird. Beim Schenkelblock wird eine schnelle Ausbreitung der Negativität über den ganzen Ventrikel und eine starke Verzögerung der Bewegung der Feldanteile beobachtet.
Die elektrokardiotopographischen Untersuchungen wurden bei 15 Patienten mit Rechtsschenkelblock und bei 5 Patienten mit Linksschenkelblock durchgeführt.
Als Besonderheit der Dynamik des kardioelektrischen Feldes, die sowohl für den Schenkelblock als auch für die Extrasystolie charakterisch ist, tritt eine starke Veränderung des Ablaufes der Myokarderregung in Erscheinung. Beim Schenkelblock verändern sich Weg und Geschwindigkeit der Bewegung der Feldanteile.

3.4.1. Der Rechtsschenkelblock

Die Ergebnisse der Untersuchungen zeigen, daß der Anfang der Bewegung der Feldanteile beim Rechtsschenkelblock keine starken Abweichungen von der normalen Dynamik der Erregung aufweist. Die Veränderungen der Dynamik beziehen sich auf die Periode der Bewegung der Negativität auf der Vorderfläche des Brustkorbes und geben die Erregung des rechten Ventrikels wieder. Die Projektion des negativen Feldanteils auf die Vorderfläche stimmt beim Rechtsschenkelblock mit der bei Hypertrophie des rechten Ventrikels überein. Die Übereinstimmung besteht darin, daß die Negativität bei Rechtsschenkelblock und Hypertrophie des rechten Ventrikels auf der linken Seite des Thorax liegt. Der Erregungsleitungsblock unterscheidet sich von der Hypertrophie durch eine erhebliche Verlängerung der Erregungsdauer des rechten Ventrikels.
Das Studium des kardioelektrischen Feldes beim Rechtsschenkelblock hat auch deshalb große Bedeutung, weil im Elektrokardiogramm zwischen ihm und der Hypertrophie des rechten Ventrikels große Ähnlichkeit besteht.
Elektrokardiotopographisch läßt sich bei Rechtsschenkelblock auch eine Ähnlichkeit in der Lage der Drehpole und in der Richtung der Kreisbewegung feststellen. Im Unterschied zur Hypertrophie des rechten Ventrikels ist beim Rechtsschenkelblock deutlich zu sehen, daß sich die Negativität nach dem Übergang der Feldanteile auf die Vorderfläche fast nicht bewegt, sondern über längere Zeit (4 bis 5 Bilder) auf ein und derselben Stelle verharrt. Dieser Moment entspricht dem Endteil des QRS-Komplexes, der in vielen elektrokardiographischen Ableitungen eine verbreiterte abfallende deformierte Gestalt annimmt und die erwähnte Verzögerung in der Bewegung der Feldanteile abbildet. Beim Rechtsschenkelblock besetzt der negative Feldanteil auf der Vorderfläche gewöhnlich den linken Oberteil des Brustkorbes. Deswegen wird in den rechten Brustwandableitungen eine lang anhaltende R-Zacke abgeleitet.

Als Besonderheit des positiven Feldanteils in der T_A-Periode erscheint bei Rechtsschenkelblock seine Lage im linken Oberteil.

Eine so lange Verzögerung des Depolarisationsvorganges mit Anordnung des negativen Feldanteils im linken Oberteil ist für alle Patienten mit Rechtsschenkelblock charakteristisch. Als Beispiel kann die folgende Beobachtung angeführt werden.

Patientin Ju. (Untersuchung Nr. 70). Diagnose: rheumatische Karditis. Klagt über Kopfschmerzen, geringe Schmerzen in den Gelenken, stechende Schmerzen in der Herzgegend.

Befriedigender Zustand. Rhythmischer Puls, 78 Schläge in der Minute, Extrasystolen. Der Herzspitzenstoß befindet sich im fünften Interkostalraum. Die linke Herzgrenze liegt 1 cm medial der Medioklavikularlinie, die rechte Herzgrenze verläuft am rechten Sternumrand und die obere im dritten Interkostalraum.

Elektrokardiogramm (Abb. 39): Sinusrhythmus, 75 Schläge in der Minute. Der systolische Index beträgt 50%. PQ-Intervall = 140 ms, QRS-Komplex = 120 ms, QRST-Intervall = 400 ms. Die P-Zacken sind positiv, der QRS_I-Komplex ist nach unten gerichtet, die S_I-Zacke ist tief und breit. Die QRS-Komplexe sind in den Ableitungen V_1 bis V_3 aufgesplittert und der QRS-Komplex in der Ableitung V_1 verbreitert. Gesenkte ST-Strecke in den Ableitungen V_1 bis V_3. Die T_{III}-Zacke ist abgeflacht und die T-Zacke in den Ableitungen V_1 bis V_3 negativ. Die Verzögerung der Erregungsausbreitung ist in der Ableitung V_1 festzustellen.

Schlußfolgerung: Dextrogramm. Rechtsschenkelblock. Verzögerung der Erregungsausbreitung im rechten Ventrikel.

Elektrokardiotopogramm (Abb. 40): Die Elektroden sind auf der Vorderfläche angeordnet. Das Elektrokardiogramm wird vom Punkt Nr. 25 (Ableitung V_1) abgeleitet.

Bild Nr. 2: Beginn der Depolarisationsperiode. Der negative Feldanteil besetzt fast die ganze Vorderfläche des Thorax mit einem Maximum unten links. Im Elektrokardiogramm wird die r-Zacke registriert.

Bild Nr. 3: Bewegung der Negativität von rechts oben nach links. Starke Zunahme derPotentialdifferenz. Im Elektrokardiogramm wird die Spitze der S-Zacke registriert.

Bild Nr. 4: Der negative Feldanteil verschiebt sich schnell auf die linke Seite. Die Bewegung erfolgt im Uhrzeigersinn um die Punkte Nr. 25 und 26 herum.

Bilder Nr. 5, 6, 7 und 8: Die Lage der Feldanteile ändert sich fast nicht. Im Bild Nr. 8 wird eine geringe Abnahme der Potentialdifferenz beobachtet. Im Elektrokardiogramm ist die Spitze der R-Zacke zu sehen.

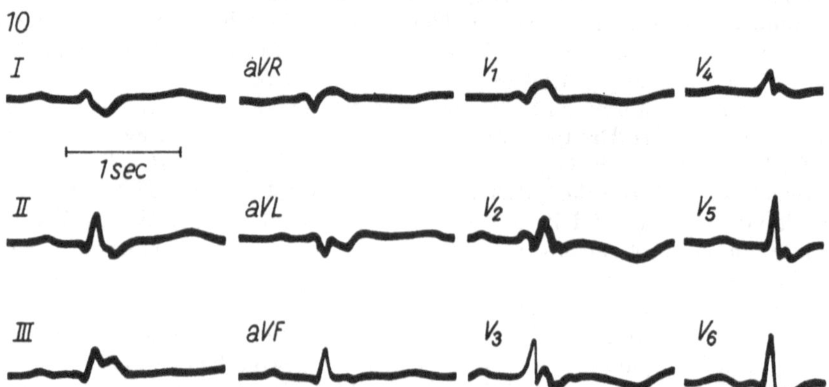

Abb. 39: Elektrokardiogramm bei Rechtsschenkelblock (Pat. Ju., Untersuchung Nr. 70).

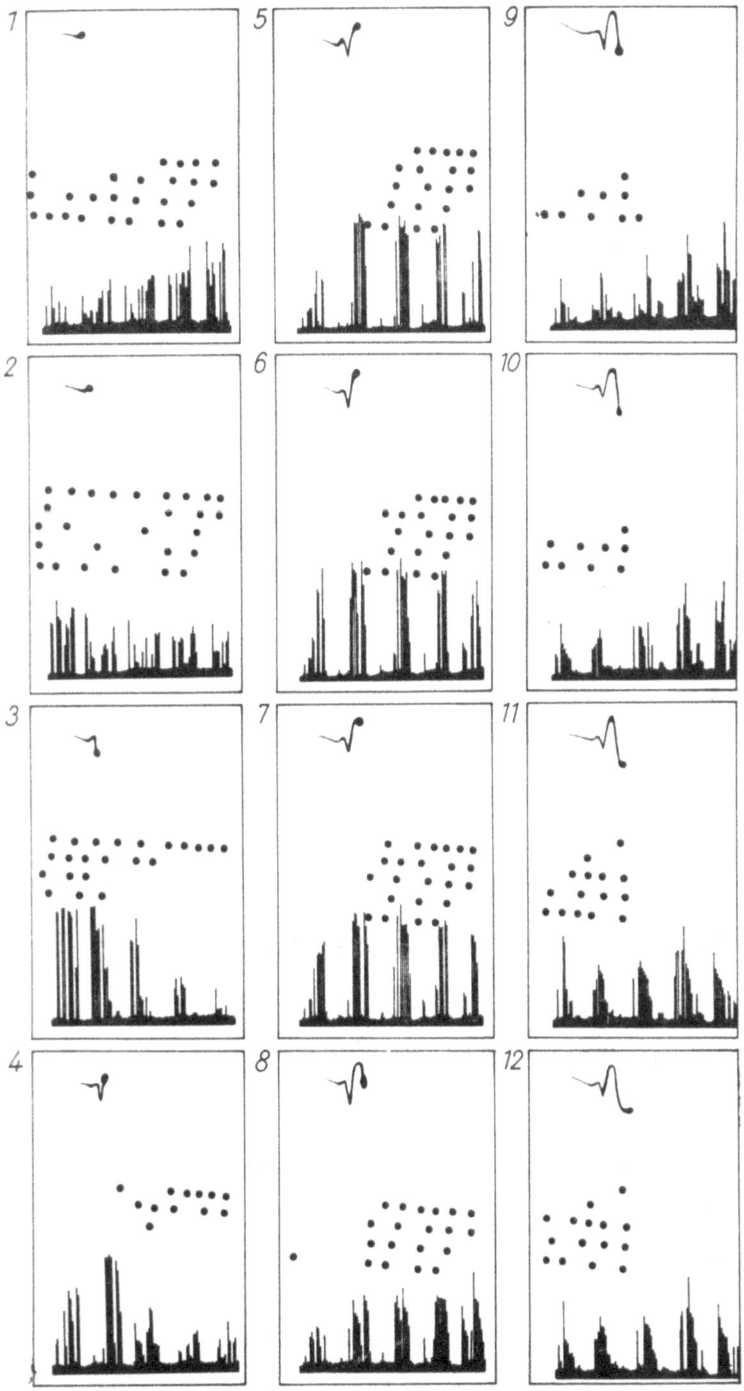

Abb. 40: Elektrokardiotopogramm von demselben Patienten wie Abb. 39.

Bild Nr. 9: Die Fläche des negativen Feldanteils verbreitert sich. Die Potentialdifferenz nimmt geringfügig ab. Im Elektrokardiogramm wird der Übergang in das ST-Intervall registriert.
Bild Nr. 10: Zeitpunkt des Überganges in die T_A-Periode. Rechts tritt die Negativität auf und links nimmt sie ab. Im Elektrokardiogramm wird das verschobene ST-Intervall aufgezeichnet.
Bilder Nr. 11 und 12: Beginn der T_A-Periode. Der negative Feldanteil liegt rechts. Im Elektrokardiogramm wird das ST-Intervall registriert.

Aus den angeführten Bildern ist ersichtlich, daß der Beginn des QRS-Komplexes (Bilder Nr. 2 und 3) keine ausgeprägten Abweichungen hat. Der Übergang der Negativität (Bild Nr. 3) auf die linke Seite der Vorderfläche des Brustkorbes, entsprechend der Projektion des rechten Ventrikels bei Hypertrophie, erfolgt schnell. Jedoch bleibt der negative Feldanteil in den nächsten 5 Bildern auf der gleichen Stelle. Es entsteht eine lange Verzögerung des Depolarisationsablaufes. Die Projektion der Feldanteile beim Rechtsschenkelblock hängt von der Lage

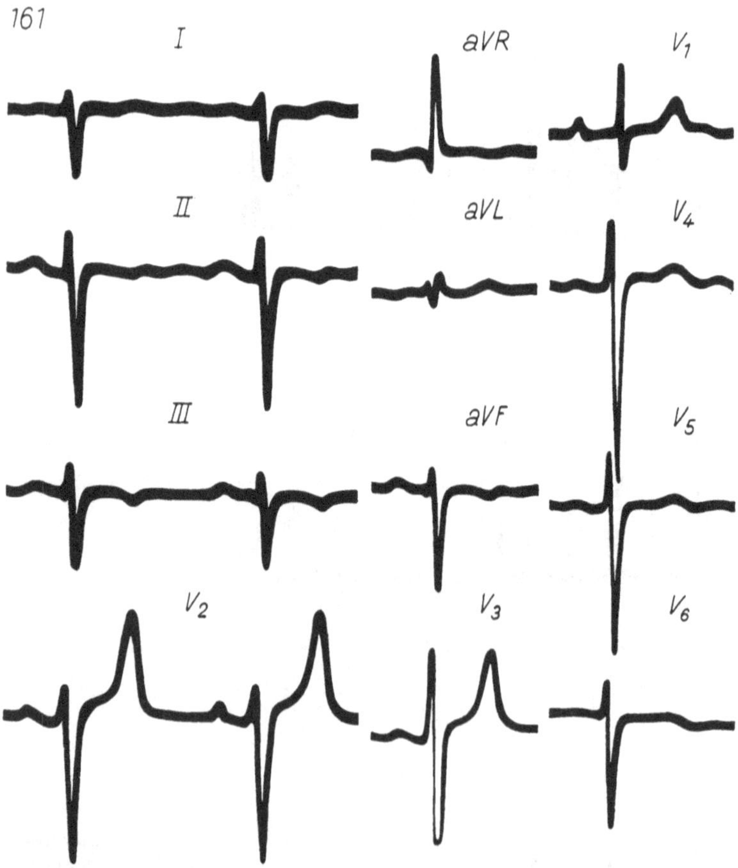

Abb. 41: Elektrokardiogramm der Patientin M. mit wechselndem Rechtsschenkelblock. Keine Störungen der Erregungsleitung (Untersuchung Nr. 161).

des Herzens im Thorax ab. Dafür ist die folgende Beobachtung von Interesse, in der ein wechselnder Rechtsschenkelblock festgestellt wird.

Patientin M. (Untersuchung Nr. 161): Diagnose: rheumatisch bedingte Mitralstenose, Hypertrophie des rechten Ventrikels, wechselnder Rechtsschenkelblock.

Das Elektrokardiogramm enthält keine Störungen der intraventrikulären Erregungsleitung. Es ist in Abbildung 41 angeführt. Die beobachtete Kreisbewegung im Elektrokardiotopogramm ist für die Hypertrophie des rechten Ventrikels charakteristisch.

Das Elektrokardiotopogramm ist bei fehlender intraventrikulärer Erregungsleitung registriert (siehe Abb. 42). Die Elektroden sind auf der Thoraxvorderfläche angeordnet. Das Elektrokardiogramm wird vom Punkt Nr. 25 (Ableitung V_1) abgegriffen.

Bild Nr. 1: Der positive Feldanteil ist links im mittleren Teil und der negative in der rechten Hälfte des Brustkorbes zu sehen. Das Elektrokardiogramm zeigt die Q-Zacke.

Bild Nr. 2: Der negative Feldanteil verschiebt sich nach links oben. Im Elektrokardiogramm ist die Spitze der Q-Zacke zu sehen.

Bild Nr. 3: Der negative Feldanteil befindet sich im linken Unterteil des Brustkorbes bzw. er setzt die Kreisbewegung im Uhrzeigersinn fort. Im Elektrokardiogramm wird die R-Zacke registriert.

Bild Nr. 4: Geringe Bewegung des negativen Feldanteils von links nach rechts. Das Elektrokardiogramm zeigt die Spitze der R-Zacke.

Bild Nr. 5: Letztes Bild des QRS-Komplexes. Der negative Feldanteil verbleibt links im Unterteil des Thorax. Im Elektrokardiogramm wird das Ende des QRS-Komplexes registriert.

Bilder Nr. 6, 7 und 8: Beginn der T_A-Periode. Der positive Feldanteil befindet sich auf der linken Seite und in der Mitte. Im Elektrokardiogramm ist die gesenkte ST-Strecke zu sehen.

Bilder Nr. 9 und 10: Endteil der T_A-Periode. Der positive Feldanteil befindet sich auf der linken Seite.

Bilder Nr. 11 und 12: Beginn der T_B-Periode. Geringfügige Verlagerung des positiven Feldanteils nach links oben. Die Lage der elektrischen Feldanteile unterscheidet sich in den T_A- und T_B-Perioden nur wenig.

In den Abbildungen 43 und 44 sind Elektrokardiogramme und Elektrokardiotopogramme von derselben Patientin in einem Zyklus bei Rechtsschenkelblock angeführt.

Die Elektrokardiotopogramme sind mit der Elektrodenanordnung auf der Vorderfläche und die Elektrokardiogramme vom Punkt Nr. 25 (Ableitung V_1) abgeleitet.

Bilder Nr. 1 und 2: Die Negativität bewegt sich bei gleichzeitiger Zunahme der Potentialdifferenz von rechts nach links. Im Elektrokardiogramm werden verschiedene Zeitpunkte der Q-Zacke aufgenommen.

Bild Nr. 3: Der negative Feldanteil geht auf die linke vordere Seitenfläche des Thorax über. Im Elektrokardiogramm wird die R-Zacke registriert.

Bilder Nr. 4, 5, 6 und 7: Der negative Feldanteil verbleibt auf einer Stelle bei nur unbedeutender Bewegung von links nach rechts. Im Elektrokardiogramm ist eine Verzögerung in der Spitze der R-Zacke zu sehen.

Bild Nr. 8: Der negative Feldanteil bleibt links. Im Elektrokardiogramm wird die Spitze der R-Zacke aufgenommen

Bilder Nr. 9 und 10: Die Bilder zeigen den Übergang vom QRS-Komplex in die T_A-Periode. Der negative Feldanteil besetzt nur eine kleine Fläche. Im Elektrokardiogramm läuft der Strahl von der R-Zacke zur S-Zacke.

Bild Nr. 11: Der Endteil der T_A-Periode hat eine große Ähnlichkeit mit ihrem Beginn. Er zeichnet sich durch eine große Potentialdifferenz aus. Im Elektrokardiogramm ist die gesenkte ST-Strecke registriert.

Bild Nr. 12: Beginn der T_B-Periode. Der negative Feldanteil verlagert sich aus dem linken Mittelteil in den linken Oberteil des Thorax. Im Elektrokardiogramm ist der Beginn der positiven Phase der T-Zacke zu sehen.

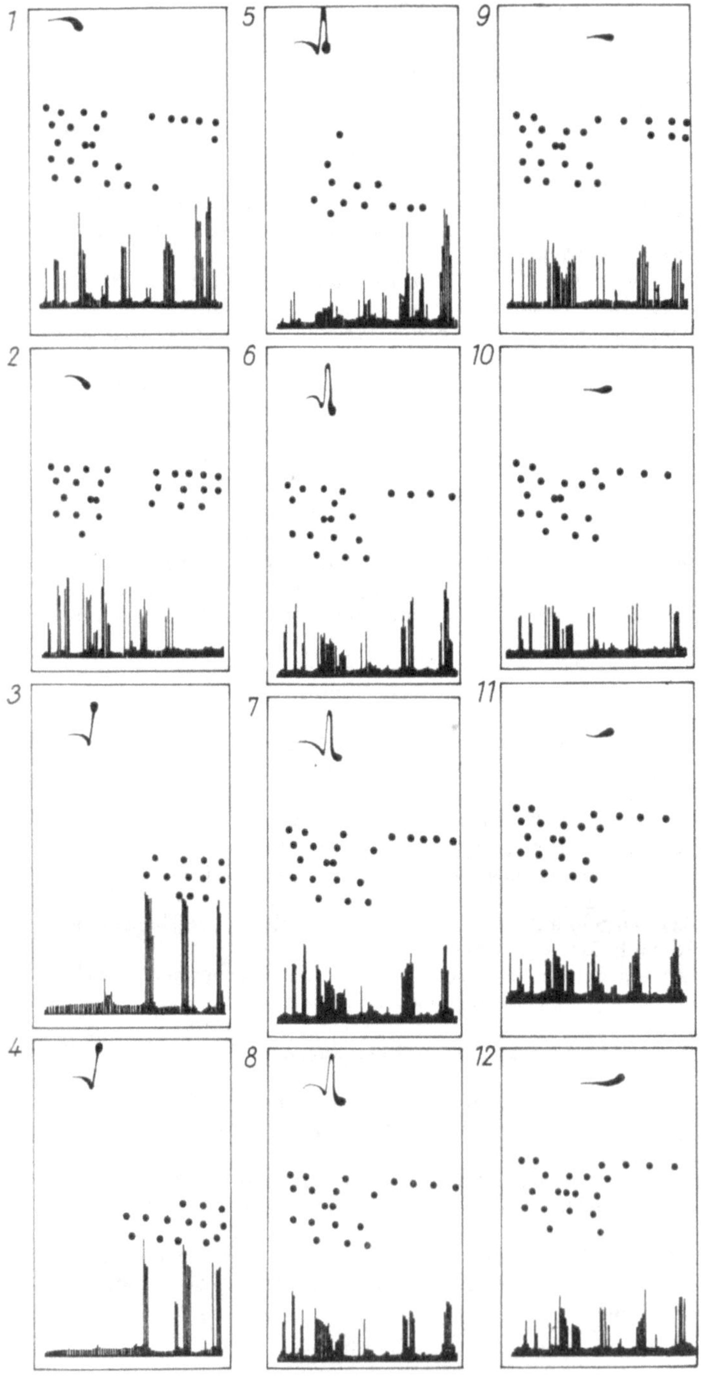

Abb. 42: Elektrokardiotopogramm von derselben Patientin wie Abb. 41. Keine Störung der Erregungsleitung.

161

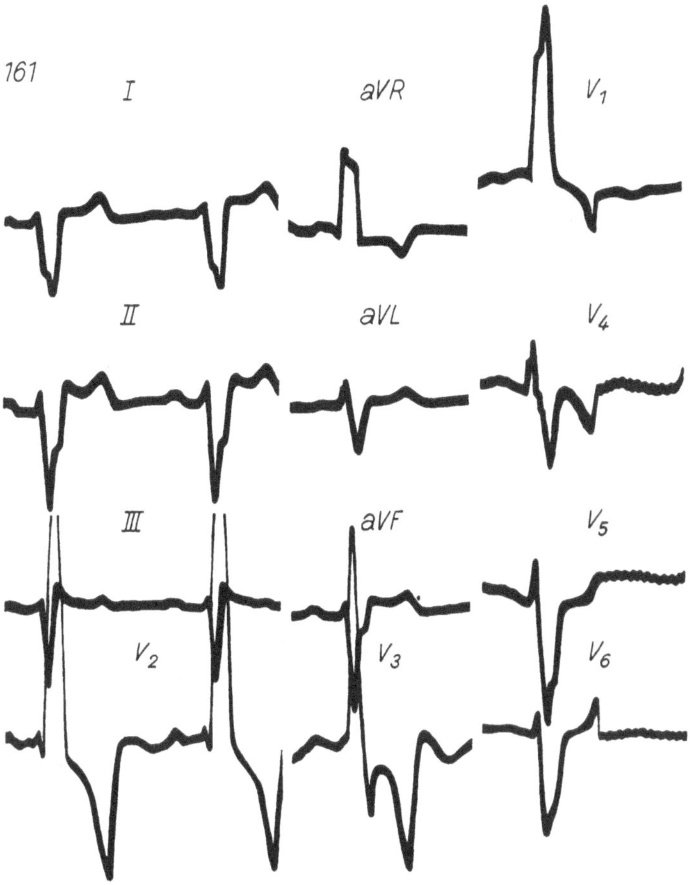

Abb. 43: Elektrokardiogramm von derselben Patientin wie Abb. 41. Aufnahme bei vorhandenem Rechtsschenkelblock.

Die angeführten Daten zeigen, daß sich die Dauer des QRS-Komplexes beim Übergang der Negativität auf die linke Seite infolge der Verzögerung der Bewegung der Feldanteile während der Myokarderregung des rechten Ventrikels stark vergrößert (Bilder Nr. 3, 4, 5, 6, 7 und 8). Bemerkenswert ist, daß der Erregungsleitungsblock in jeder elektrokardiographischen Ableitung abgebildet wird. Die genannte Verzögerung wird in allen Ableitungen im Endteil des QRS-Komplexes sichtbar. In Abhängigkeit von der Lage der differenten Elektrode wird eine Verzögerung in der Bewegung der R-Zacke oder der S-Zacke aufgenommen. In den angeführten Bildern sind Zonen mit fehlender Bewegung der Negativität (S-Zacke) oder der Positivität (R-Zacke) zu sehen. Vergleicht man die elektrokardiotopographischen Daten beim Erregungsleitungsblock mit einem Zyklus, der keine Störung der intraventrikulären Erregungsleitung aufweist, so läßt sich eine größere Verschiebung des negativen Feldanteils nach links erkennen.

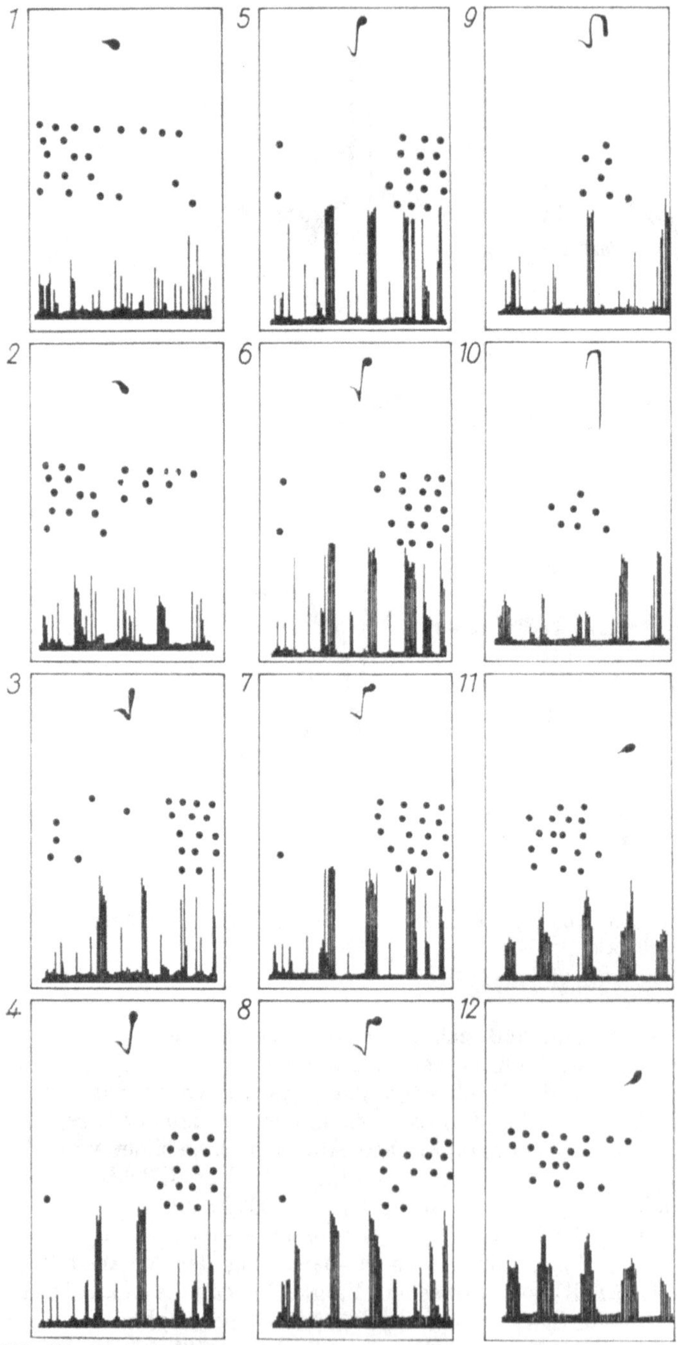

Abb. 44: Elektrokardiotopogramm von derselben Patientin wie Abb. 41, registriert während des Rechtsschenkelblocks.

Dieser Unterschied in der Dynamik der Depolarisation beim Rechtsschenkelblock wird durch die Übereinstimmung der Projektion des rechten Ventrikels mit der Lage des negativen Feldanteils auf der Thoraxvorderfläche bestätigt. Außerdem ist zu bemerken, daß sowohl bei der Hypertrophie als auch beim Erregungsleitungsblock eine Übereinstimmung des negativen Feldanteils in der T_A-Periode mit der Projektion des rechten Ventrikels beobachtet wird.

Von großem Interesse ist auch die Entdeckung beim Rechtsschenkelblock, daß eine Bewegung des negativen Feldanteils fehlt, wobei die Dauer der Depolarisation verlängert ist. Wenn bei ungestörtem Ablauf der intraventrikulären Erregungsleitung eine ununterbrochene Bewegung der Feldanteile während der Erregungsausbreitung vorliegt, beim Schenkelblock jedoch das Gegenteil festgestellt wird, so spiegelt das einen andersartigen Typ des Erregungsprozesses wider. Normalerweise erfolgt die Erregung des Herzmuskels in einer festen Reihenfolge, die durch die Kreisbewegung des kardioelektrischen Feldes abgebildet wird. Dabei ist wahrscheinlich auch die Erregungsdauer reguliert. Beim Erregungsleitungsblock wird sowohl die Reihenfolge des Erregungsablaufes als auch die Regulation der Erregungsdauer gestört. Die Daten erlauben es, das Herz als ein über den Atrioventrikularknoten selbstregulierendes System zu betrachten.

Die angeführten elektrokardiotopographischen Daten bestätigen, daß diese Methode die Entstehung der charakteristischen elektrokardiographischen Merkmale der Hypertrophie des rechten Ventrikels und des Rechtsschenkelblocks aufdecken kann.

Eine der Besonderheiten des Rechtsschenkelblocks ist die Erhöhung der Potentialdifferenz am Herzen sowohl in der QRS-Periode als auch in den T_A- und T_B-Perioden. Als Beispiel kann die folgende Beobachtung dienen, die auch deswegen interessant ist, weil außer der gewöhnlichen Registrierung noch das Elektrokardiogramm von einer Elektrode aufgezeichnet wird, die unmittelbar auf dem Herzen liegt (zur Elektrostimulation).

Patientin L. (Untersuchung Nr. 204). Diagnose: Ventrikelseptumdefekt mit Pulmonalstenose und Insuffizienz der Klappen. Klagt über Atemnot und Ermüdbarkeit. Herzbuckel mit ausgeprägten Pulsationen. Starker Herzspitzenstoß. Die Breite des Gefäßbündels beträgt 5 cm. Die Herzgrenzen sind nach rechts um 1,5 cm und nach links bis zur vorderen Axillarlinie verbreitert.

Elektrokardiogramm vom 8. 2. 1962 (Abb. 45). Der Puls beträgt 100 Schläge in der Minute und der systolische Index 56%. PQ-Intervall = 140 ms, QRS-Komplex = 100 ms, QRST-Intervall = 340 ms. Verbreiterte S_I-Zacke, negative T-Zacke in den Ableitungen V_1 bis V_5. Schlußfolgerung: Dextrogramm. Störung der intraventrikulären Erregungsleitung. Rechtsschenkelblock. Röntgenologische Untersuchung vom 8. 2. 1962: Das Herz ist stark nach links vergrößert. Fehlende Taille. Stark ausgeprägte Ausbuchtung der Konturen mit deutlich verlaufender Grenze in der Höhe der 2. bis 3. Rippe links. Im Hintergrund dieser Ausbuchtung läßt sich die innere Herzkontur mit einem deutlich ausgestülpten Bogen verfolgen. In der zweiten Seitenlage sind Anzeichen einer Vergrößerung des linken und des rechten Herzens zu sehen. Schlußfolgerung: Angeborener Herzfehler mit bedeutender Erhöhung des Blutflusses im kleinen Kreislauf. Ausgeprägte aneurysmaartige Ausbreitung des linken Astes der Pulmonalarterie.

Am 28. 6. 1962 wurde eine plastische Operation des Ventrikelseptumdefektes durchgeführt und eine Klappenprothese nach Golikov eingesetzt, wobei eine Ligatur der eröffneten Pulmonalarterie vorgenommen wurde.

In Abbildung 46 ist das Elektrokardiotopogramm dargestellt. Das Elektrokardiogramm wird

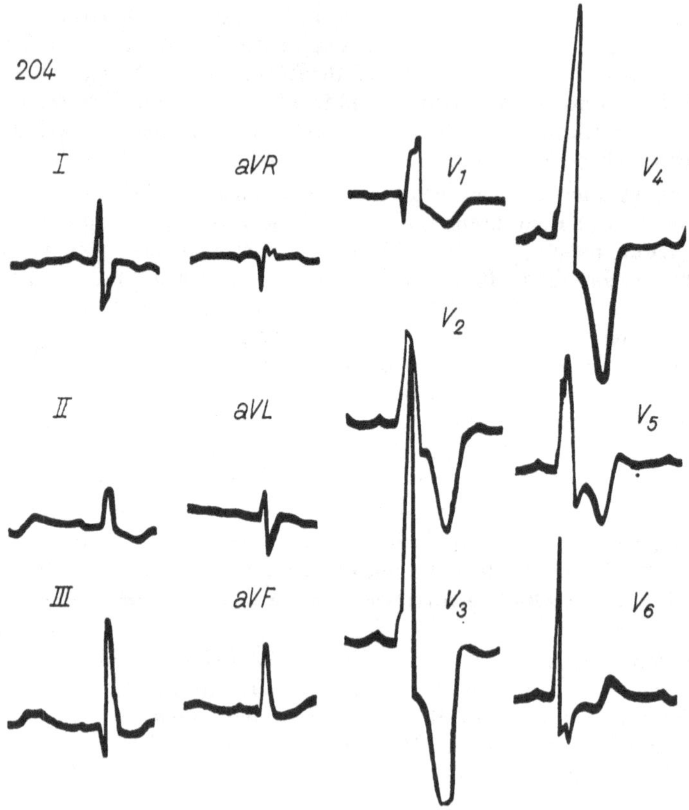

Abb. 45: Elektrokardiogramm bei Rechtsschenkelblock (Patientin L., Untersuchung Nr. 204).

von der im Herzen implantierten Elektrode zur Elektrostimulation registriert. Die Elektroden sind auf der Thoraxvorderfläche angeordnet.
Die Bilder Nr. 1 bis 5 entsprechen dem QRS-Komplex.
Das Elektrokardiogramm zeigt, daß in den Bildern Nr. 1 und 2 die Ableitungsstelle mit der Grenze der Feldanteile übereinstimmt.
In den Bildern Nr. 3 und 4 befindet sich die Ableitungsstelle im positiven Feldanteil. Der negative Feldanteil bleibt am gleichen Ort (Leitungsblock).
Die Bilder Nr. 4 und 5 zeigen den Schluß des QRS-Komplexes (Nr. 5) und den Beginn der T_A-Periode. Im Elektrokardiogramm geht die S-Zacke in die gesenkte ST-Strecke über.
Die Bewegungsanalyse der Feldanteile zeigt, daß sich die Ableitungsstelle des Elektrokardiogramms im Bereich der Punkte Nr. 48 und 49 befindet, die in der ganzen QRS-Periode positiv bleiben. Danach werden sie negativ (Bild Nr. 6).

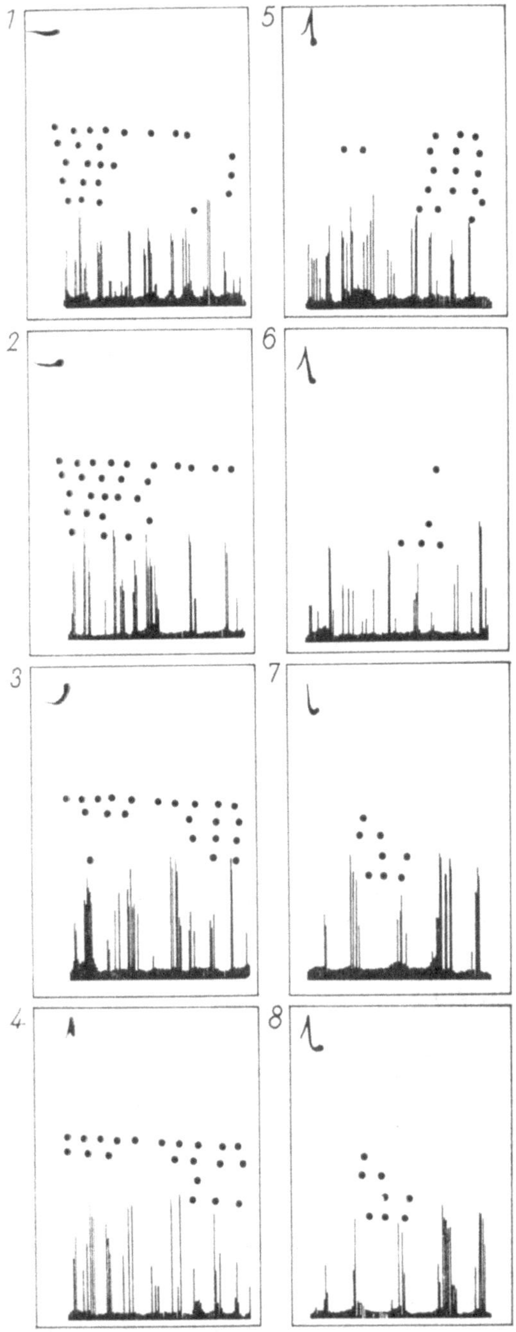

Abb. 46: Elektrokardiotopogramm von derselben Patientin wie in Abbildung 45 bei Ableitung des Elektrokardiogramms von der im Herzspitzenbereich angelegten Elektrode.

3.4.2. Der Linksschenkelblock

Das Studium der Dynamik des elektrischen Feldes bei Patienten mit chronischer Koronarinsuffizienz und Linksschenkelblock läßt erkennen, daß sich zuerst der rechte und danach der linke Ventrikel erregt im Gegensatz zum normalen Fall und den anderen Herzerkrankungen, bei denen die Elektronegativität erst den linken und dann den rechten Ventrikel erfaßt.

Patient Tsch. (Untersuchung Nr. 212). Eingewiesen wegen Atherosklerose vorwiegend der Koronargefäße, chronischer Koronarinsuffizienz, Aneurysma des linken Ventrikels. Nach den elektrokardiographischen Daten wurde ein Linksschenkelblock festgestellt. Der Patient klagt sowohl in Ruhe als auch bei Belastung über Schmerzanfälle von krampfendem Charakter in der Herzgegend. Atemnot beim Gehen.

Der Herzspitzenstoß findet sich im fünften Interkostalraum. Die Breite des Gefäßbündels beträgt 4,5 cm. Gedämpfte Herztöne. Der arterielle Druck ist 120/70 mm Hg, der venöse 248 mm Wassersäule.

Elektrokardiogramm vom 16. 8. 1962: Sinusrhythmus, 85 Schläge in der Minute systolischer Index 48%. PQ-Intervall = 90 ms, QRS-Komplex = 160 ms, QRST-Intervall = 340 ms. Ausgeprägte P_I- und S_{III}-Zacken. Der QRS-Komplex hat in den Ableitungen V_2 und V_3 eine unbedeutende r-Zacke. Die T_I-Zacke und die T-Zacken in aVL und den Ableitungen V_4 bis V_6 sind negativ. Das ST-Intervall ist in der Ableitung V_2 und V_3 kuppelförmig gehoben und liegt in der Ableitung V_5 und V_6 unterhalb der isoelektrischen Linie. Schlußfolgerung: Lävogramm. Linksschenkelblock. Hinweise für Narbenveränderungen der Vorderseptumwand.

Röntgenologische Untersuchung: Das Herz ist im Durchmesser vergrößert. Am linken Umriß zeigt sich im kranialen Bereich eine Ausbuchtung. Im kaudalen Bereich sind die Umrisse undeutlich entsprechend einer pleurokardialen Verwachsung. Schlußfolgerung: Aneurysma des linken Ventrikels (?).

Registrierung des Elektrokardiotopogramms bei Elektrodenanordnung auf der Vorderfläche des Brustkorbs und des Elektrokardiogramms vom Punkt Nr. 25 (Ableitung V_1) (siehe Abb. 47).

Bild Nr. 1: Im Mittelteil der Vorderfläche des Thorax ist der von der Positivität umgebene negative Feldanteil zu sehen. Im Elektrokardiogramm wird die isoelektrische Linie registriert.

Eine solche Lage des negativen Feldanteils entspricht augenscheinlich der Erregung des rechten Ventrikels. Bei den Untersuchungen von 300 Patienten mit verschiedenen Erkrankungen wurde nur beim Aneurysma des Herzens eine solche Projektion des negativen Feldanteils beobachtet. Beim Herzaneurysma bleibt dieser Bereich während der ganzen QRS-Periode negativ. In dem hier beschriebenen Fall geht die Negativität im Unterschied zum Aneurysma schneller auf den rechten Ventrikel über (Bilder Nr. 2 und 3).

Bilder Nr. 3, 4 und 5: Der negative Feldanteil wird rechts und der positive links im Bereich der vorderen Herzprojektion (rechter Ventrikel) registriert. Im Elektrokardiogramm wird die QS-Zacke aufgezeichnet. Diese Bilder spiegeln die Erregung des linken Ventrikels wider, in dem ein Schenkelblock vorliegt. Die große Potentialdifferenz in den Bildern Nr. 6 und 7, die dem Beginn der T_A-Periode entsprechen, stimmt mit der gehobenen ST-Strecke überein.

Bilder Nr. 9 bis 12: Ende der T_A-Periode. Im Elektrokardiogramm wird das Ende des ST-Intervalls registriert.

Das gegebene Beispiel ist wegen der oben angeführten Besonderheit der Dynamik der Feldanteile in der QRS-Periode von großem Interesse. Wieweit dieses Beispiel typisch ist, kann erst nach der Untersuchung der Patientengruppe mit Linksschenkelblock beurteilt werden. Wichtig ist die Entstehung der Negativität auf dem mittleren Vorderteil des Thorax im Bereich des rechten Ventrikels zu

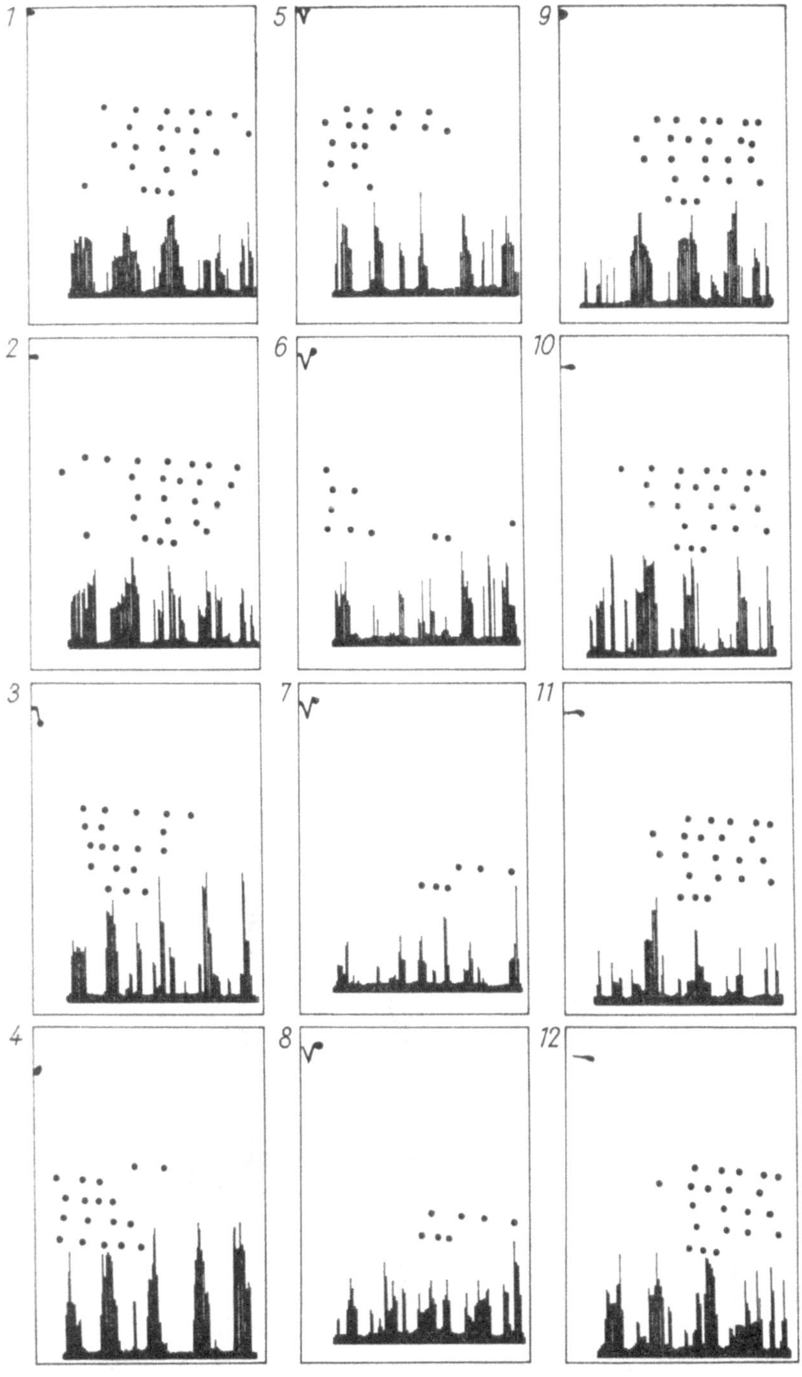

Abb. 47: Elektrokardiotopogramm bei Linksschenkelblock (Patient Tsch., Untersuchung Nr. 212).

Beginn des QRS-Komplexes. Das hat für die Diagnostik von schweren Blockfällen Bedeutung, wenn infolge von Veränderung der Herzlage Fehler in der Bestimmung des betroffenen rechten oder linken HISS'schen Schenkels auftreten können.

Weiter unten werden Fälle mit Erregungsleitungsblock angeführt, bei denen die Diagnose mit der elektrokardiotopographischen Methode präzisiert wurde.

3.4.3. Atypische Formen des Erregungsleitungsblockes

Bei der Untersuchung der Dynamik des kardioelektrischen Feldes beim Schenkelblock wurden 2 Beobachtungen gemacht, bei denen die Bestimmung des Leitungsblockes mit Schwierigkeiten verbunden war. Eine dieser Beobachtungen wird unten angeführt.

Patient K. (Untersuchung Nr. 172) zeichnet sich dadurch aus, daß im Elektrokardiogramm ein stark ausgeprägtes Lävogramm mit stark verlängertem QRS-Komplex (Rechtsschenkelblock vom Typ WILSON) registriert wird.

Elektrokardiogramm (Abb. 48): PQ-Intervall = 120 ms, QRS-Komplex = 160 ms, QT-Intervall = 360 ms, positive P-Zacke, tiefe S-Zacke besonders in der I und II Standardableitung.

Elektrokardiotopogramm, aufgenommen bei Elektrodenanordnung auf der Vorderfläche und Elektrokardiogramm, registriert vom Punkt Nr. 25 (Ableitung V_1), werden in Abbildung 49 angeführt.

172

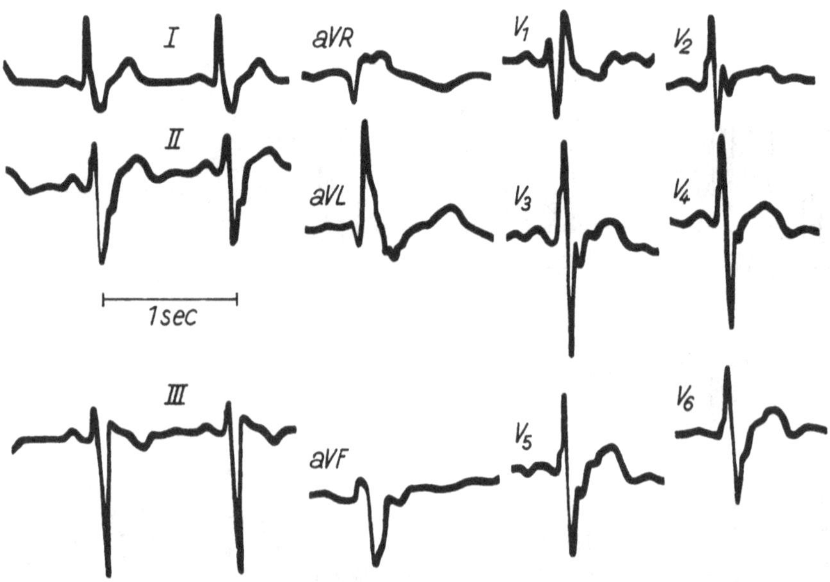

Abb. 48: Elektrokardiogramm bei Rechtsschenkelblock (Patient K., Untersuchung Nr. 172).

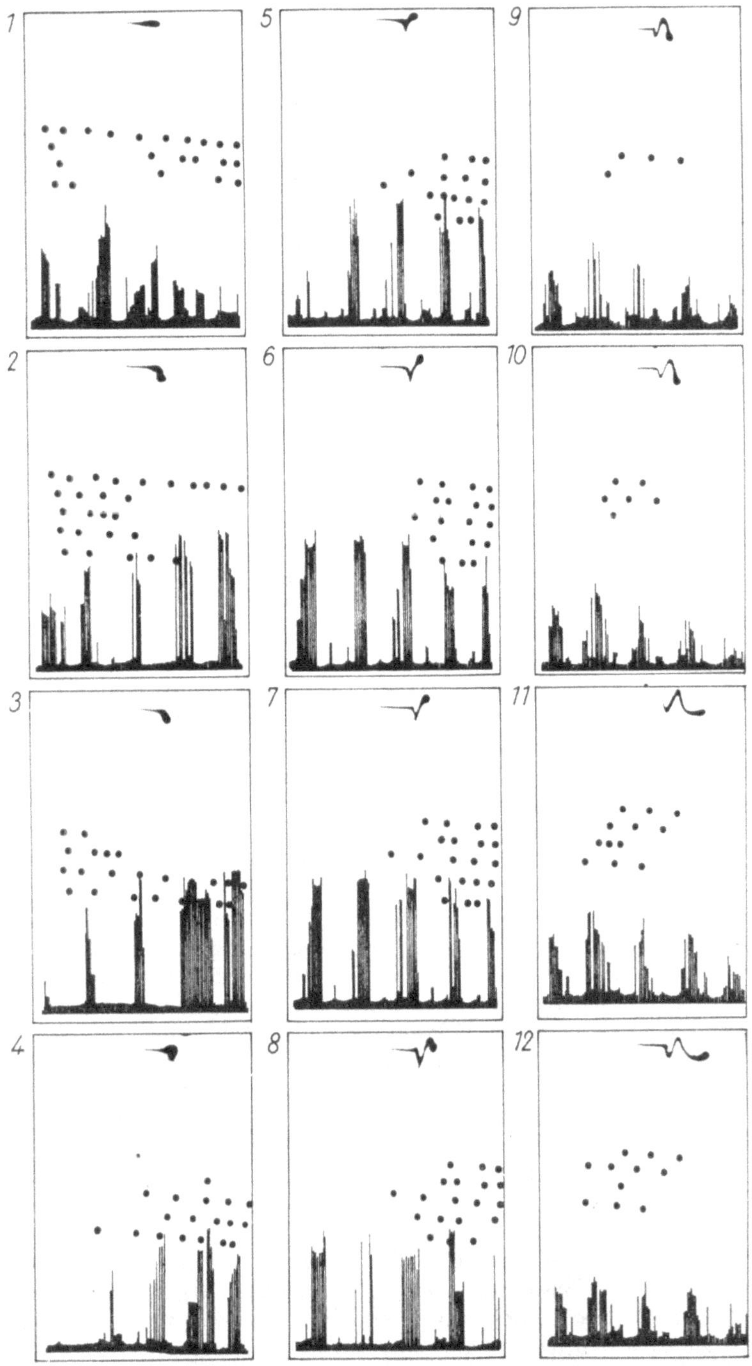

Abb. 49: Elektrokardiotopogramm von demselben Patienten wie in Abb. 48.

Bild Nr. 1: Die Feldanteile entwickeln sich. Die Positivität besetzt fast die ganze Vorderfläche des Thorax. Im oberen Teil, weiter links ist der negative Feldanteil zu sehen. Im Elektrokardiogramm wird die isoelektrische Linie zu Ende von PQ aufgezeichnet.
Bild Nr. 2: Der negative Feldanteil befindet sich rechts und der positive links. Eine solche Anordnung ist für den Zeitpunkt der Erregungsausbreitung im linken Ventrikel charakteristisch. Im Elektrokardiogramm wird eine Q-Zacke registriert.
Bild Nr. 3: Verschiebung der Negativität auf dem unteren Teil des Thorax von rechts nach links gegen den Uhrzeigersinn. Dieser Zeitpunkt entspricht dem Übergang der Negativität vom linken auf den rechten Ventrikel. Im Elektrokardiogramm ist die Bewegung von der S-Zacke zur R-Zacke zu sehen.
Bild Nr. 4: Fortsetzung der Bewegung der Feldanteile gegen den Uhrzeigersinn. Im Elektrokardiogramm beginnt die R-Zacke.
Bilder Nr. 5, 6 und 7: Der negative Feldanteil verbleibt auf der linken Seite des Brustkorbes. Es ist eine geringfügige Flächenvergrößerung des Feldanteils nach rechts festzustellen. Im Elektrokardiogramm erscheint die R-Zacke. In diesen Bildern wird die Erregungsausbreitung auf den rechten Ventrikel beim Rechtsschenkelblock gezeigt.
Bild Nr. 8: Die Lage der Feldanteile entspricht den vorangegangenen Bildern. Der Unterschied besteht in der Abnahme der Potentialdifferenz. Im Elektrokardiogramm wird die Annäherung zum ST-Intervall registriert.
In den folgenden Bildern Nr. 9 und 10 wird der Übergang vom QRS-Komplex zur T_A-Zacke beobachtet.
Bilder Nr. 11 und 12: Ende der T_A-Periode. Die Negativität liegt rechts und die Positivität links. Im Elektrokardiogramm wird der Beginn des ST-Intervalls und das Ende der negativen T-Zacke aufgenommen.

Die Besonderheit der Dynamik während des QRS-Komplexes besteht in der Bewegung der Feldanteile gegen den Uhrzeigersinn entsprechend dem Linkstyp. Die Entstehung des positiven Feldanteils auf fast der ganzen Vorderfläche und die gleichmäßige Bewegung des kardioelektrischen Feldes in den ersten vier Bildern entsprechend einem Linkstyp erlauben es, den Beginn des QRS-Komplexes als Erregung des linken Ventrikels anzusehen. Die des negativen Feldanteils auf der linken Seite und die Verzögerung seiner Bewegung (Bilder Nr. 5 bis 9) geben Anlaß, diesen Bereich für die Projektion des rechten Ventrikels zu halten, in dem ein Schenkelblock vorhanden ist.

Die angeführten elektrokardiotopographischen Daten beim Schenkelblock zeigen, daß im Grunde genommen die schnelle Erregungsausbreitung im Myokard des Ventrikels, in dem ein Schenkelblock vorhanden ist, als starkes Anwachsen der Potentialdifferenz und ausgeprägte Erhöhung der Erregungsdauer mit Fehlen oder Einschränkung der Bewegung der Feldanteile beobachtet wird.

Die elektrokardiotopographischen Daten lassen sich beim Rechtsschenkelblock zwei Typen zuordnen. Öfter wird eine Bewegung des kardioelektrischen Feldes auf der Vorderfläche im Uhrzeigersinn (Dextrogramm im Ekg) mit einer Verzögerung der Bewegung der Negativität auf der linken Seite des Brustkorbes beobachtet. Seltener erfolgt die Bewegung des kardioelektrischen Feldes gegen den Uhrzeigersinn (Lävogramm im Ekg) mit Verzögerung der Bewegung der Negativität gleichfalls auf der linken Seite des Thorax.

Als gemeinsam in diesen Typen erscheint die Projektion des negativen Feldanteils mit Verzögerung der Bewegung. Der Unterschied in der Richtung der Kreisbewegung hängt augenscheinlich davon ab, daß der Rechtsschenkelblock vom ersten Typ bei einer normalen Lage der elektrischen Herzachse oder bei ihrer Abweichung nach rechts entsteht. Im zweiten Typ entwickelt sich der

Rechtsschenkelblock bei Patienten mit Abweichung der elektrischen Herzachse nach links (vom Typ WILSON).
Und so läßt sich der Schenkelblock auf Grund der elektrokardiotopographischen Daten nach zwei Merkmalen klassifizieren:

1. Nach der Bewegungsrichtung des Dipols in der QRS-Periode
   a) im Uhrzeigersinn,
   b) gegen den Uhrzeigersinn.
2. Nach dem Ort der Projektion des negativen Feldanteils auf der Vorderfläche des Brustkorbes
   a) auf der Vorderfläche im linken oberen Teil,
   b) auf der Vorderfläche im linken unteren Teil.

Insgesamt werden sechs Varianten des Rechtsschenkelblocks unterschieden.
Wir hatten nicht die Möglichkeit, alle diese sechs Varianten des Rechtsschenkelblocks zu beobachten. Weitere Untersuchungen werden klären, ob es wirklich sechs Varianten gibt.

3.5. Das Elektrokardiotopogramm bei Extrasystolie

Das Studium der räumlichen Dynamik des kardioelektrischen Feldes bei der Extrasystolie ist von Interesse, da die Entstehung der Erregung in verschiedenen Teilen der Herzkammer erfolgt. Wichtig ist, daß die Möglichkeit besteht, die elektrokardiotopographischen Daten bei normalem Herzzyklus mit denen einer Extrasystolie zu vergleichen.
Bei der Extrasystolie sind Störungen der Geschwindigkeit und des Ausbreitungsweges des Erregungsvorganges besonders stark ausgeprägt. Charakteristische Besonderheit dieser Störungen ist bei allen Patienten die Bewegungsverzögerung des negativen Feldanteils, der sich im Verlauf einiger Bilder nicht verschiebt. Dabei läßt sich in einer Reihe von Fällen eine Veränderung der Potentialgröße feststellen. Die Erregung des Myokards verstärkt sich während der Extrasystolen in der ganzen Periode bedeutend. Der negative Feldanteil verschiebt sich nach der Verzögerung schnell auf eine andere Stelle, wo nochmals eine Verzögerung auftritt. Der Verschiebungsweg des negativen Feldanteils ist begrenzt. Es fehlt die volle Kreisbewegung. Manchmal wird eine gegenläufige Bewegung beobachtet.
Bei der Extrasystolie verändert sich nicht nur die Periode der Depolarisation des Ventrikelmyokards, sondern es wird auch eine Störung im Repolarisationsvorgang beobachtet. Bei allen Patienten verstärkt sich die Potentialdifferenz in der T_A-Periode erheblich. Die Lage der Feldanteile stimmt in einigen Fällen mit der normalen Position überein. In anderen Fällen wird eine gegenläufige Lage des negativen und des positiven Feldanteils festgestellt.
Als Beispiel einer Extrasystolie, in der die Projektion der Feldanteile mit der in der T_A-Periode übereinstimmt, kann die folgende Beobachtung dienen.

Patientin T. (Untersuchung Nr. 82). Diagnose: Kombiniertes Mitralvitium mit überwiegender Stenose. Klagt über Atemnot in Ruhe, Schmerzen in der Herzgegend und Herzklopfen. Die Halsvenen sind gleichmäßig vergrößert. Im vierten Interkostalraum links finden sich Pulsationen. Der Herspitzenstoß befindet sich im sechsten Interkostalraum. Systolische Vibrationen. Die rechte Herzgrenze verläuft 1 cm lateral vom rechten Sternalrand, die linke 1,5 cm lateral der linken Mediolkavikularlinie und die obere in Höhe der 2. Rippe. Klopfender erster Ton über der Herzspitze. Akzentuierter zweiter Herzton über der A. pulmonalis. Diastolisches Geräusch mit präsystolischer Verstärkung an der Spitze und über der A. pulmonalis. Rhythmischer Puls, 98 Schläge in der Minute. Der artielle Druck beträgt 110/70 mm Hg.

Elektrokardiogramm: Sinusrhythmus, 130 Schläge in der Minute. Systolischer Index 56%. PQ-Intervall = 120 ms, QRS-Komplex = 80 ms, QRST-Intervall = 260 ms. Positive P-Zacken Die P_{II}- und P_{III}-Zacken sind gleichmäßig verbreitert (120 ms). Der QRS-Komplex ist nach unten gerichtet, hohe R_{III}-Zacke. Verzögerte Erregungsausbreitung in Ableitung V_1. Die T_{II}-Zacke und die T-Zacken in den Ableitungen V_2 bis V_4 sind biphasisch. Die T_{III}-Zacke und die T-Zacke in der Ableitung V_1 sind negativ. Schlußfolgerung: Dextrogramm. Verzögerung der Erregungsausbreitung im Myokard des rechten Ventrikels.

Elektrokardiotopogramm während des normalen Herzzyklus bei Elektrodenanordnung auf der Vorderfläche und Elektrokardiogramm, registriert am rechten Arm, sind in Abbildung 50 wiedergegeben.

Bild Nr. 1: Geringfügige Zunahme der Negativität links. Im Elektrokardiogramm wird die Strahlbewegung zur Spitze der Q-Zacke aufgenommen.

Bild Nr. 2: Der positive Feldanteil zeichnet sich links unten ab. Im Elektrokardiogramm wird die Spitze der Q-Zacke registriert.

Bild Nr. 3: Starke Vergrößerung der Potentialdifferenz. Der negative Feldanteil verschiebt sich nach links im Uhrzeigerisnn um die Punkte Nr. 25 und 26 herum, die als der untere Drehungspol erscheinen. Im Elektrokardiogramm wird die Bewegung in Richtung der R-Zacke aufgenommen. Der Strahl überquert die isoelektrische Linie.

Bild Nr. 4: Der negative Feldanteil setzt die Kreisbewegung auf der linken Seite der Vorderfläche des Thorax fort. Im Elektrokardiogramm wird die Spitze der R-Zacke registriert.

Bild Nr. 5: Der negative Feldanteil verschiebt sich in den linken Unterteil des Brustkorbes. Im Elektrokardiogramm wird der Beginn der Bewegung von der Spitze der R-Zacke zur isoelektrischen Linie aufgenommen.

Bild Nr. 6: Beginn der T_A-Periode. Der positive Feldanteil befindet sich links oben. Rechts oben ist ein zusätzlicher positiver Feldanteil von kleinerem Ausmaß zu sehen. Im Elektrokardiogramm wird die isoelektrische Linie registriert.

In den Bildern Nr. 7, 8 und 9 wird die T-Zacke und das Ende der T_A-Periode aufgezeichnet.

Bilder Nr. 10 und 11: Übergang der T_A- in die T_B-Periode.

Das Elektrokardiotopogramm der gleichen Patientin während einer Extrasystolie ist aus Abbildung 51 ersichtlich.

Bild Nr. 1: Auftreten von Negativität im linken Oberteil des Brustkorbes (Punkte Nr. 4, 14 und 15). Im Elektrokardiogramm wird der Beginn der Q-Zacke registriert.

Bild Nr. 2: Starke Vergrößerung der Potentialdifferenz in der ersten und zweiten Reihe mit Maximum der Negativität in den Punkten Nr. 18, 19 und 20. Im Elektrokardiogramm ist die Spitze der Q-Zacke zu sehen.

Bild Nr. 3: Die Negativität befindet sich im linken Oberteil des Thorax. Im Elektrokardiogramm wird die isoelektrische Linie zwischen den Q- und R-Zacken aufgenommen.

Bilder Nr. 4, 5, 6 und 7: Langsame Annäherung des Strahls an die Spitze der R-Zacke und Verzögerung der Bewegung des negativen Feldanteils auf der linken Seite.

Bild Nr. 8: Übergang des QRS-Komplexes in die T_A-Periode. Links beginnen sich die Umrisse des positiven Feldanteils abzuzeichnen. Das Elektrokardiogramm zeigt die Annäherung zur isoelektrischen Linie.

Bilder Nr. 9, 10 und 11: Die Feldanteile sind deutlich zu unterscheiden. Der positive Teil befindet sich auf der gleichen Stelle wie in der normalen T_A-Periode, d. h. links. Im Unterschied zu der normalen T_A-Periode läßt sich eine starke Vergrößerung der Potentialdifferenz feststellen. Im Elektrokardiogramm wird der Beginn des ST-Intervalls registriert.

Als Besonderheit dieses Beispiels ist die Entstehung der Negativität auf der Vorderfläche im Oberteil des Brustkorbes und die Verzögerung ihrer Bewegung auf der linken Seite im Verlaufe von 6 Bildern während der QRS-Periode anzusehen. Beim

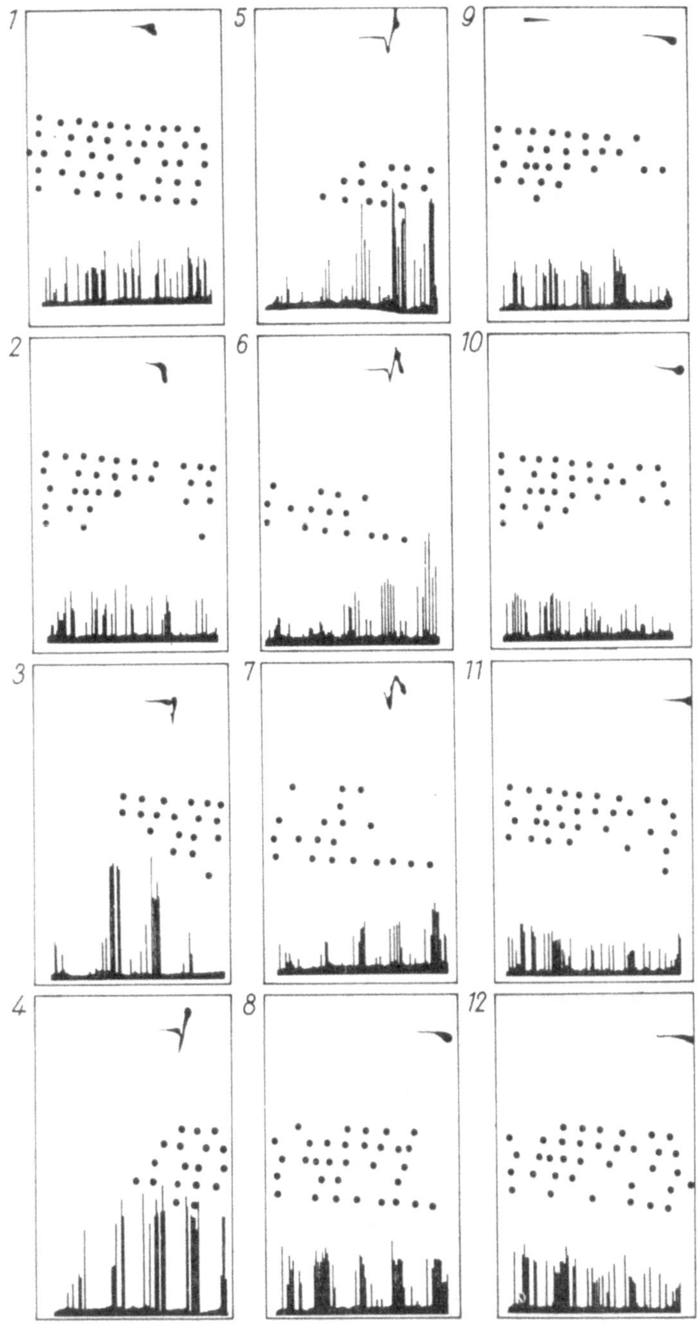

Abb. 50: Elektrokardiotopogramm bei Mitralstenose während eines normalen Herzzyklus (Patient T., Untersuchung Nr. 82).

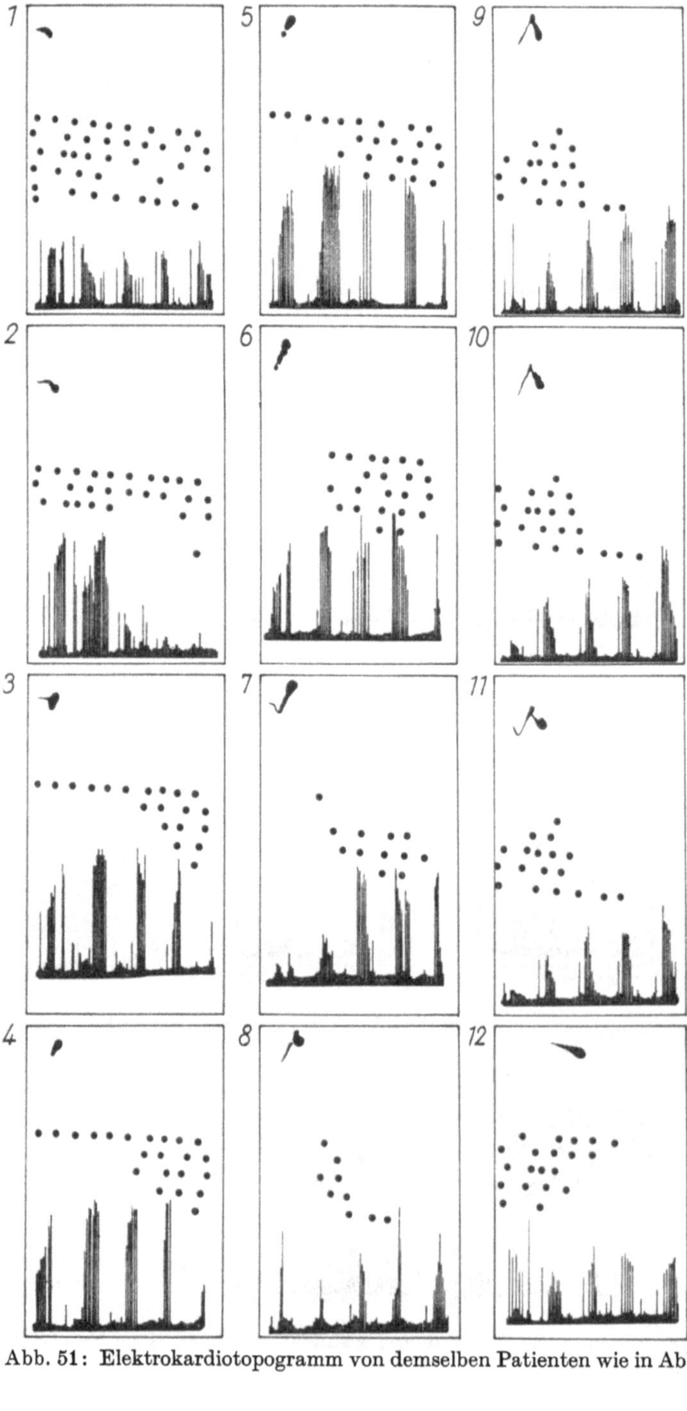

Abb. 51: Elektrokardiotopogramm von demselben Patienten wie in Abb. 50 bei Extrasystolie.

Vergleich mit dem normalen Zyklus fällt die Übereinstimmung des Weges des negativen Feldanteils in der Bewegung nach vorn auf. In bezug auf die Repolarisationsperiode läßt sich eine starke Erhöhung der Potentialdifferenz und eine Übereinstimmung der Projektionen der negativen Feldanteile feststellen. Eine andere Beobachtung kann als Veranschaulichung mit entgegengesetzt angeordneten Feldanteilen in der T_A-Periode dienen.

Patientin P. (Untersuchung Nr. 126). Diagnose: Vitium der Mitralklappe mit überwiegender Stenose III. bis IV. Grades. Klagt über Atemnot, Tachykardie und Schmerzen in den rechten Interkostalräumen. Herspitzenstoß im fünften Interkostalraum. Die Herzgrenzen sind gleichmäßig verbreitert: die rechte verläuft 1,5 cm lateral vom rechten Sternalrand, die linke 1 cm lateral von der linken Medioklavikularlinie und die obere in Höhe der 3. Rippe. Der erste Herzton ist klopfend über der Herzspitze zu hören. Ein akzentuierter zweiter Herzton ist über der Pulmonalarterie wahrnehmbar. Ein präsystolisches und ein diastolisches Geräusch lassen sich über der Herzspitze hören. Der Puls beträgt 100 Schläge in der Minute, rhythmisch, ausreichend gefüllt und gespannt.

Elektrokardiotopogramme während des normalen Zyklus bei Elektrodenanordnung auf der Vorderfläche und Elektrokardiogramme, registriert von der Ableitung V_6, sind in Abbildung 52 angeführt.

Bilder Nr. 1, 2 und 3: Der negative Feldanteil liegt rechts und der positive links. Im Elektrokardiogramm wird der Endteil der P-Zacke registriert.

Bild Nr. 4: Der positive Feldanteil besetzt fast die ganze Oberfläche des Brustkorbes. Ein kleiner negativer Feldanteil befindet sich links (Punkt Nr. 20). Im Elektrokardiogramm wird der Endteil des PQ-Intervalls aufgenommen.

Bild Nr. 5: Im linken Unterteil des Brustkorbes zeichnet sich deutlich der positive Feldanteil ab. Im Elektrokardiogramm ist die Spitze der R-Zacke zu sehen.

Bild Nr. 6: Der negative Feldanteil verschiebt sich nach links in den unteren Teil der Vorderfläche des Brustkorbes. Im Elektrokardiogramm überquert der Strahl die isoelektrische Linie zwischen den R- und S-Zacken.

Bild Nr. 7: Geringfügige Verschiebung des negativen Feldanteils nach links unten. Im Elektrokardiogramm wird die Spitze der S-Zacke registriert.

Bilder Nr. 8 und 9: Beginn der T_A-Periode. Links erscheint der positive Feldanteil. Rechts befindet sich ein weiterer positiver Feldanteil geringeren Ausmaßes. Im Elektrokardiogramm wird der Beginn des ST-Intervalls aufgenommen.

Elektrokardiotopogramme während einer Extrasystolie werden in Abbildung 53 wiedergegeben.

Bilder Nr. 1, 2 und 3: Allmähliche Zunahme der Elektronegativität links. Im Elektrokardiogramm wird die Bewegung in Richtung der R-Zacke registriert.

Bilder Nr. 4, 5 und 6: Starke Erhöhung der Potentialdifferenz. Der negative Feldanteil verschiebt sich geringfügig nach rechts in den Mittelteil und nimmt die Form eines Dreiecks mit nach unten gerichteter Spitze an. Im Elektrokardiogramm wird die Verzögerung der Spitze der R-Zacke aufgenommen.

Bilder Nr. 7, 8 und 9: Der negative Feldanteil befindet sich im Unterteil des Brustkorbes. Im Elektrokardiogramm wird der Beginn der gesenkten ST-Strecke registriert. Diese Lage des negativen Feldanteils stimmt mit dem Endteil des QRS-Komplexes beim Herzzyklus ohne Extrasystolie überein (siehe Bild Nr. 7, Abb. 52). Zu diesem Zeitpunkt soll die Anordnung der Feldanteile entgegengesetzt sein.

In der Abbildung 53 werden nur drei Bilder angeführt. Auf dem Film entsprechen der T_A-Periode 14 Bilder (220 ms).

Das angeführte Beispiel zeigt die Lageabhängigkeit der Feldanteile in der T_A-Periode von der vorangehenden Projektion des negativen Feldanteils. Wenn der negative Feldanteil in der QRS-Periode nicht an seiner üblichen Stelle endet,

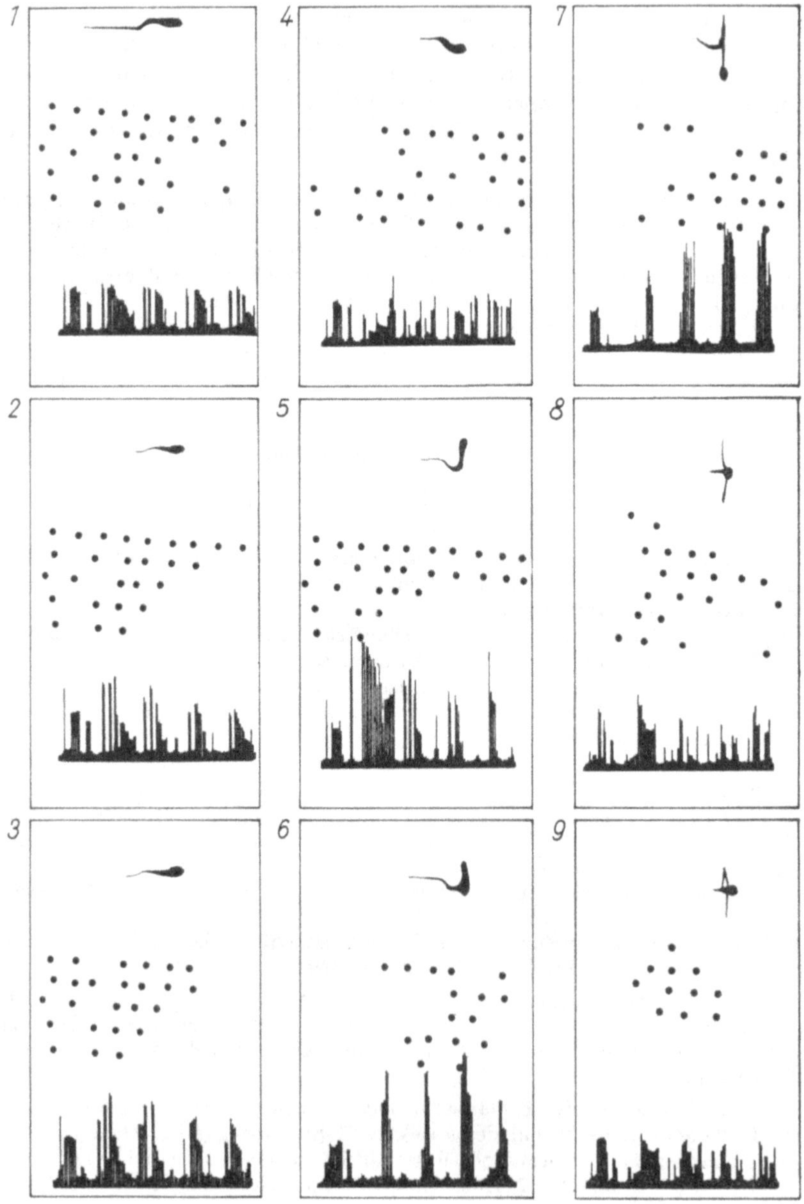

Abb. 52: Elektrokardiotopogramm bei Mitralstenose während eines normalen Herzzyklus (Patientin P., Untersuchung Nr. 126).

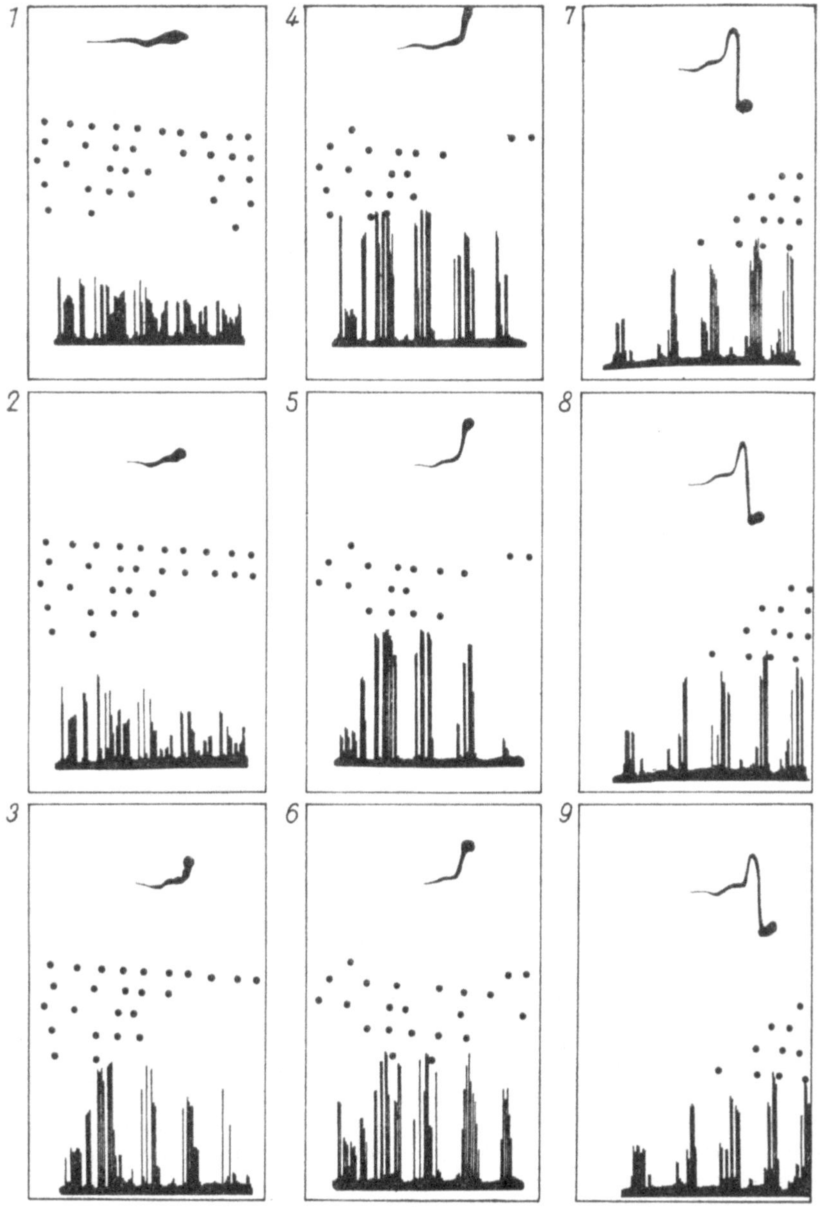

Abb. 53: Elektrokardiotopogramm von derselben Patientin wie in Abb. 52 während Extrasystolie.

so entsteht der positive Feldanteil auch an dem Ort der letzten Lage der Negativität in der QRS-Periode.

Die oben angeführten elektrokardiotopographischen Ergebnisse bei Rechtsschenkelblock und bei Extrasystolie haben manche gemeinsamen Merkmale in bezug auf die Störung der Dynamik des kardioelektrischen Feldes. Beim Rechtsschenkelblock umfaßt die Negativität beim Übergang auf die Vorderfläche des Brustkorbes schnell den Bereich der Projektion des rechten Ventrikels. Jedoch dauert sie bedeutend länger als bei gesunden Menschen. Der negative Feldanteil verbleibt ähnlich wie beim Erregungsblock bei der Extrasystolie länger an seinem Entstehungsort.

Die beobachtete Dynamik der kardioelektrischen Aktivität in normalen Fällen und bei den großen Störungen, die bei Erregungsblock oder bei Extrasystolie auftreten, erlaubt die Bewegung der Erregung im Myokard in der Regel als automatischen Prozeß zu betrachten, der vom Atrioventrikularknoten geregelt wird.

1. Beim Rechtsschenkelblock wird eine Übereinstimmung der Projektion des negativen Feldanteils während der Bewegung auf der Vorderfläche mit der Projektion des rechten Ventrikels bei Hypertrophie festgestellt.
2. Für den Rechtsschenkelblock ist ein schnelles Erfassen des rechten Ventrikels durch die Negativität und ihre starke Verzögerung im Vergleich zur Regel charakteristisch.
3. Bei der Extrasystolie wird die starke Erhöhung der Potentialdifferenz während der Depolarisation von einer Erhöhung der Potentialdifferenz bei der Repolarisation begleitet.
4. In der QRS-Periode ist bei Extrasystolie die Bewegung der Feldanteile stark eingeschränkt. Die Kreisbewegung fehlt. Die Negativität, die in irgendeinem Bereich entsteht, bleibt über längere Zeit mit geringfügigen Verschiebungen stabil.
5. Die Projektion der Feldanteile bei der Repolarisation (T_A-Periode) hat im Vergleich mit dem letzten Zeitpunkt der QRS-Periode sowohl in der Regel als auch bei Extrasystolie eine entgegengesetzte Lage. Die Besonderheit der Extrasystolen, deren Negativität sich in der QRS-Periode in den Bereich des linken Ventrikels projiziert, besteht darin, daß die Feldanteile in der T_A-Periode im Vergleich zu der normalen T_A-Periode entgegengesetzte Ladungen haben. Eine umgekehrte Abhängigkeit zwischen den elektrischen Ladungen der Endteile der QRS- und T_A-Perioden wird festgestellt.

Die angeführten Daten weisen große Veränderungen in der Bewegung des kardioelektrischen Feldes in der QRS-Periode auf. Die Dynamik der Feldanteile hat mit der des Rechtsschenkelblocks gemeinsame Merkmale. Bei der Analyse der elektrokardiotopographischen Ergebnisse haben wir uns in der Unterteilung auf zwei Varianten von Extrasystolie beschränkt. In einem Fall stimmt die Projektion des positiven Feldanteils in der T_A-Periode mit den Projektionen dieses Feldanteils im normalen Zyklus überein. Im anderen Fall liegen die Feldanteile in der T_A-Periode bei der Extrasystolie entgegengesetzt wie beim normalen Zyklus auf der Oberfläche des Thorax.

3.6. Der Mechanismus der Bildung des Vektorkardiogrammes

Bei 50 Menschen registrierten wir Elektrokardiotopogramm und Vektorkardiogramm gleichzeitig und führten einen Vergleich der Vektorkardiogramme mit den Elektrokardiotopogrammen durch. Als Beispiel betrachten wir die Daten der Untersuchung Nr. 116, Elektrokardiotopogramme mit gleichzeitig registrierten Vektorkardiogrammen vom Punkt Nr. 40 als horizontale Ableitung und Nr. 1 als vertikale Ableitung (s. Abb. 54).

Bild Nr. 1: Die Negativität tritt links auf. Der positive Feldanteil ist rechts und in der Mitte zu sehen. Im Vektorkardiogramm wird eine geringfügige Strahlbewegung im Uhrzeigersinn registriert.

Bild Nr. 2: Die Potentialdifferenz nimmt stark zu. Der positive Feldanteil verschiebt sich nach links, der negative tritt rechts auf. Im Vektorkardiogramm wird eine Strahlbewegung im Uhrzeigersinn beobachtet. Im Elektrokardiogramm erscheint im Punkt Nr. 1 die Q-Zacke und der Beginn der R-Zacke im Punkt Nr. 40.

Bild Nr. 3: Der negative Feldanteil verschiebt sich diagonal von rechts oben nach links unten. Im Vektorkardiogramm wird die QRS-Schleife aufgezeichnet. Ihre Bewegung verläuft weiterhin im Uhrzeigersinn. Das Elektrokardiogramm zeigt im Punkt Nr. 1 die isoelektrische Linie zwischen Q und R und im Punkt Nr. 40 die R-Zacke unmittelbar nach ihrer Spitze.

Bild Nr. 4: Der negative Feldanteil befindet sich in der Mitte und bewegt sich geringfügig nach links unten. Im Vektorkardiogramm nähert sich die QRS-Schleife dem Ausgangspunkt. Im Elektrokardiogramm ist im Punkt Nr. 1 und im Punkt Nr. 40 eine Annäherung zur isoelektrischen Linie der R-Zacke zu sehen.

Bilder Nr. 5 und 6: Endteil der T_A-Periode. Der positive Feldanteil befindet sich im mittleren und teilweise im linken Teil des Brustkorbes.

Bilder Nr. 7 und 8: Der Beginn der T_B-Periode wird registriert. Der negative Feldanteil liegt links und im Mittelteil des Thorax.

In der Abbildung 54 werden die Vektorkardiogramme bei einer horizontalen Ableitung von Punkt Nr. 40 angegeben, in dem die Kreisbewegung der Feldanteile einsetzt. Die vertikale Ableitung wird aus 12 verschiedenen Punkten gewonnen. Bei Ableitung von den Punkten Nr. 41, 21, 22, 23, 24 und 25 ist zu erkennen, wie sich die Form der QRS-Schleife ändert. Ihre Umlaufsrichtung liegt im Uhrzeigersinn. Bei dem Übergang zwischen den weitest entfernten Ableitungsstellen (41 und 25) dreht sich die Achse der QRS-Schleife von $+80°$ bis $-45°$. Zu bemerken ist, daß sich die Richtung der maximalen Auslenkung bei Annäherung der Ableitstellen der vertikalen an die der horizontalen Ableitung gegen den Uhrzeigersinn verändert. Erreicht die Verschiebung einen Halbkreis (Punkt Nr. 26), so wird die QRS-Schleife sehr schmal und liegt in einem Winkel von $-45°$. Mit der weiteren Annäherung der Ableitungsstellen kehrt sich die Umlaufsrichtung der QRS-Schleife in die entgegengesetzte Richtung um, ihre Bewegung erfolgt gegen den Uhrzeigersinn, und die Richtung der maximalen Ablenkung verschiebt sich im Uhrzeigersinn von $-45°$ bis $+45°$. Die Richtung $+45°$ entsteht bei Ableitung in der horizontalen und vertikalen Ebene vom Punkt Nr. 40. Diese Registrierung ist für die Kontrolle der Verstärker bei Arbeit mit den Vektorkardiographiekanälen wichtig. Wenn beide nicht gleichmäßig verstärken, so beträgt der Ablenkungswinkel des Oszilloskopstrahles nicht $+45°$. Das angeführte Beispiel zeigt, wie sich die Entstehung der kardioelektrischen Feldanteile über die ableitenden Elektroden in dem erhaltenen Bild widerspiegeln.

Die vorgeschlagene Methode der räumlichen Untersuchung des kardioelektrischen

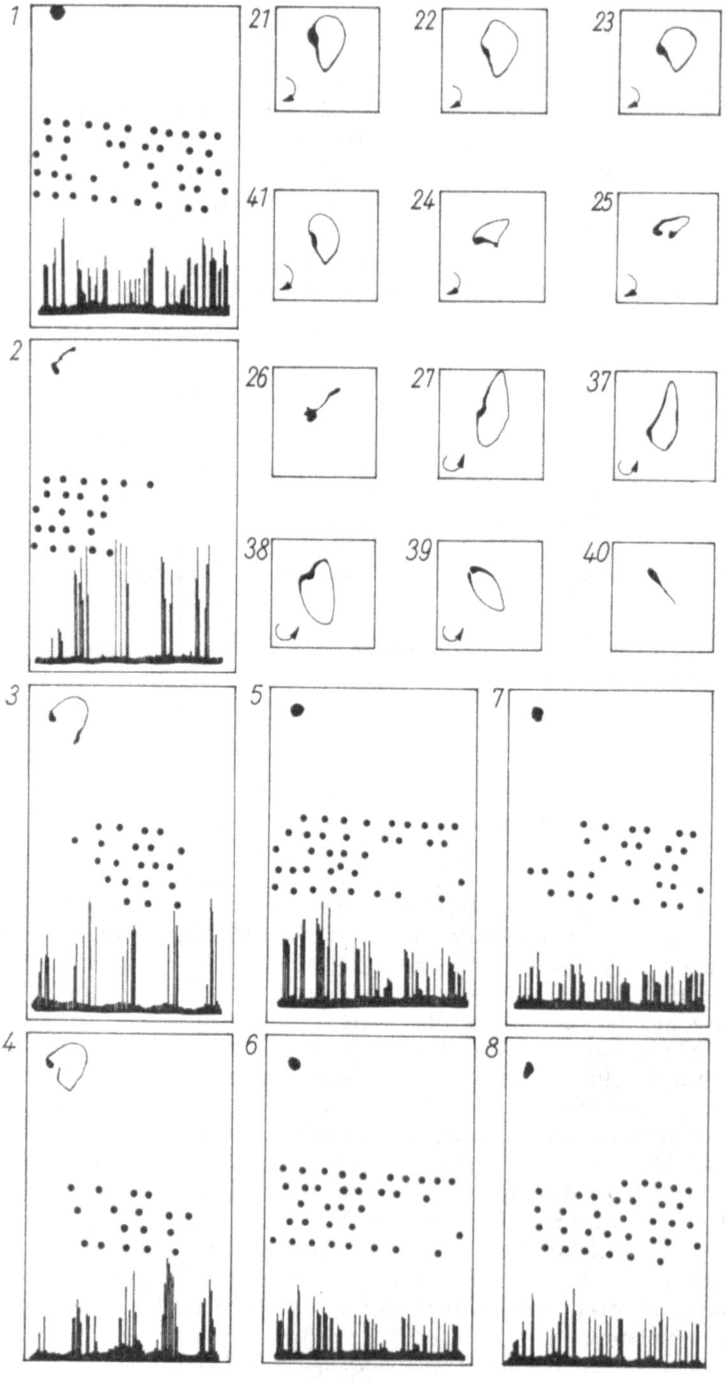

Abb. 54: Elektrokardiotopogramme mit gleichzeitigen Vektorkardiogrammen (Untersuchung Nr. 116).

Feldes in kurzen Zeitintervallen mit gleichzeitiger Registrierung der Elektrokardiogramme und Vektorkardiogramme liefert objektive Daten, die die Entstehung der Vektorkardiogramme auf eine neue Art und Weise zu erklären erlauben.
Für die Entstehung der QRS Schleife lassen sich vier Entstehungsvarianten aus dem Verlauf des kardioelektrischen Feldes unterscheiden (Abb. 55).

1. Unter beiden Elektroden befindet sich der positive Feldanteil.
2. Von der vertikalen Ableitung wird der positive Feldanteil und von der horizontalen der negative registriert.
3. Beide Elektroden liegen über dem negativen Feldanteil.
4. Die Ableitung in der vertikalen Richtung erfaßt den Durchgang des negativen und die in der horizontalen den des positiven Feldanteils.

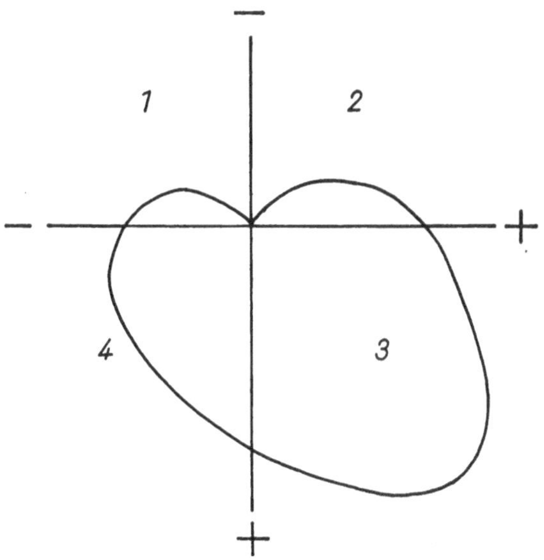

Abb. 55: Schema der Entstehung der vektorkardiographischen QRS-Schleife.

In Abhängigkeit von der Elektrodenanordnung können die Anteile der QRS-Schleife in einem, zwei, drei oder vier Sektoren liegen, wie die oben angeführten Varianten wiedergeben.
Das angeführte Schema der Entstehung der Elektrokardiogrammzacken besitzt für die Bewegungsrichtung der QRS-Schleife Bedeutung. Wird die vertikale Ableitung gegenüber der horizontalen im Zusammenhang mit den Etappen des Umlaufkreises des kardioelektrischen Feldes betrachtet, so ergeben sich für Lage und Umlaufsrichtung der QRS-Schleife Gesetzmäßigkeiten:
Für die Bestimmung von Umlaufsrichtung und Lage der QRS-Schleife werden zwei Ableitungen verglichen, die den vier Etappen des Umlaufkreises entsprechen. Die Ergebnisse dieses Vergleiches werden in Abbildung 56 angeführt. Die horizontale Ablenkung (H) des Strahles des Vektorkardioskops wurde in die vier Viertel des Umlaufkreises eingeteilt. Die Zeitpunkte in der vertikalen Ableitung (V) wur-

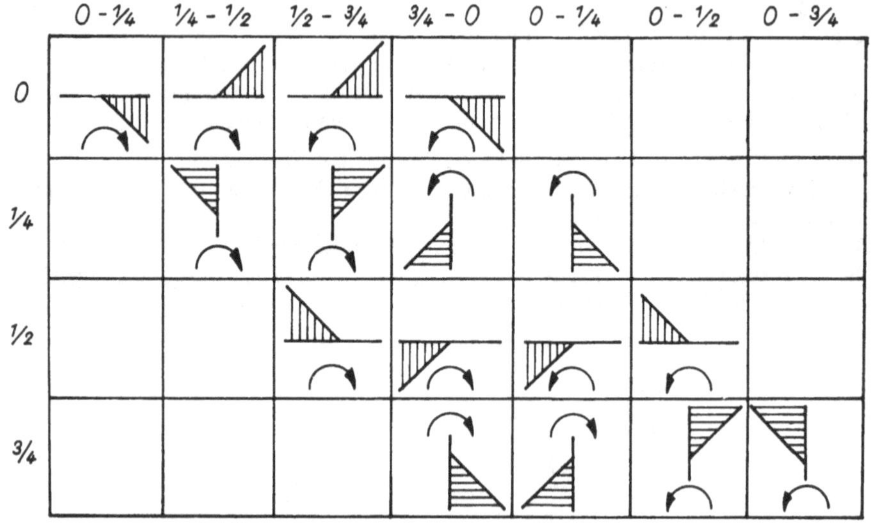

Abb. 56: Schematische Zusammenstellung für Lage und Bewegungsrichtung der Vektorkardiogrammschleifen in Abhängigkeit von den verschiedenen Abschnitten des Umlaufkreises der an ihrer Entstehung beteiligten kardioelektrischen Feldanteile (s. Text).

den ebenfalls auf die vier Etappen des Umlaufkreises bezogen. Bei einem solchen Vorgehen entstehen 16 Kombinationen verschiedener Lage und Umlaufsrichtung für die QRS-Schleife. In der Abbildung 56 ist zu erkennen, daß sich alle 16 Varianten voneinander unterscheiden, d. h. es gibt keine 2 Varianten, in denen Lage und Umlaufsrichtung der QRS-Schleife übereinstimmen.

Aus den Vergleichen von je zwei Etappen der Kreisbewegung des kardioelektrischen Feldes ergeben sich folgende Gesetzmäßigkeiten: Bei Umlauf der QRS-Schleife im Uhrzeigersinn, bezogen auf die horizontale Ableitung, liegt die vertikale Ableitung in der darauffolgenden Hälfte des Umlaufkreises. Bei Umlauf der QRS-Schleife gegen den Uhrzeigersinn befindet sich die vertikale Ableitung in der zweiten Hälfte der Kreisbewegung, d. h. in dem Teil, der zur Elektrode der horizontalen Ableitung des Vektorkardioskops gerichtet ist.

Bestimmte Gesetzmäßigkeiten bestehen auch für die Orientierung der QRS-Schleife:

1. Bei Registrierung des Bewegungsbeginns der Feldanteile in den horizontalen Ableitungen befindet sich die QRS-Schleife im Sektor von +45° bis −45°.
2. Bei Registrierung der Mitte des Umlaufkreises in der horizontalen Ableitung liegt die QRS-Schleife im entgegengesetzten Sektor, d. h. von +135° bis −135°.
3. Wenn das erste und das dritte Viertel des Umlaufkreises von der horizontalen Ableitung aufgenommen werden, so befindet sich die QRS-Schleife bei der Registrierung des Beginns des Umlaufkreises in der vertikalen Ableitung im Sektor von +45° bis +135°.

Die angeführten Daten über die Lage der QRS-Schleife, die auf der geometrischen Analyse der Kombination zweier verschiedener Ableitungen basieren, ergeben sich aus dem Schema der Entstehung des QRS-Komplexes. Praktisch erhält man solche Fakten mittels gleichzeitiger Registrierung von Elektrokardiotopogrammen und Vektorkardiogrammen (siehe Abb. 54). Die elektrokardiotopographischen Daten erlauben, die QRS-Schleife als Abbildung des Durchganges der Anteile des kardioelektrischen Feldes unter den ableitenden Elektroden zu betrachten und die Entstehung der Vektorkardiogramme theoretisch zu begründen. Wünschenswert ist die Anwendung von unipolaren Ableitungen, damit die differente Elektrode den Durchgang der Feldanteile widerspiegelt. Damit kann auch das Verhältnis der elektrokardiographischen Kurve zur Ableitungsstelle im Umlaufkreis beurteilt werden. Das gewählte Schema der Polarität in den vektorkardiographischen Achsen X und Y entspricht der Verteilung der Ladungen der Biopotentiale auf der Oberfläche des Brustkorbs, d. h. die Positivät überwiegt vorn und hinten links im Unterteil des Thorax. Die Negativität überwiegt rechts im Oberteil des Brustkorbes, was dem Schema von WALLER entspricht. Bei der Wahl der Ableitungsstelle für die horizontale Ablenkung des Kardioskopstrahles entschieden wir uns für die Brustwandableitung V_6 (Punkt Nr. 39 oder 40). Für die vertikale Achse wurden verschiedene Punkte (Nr. 25, 26, 27, 37, 38 u. a.) benutzt. Auf Grund der Analyse der räumlichen Dynamik des kardioelektrischen Feldes wird die Entstehung der vektorkardiographischen QRS-Schleife auf eine neue Art betrachtet.

Am übersichtlichsten wird der Durchgang der Feldanteile unter der ableitenden Elektrode vom Elektrokardiogramm widergespiegelt. Deshalb ist bei einer Analyse der elektrischen Aktivität vor allem notwendig, die Elektrokardiogramme der Ableitungen zu analysieren, aus denen sich das Vektorkardiogramm zusammensetzt. Die Analyse eines Vektorkardiogramms läßt sich unmöglich ohne Beachtung der es bildenden Elektrokardiogramme durchführen. Bei der Analyse des Elektrokardiogramms muß der Zeitpunkt im Umlaufkreis vermerkt werden (1/4, 1/2 usw.).

Die Vektorkardiogrammschleife besitzt gegenüber der elektrokardiographischen Kurve den Vorteil, dort nicht erkennbare Eigenschaften sichtbar zu machen. Dazu gehören die Phasenverschiebung zwischen zwei elektrokardiographischen Kurven und die Geschwindigkeit der Umlaufsbewegung der Feldanteile, die sich in der Geschwindigkeit der Bewegung zur Spitze der R-Zacke oder des Abstieges zur S-Zacke widerspiegeln. Da man die Elektrokardiogramme kennen muß, aus denen sich das Vektorkardiogramm zusammensetzt, ist vor allem die QRS-Schleife für die bekannten Brustwandableitungen zu untersuchen. Deshalb schlagen wir vor, zur Registrierung eine horizontale Ableitung von den Punkten V_5 oder V_6 als Grundableitung zu benutzen, die den Beginn der Bewegung des kardioelektrischen Feldes reflektiert. Die vertikale Ableitung kann von beliebigen Punkten (Extremitäten- oder Brustwandableitungen) abgenommen werden. Nach detaillierter Untersuchung dieser Ableitungen können auch andere in die Untersuchung einbezogen werden. Dabei muß jede der Ableitungen für die Tätigkeit des gesunden Herzens und bei verschiedenen Erkrankungen untersucht werden.

Die Untersuchungen der räumlichen Dynamik zeigten, daß bei Erregung des Myokards gleichzeitig ein negativer und ein positiver Feldanteil entstehen, die eine Kreisbewegung ausführen. Dabei entsteht am Anfang eine Potentialdifferenz, die etwa auf halber Strecke abzunehmen beginnt. Bei Betrachtung der Aktivität des Herzens vom vektorkardiographischen Gesichtspunkt aus wird sie durch zwei Vektoren dargestellt: der Vektor der Positivität entspricht der Oberflächenkurve des Maximums der positiven Ladung. Der Vektor der Negativität entspricht dem Oberflächenmaximum der negativen Ladung. Ein selbständiger Vektor der Negativität und einer der Positivität müssen voneinander getrennt werden. Jeder Vektor hat die Richtung des Maximums seiner Polarität mit entsprechender Anordnung auf der Oberfläche des menschlichen Körpers. Die Elektrokardiotopographie wurde mit gleichzeitiger Vektorkardiographie bei verschiedenen Herzerkrankungen studiert.

Die Untersuchungen der räumlichen Verteilung der Potentiale bei Aneurysma des Herzens zeigen, daß die Bewegung der Feldanteile in der QRS-Periode eingeschränkt ist. Die Negativität konzentriert sich dabei in den Bereich des Aneurysmas und die Positivität außerhalb der Grenzen. Als Besonderheit der Repolarisationsperiode tritt die Registrierung einer Positivität im Aneurysmabereich auf, die sich hauptsächlich im negativen Feldanteil der T_B-Periode hervorhebt. Die elektrokardiotopographischen Ergebnisse erlauben die QS-Zacke als Resultat der Konzentration der Negativität im Bereich des Aneurysmas, die Hebung der ST-Strecke als Folge der Entwicklung der Positivität im Aneurysmabereich während der Repolarisation und die negative T-Zacke als Verringerung der positiven Ladung beim Übergang der T_A- in die T_B-Periode zu betrachten. Dabei bleibt die T-Zacke positiv mit einer Potentialgröße, die kleiner als im PQ-Intervall ist. Notwendig zu vermerken ist, daß das PQ-Intervall im Aneurysmabereich nicht isoelektrisch, sondern positiv ist.

Beim Studium der räumlichen Potentialverteilung mit gleichzeitiger Registrierung von Vektorkardiogrammen muß darauf hingewiesen werden, daß die QRS-Schleife normalerweise den Durchgang der Feldanteile unter den ableitenden Elektroden widerspiegelt. Die angeführte Besonderheit der Dynamik des kardioelektrischen Feldes wird in den Veränderungen der Vektorkardiogramme bei Herzerkrankungen reflektiert. Bei gleichzeitiger Registrierung von Vektorkardiogrammen und Elektrokardiogrammen werden objektive Daten erhalten, die die Lageabhängigkeit der QRS-Schleife vom Ableitungsort zeigen.

Wenn beide Ableitungen der Vektorkardiogramme im Aneurysmabereich aufgenommen werden, liegt die QRS-Schleife im oberen linken Quadranten (Abb. 55, 3). Bei Ableitung der Potentiale aus dem Bereich des unverletzten Myokards wird gewöhnlich eine hohe R-Zacke registriert und die QRS-Schleife befindet sich im unteren rechten Quadranten. Bei Abgriff der Potentiale der horizontalen Ableitung aus dem Bereich des unveränderten Myokards und der Potentiale der vertikalen Ableitung aus dem Aneurysmabereich liegt die QRS-Schleife im oberen rechten Quadranten. Ob die QRS-Schleife offen ist, hängt davon ab, ob die T_A-Periode mit erhöhter Potentialdifferenz zwischen dem negativen und positiven Feldanteil beginnt. Die beobachtete Positivität im Bereich des Aneurysmas vergrößert die Potentialdifferenz noch mehr und tritt im Elektrokardiogramm in Form einer gehobenen ST-Strecke auf. Eine der Besonderheiten der Vektorkardiogramme ist die Vergrößerung der nicht geschlossenen T-Schleife, die eher die Form eines Kommas hat.

So sind für das Aneurysma des Herzens kennzeichnend die Richtungsabhängigkeit,

die maximale Breite und eine nicht geschlossene QRS-Schleife, beruhend auf den Besonderheiten der Dynamik der Feldanteile infolge der Erkrankung.
Im Unterschied zum Herzaneurysma tritt bei einer Hypertrophie der Ventrikel eine breite QRS-Schleife im Vektorkardiogramm auf, die ein Ergebnis der erhöhten Potentialdifferenz und der Veränderung der Herzlage bei voller Kreisbewegung der Feldanteile ist.

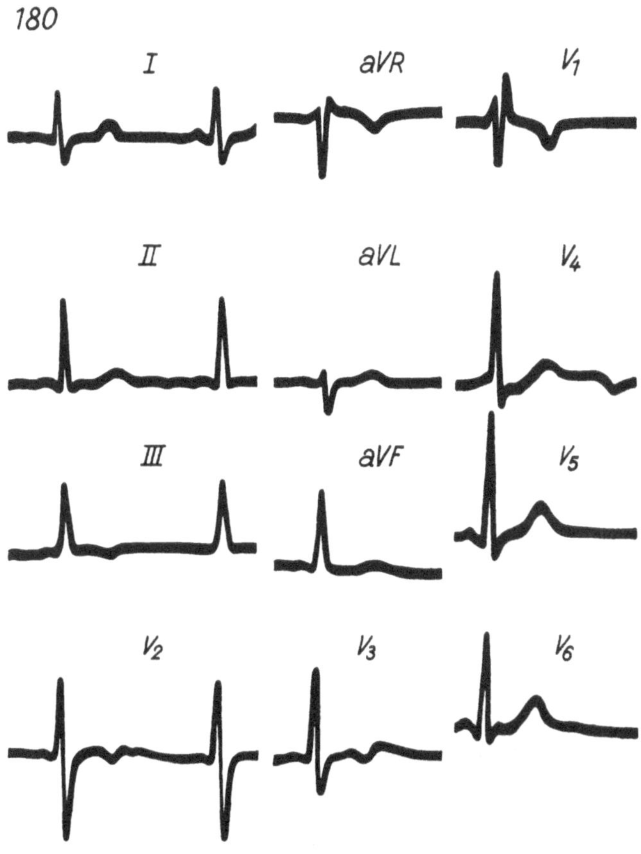

Abb. 57: Elektrokardiogramm bei Hypertrophie des rechten Ventrikels (Patientin R., Untersuchung Nr. 180).

Patientin R. (Untersuchung Nr. 180). Das Elektrokardiogramm ist in Abbildung 57 angeführt. Die Elektrokardiotopographie wurde bei Elektrodenanordnung auf der Vorderfläche des Brustkorbes durchgeführt. Die Vektorkardiogramme wurden mit horizontaler Ableitung vom Punkt Nr. 39 (V_6) und vertikaler Ableitung vom Punkt Nr. 25 registriert. Die Schleife ist in jedem Bild eingezeichnet. Die QRS-Schleife vom Punkt Nr. 26 ist neben den Bildern zu sehen (Abb. 58).
Bild Nr. 1. Elektrokardiotopographie: der letzte Zeitpunkt des PQ-Intervalls, geringe Elektronegativität vorn im linken Unterteil des Brustkorbes. Keine Veränderungen im Elektrokardiogramm.

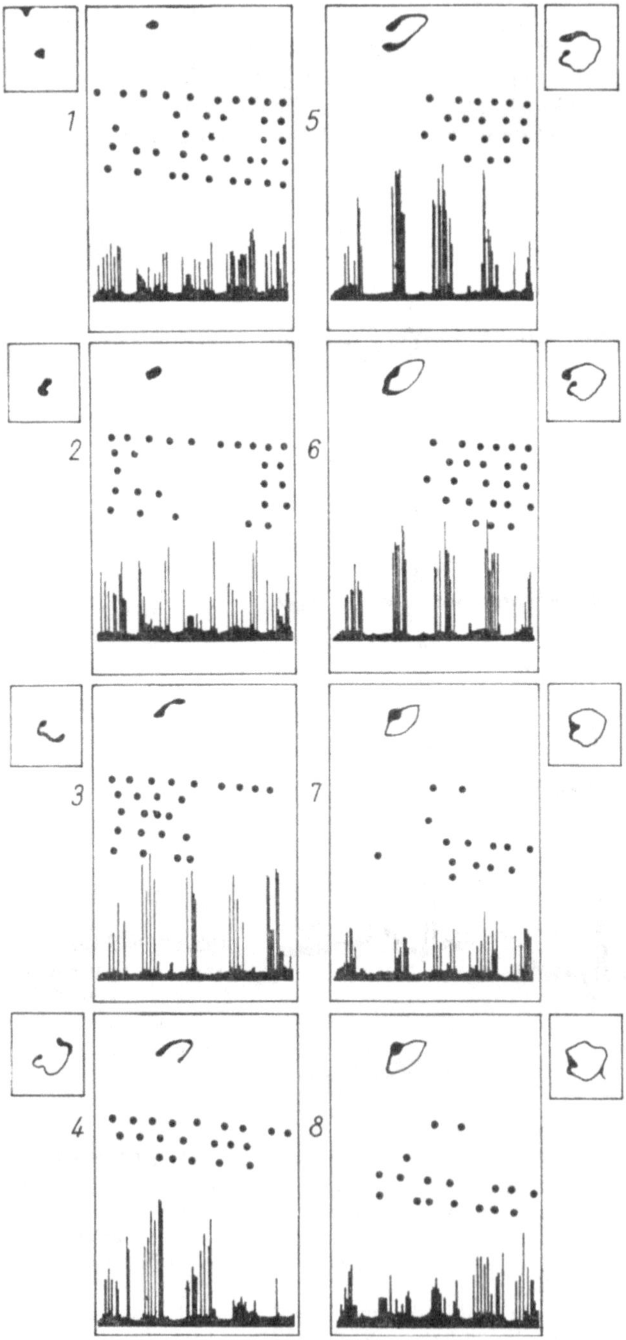

Abb. 58: Elektrokardiotopogramm mit gleichzeitiger Vektorkardiographie bei Hypertrophie des rechten Ventrikels (Untersuchung Nr. 180).

Bild Nr. 2. Elektrokardiotopographie: Vergrößerung der Potentialdifferenz. Der positive Feldanteil befindet sich im Mittelteil und das Maximum der Negativität im linken seitlichen Teil des Brustkorbes (Punkte Nr. 19, 20, 30, 40 und 49). Im Vektorkardiogramm wird der Beginn der QRS-Schleife registriert. Das Vektorkardiogramm bei vertikaler Ableitung vom Punkt Nr. 25 zeigt einen Umlauf im Uhrzeigersinn und bei Ableitung vom Punkt Nr. 26 den entgegengesetzten Umlaufssinn.

Bild Nr. 3. Elektrokardiotopographie: weitere Zunahme der Potentialdifferenz mit Bewegung der Feldanteile im Uhrzeigersinn.

Vektorkardiogramm: Umlauf der QRS-Schleifen in gegensätzlicher Richtung.

Bild Nr. 4. Elektrokardiotopographie: Bewegung der Feldanteile im Uhrzeigersinn. Ersichtlich ist, wie sich der negative Feldanteil in den oberen Mittelteil des Brustkorbes verschiebt. Im Vektorkardiogramm setzt sich die QRS-Schleife von den Punkten Nr. 39 H und 25 V im Uhrzeigersinn und von den Punkten Nr. 39 H und 26 V gegen den Uhrzeigersinn fort.

Bilder Nr. 5 und 6. Elektrokardiotopogramm: der negative Feldanteil befindet sich im linken Teil des Brustkorbes. Die Potentialdifferenz wird im Bild Nr. 6 kleiner. Im Vektorkardiogramm endet die QRS-Schleife.

Bilder Nr. 7 und 8. Elektrokardiotopogramm: Der Beginn der T_A-Periode wird registriert. Im Vektorkardiogramm wird die QRS-Schleife geschlossen. Die Bewegung endet.

Aus den angeführten Bildern ist ersichtlich, daß bei Ableitung des Vektorkardiogramms von den Punkten Nr. 39 H und 25 V der Umlauf der QRS-Schleife im Uhrzeigersinn erfolgt, d. h. in Richtung der Bewegung der Feldanteile. Bei Ableitung von den Punkten Nr. 39 H und 26 V (hier wird nur die horizontale Ableitung verändert) läuft die QRS-Schleife in der entgegengesetzten Richtung. Der Umlauf der QRS-Schleife im Uhrzeigersinn hängt in der Ableitung Nr. 39 H und 25 V damit zusammen, daß die Ableitung 25 V in der ersten Hälfte des Umlaufkreises des kardioelektrischen Feldes bezogen auf Ableitung 39 H liegt. Die Ableitung 26 V liegt in der zweiten Hälfte des Umlaufkreises, so daß die QRS-Schleife in entgegengesetzter Richtung läuft.

Die Daten zeigen, daß die Umlaufsrichtung der QRS-Schleife entweder mit der Bewegungsrichtung der Feldanteile übereinstimmt oder entgegengesetzt erfolgen kann. Da Drehungsrichtung und Breite der QRS-Schleife von dem Zeitpunkt in der Kreisbewegung des Dipols abhängig sind, kann angenommen werden, daß das Vektorkardiogramm die Beziehung beider Ableitungen widerspiegelt, die bei der Bildung des Vektorkardiogramms beteiligt sind. So besitzen zum Beispiel die elektrokardiographischen Kurven, die in dem Umlaufkreis des Dipols entgegengesetzte Lage haben, eine Spiegelform und sind zeitlich synchron. Deswegen wird die QRS-Schleife aus solchen Kurven immer flach sein. Während der Bewegung der Feldanteile in der QRS-Periode wird bei folgerichtiger Erregungsausbreitung im Ventrikelmyokard eine Phasenverschiebung der elektrokardiographischen Kurven beobachtet. Deshalb wird die Breite der QRS-Schleife bei fortschreitender Phasenverschiebung größer.

Die elektrokardiotopographische Methodik erklärt den Mechanismus der Formierung der Vektorkardiogramme aus der Dynamik des kardioelektrischen Feldes. Die Daten sprechen dafür, daß das Vektorkardiogramm eine verzerrte Abbildung der Kreisbewegung des Dipols ist.

3.7. Elektrokardiotopographie mit gleichzeitiger Phonokardiographie und Sphygmographie

Zum Studium der Wechselbeziehungen in der Dynamik der elektrischen und mechanischen Vorgänge sowie der funktionellen Bedeutung des kardioelektrischen Feldes wurden als Merkmale für die Kontraktion des Ventrikelmyokards das Phonokardiogramm und das Sphygmogramm der A. carotis benutzt. Dabei galt die Aufmerksamkeit den Beziehungen zwischen der Kreisbewegung der Feldanteile und dem ersten Herzton, dem Ende der T_A-Periode, dem zweiten Herzton und der sphygmographischen Kurve. Die Unterteilung der Repolarisation der Ventrikel in T_A- und T_B-Periode ist eine neue Tatsache, deren funktionelle Bedeutung noch nicht geklärt ist. Die T_A-Periode fällt mit der Ventrikelsystole zusammen. Die nach der Spitze der T-Zacke beginnende T_B-Periode hält während der ganzen Diastole an. Es entsteht die Frage nach Wechselbeziehungen zwischen dem Übergang der T_A- in die T_B-Periode mit dem zweiten Herzton und der sphygmographischen Kurve.

Betrachten wir am Anfang die Wechselbeziehungen zwischen der Dynamik des kardioelektrischen Feldes und den Schallerscheinungen.

Die Schwingungen des ersten Herztones beginnen häufig noch vor dem Ende der Bewegung der negativen Feldanteile auf der Vorderfläche des Brustkorbes von rechts nach links. Die größeren Schwingungen des ersten Tones entstehen gewöhnlich gleich nach dem Ende des QRS-Komplexes und fallen mit dem ersten Bild der T_A-Periode zusammen.

In Abbildung 59 wird ein Beispiel gleichzeitiger Registrierung der Dynamik des kardioelektrischen Feldes und des Phonokardiogramms an einem gesunden Menschen (Untersuchung Nr. 165) mit linkstypischem Elektrokardiogramm angeführt. Nach dem Auslassen des Mittelteils der T_A-Periode werden 12 Filmbilder vom Endteil der T_A-Periode und vom Beginn der T_B-Periode wiedergegeben.

In den Bildern Nr. 2 und 3 ist zu erkennen, wie sich die Potentialdifferenz verkleinert. Der positive Feldanteil der T_A-Periode liegt vorn links im Unterteil des Brustkorbes.

Das Bild Nr. 4 entspricht dem Übergang der T_A- in die T_B-Periode. Der Übergang besteht in einer Verkleinerung der Potentialdifferenz.

Mit dem Bild Nr. 5 beginnt die T_B-Periode, die durch das Auftreten der Negativität in den Punkten charakterisiert wird, in denen sich am Ende der T_A-Periode die Positivität befand, d. h. Negativität wird am linken Unterteil des Brustkorbes festgestellt.

Der zweite Herzton entsteht drei Bilder nach Ende der T_A-Periode und dauert über den Verlauf der vier Bilder Nr. 7 bis 10 an.

Diese Tatsache verdient als ein neues und sehr deutliches Merkmal der Wechselbeziehungen zwischen den elektrischen und mechanischen Erscheinungen große Aufmerksamkeit. Es ist bekannt, daß der zweite Herzton ein Ergebnis des Schließens der Semilunarklappen ist und in einem Zeitabstand von etwa 40 ms nach Ende der Ventrikelsystole erfolgt.

Da das Intervall nach Ende der T_A-Periode bis zum zweiten Herzton 45 bis 60 ms (3 bis 4 Bilder) beträgt, kann angenommen werden, daß der Abschluß der T_A-Periode der Zeitpunkt der Vollendung der mechanischen Ventrikelsystole ist. Wenn dem tatsächlich so ist, ergibt die elektrokardiotopographische Methode ein deutliches Kennzeichen für die genaue Abbildung der mechanischen Systole in den elektrischen Vorgängen des Herzens. Das ist besonders wichtig, da die aus dem Elektrokardiogramm bestimmte elektrische Systole häufig nicht mit der

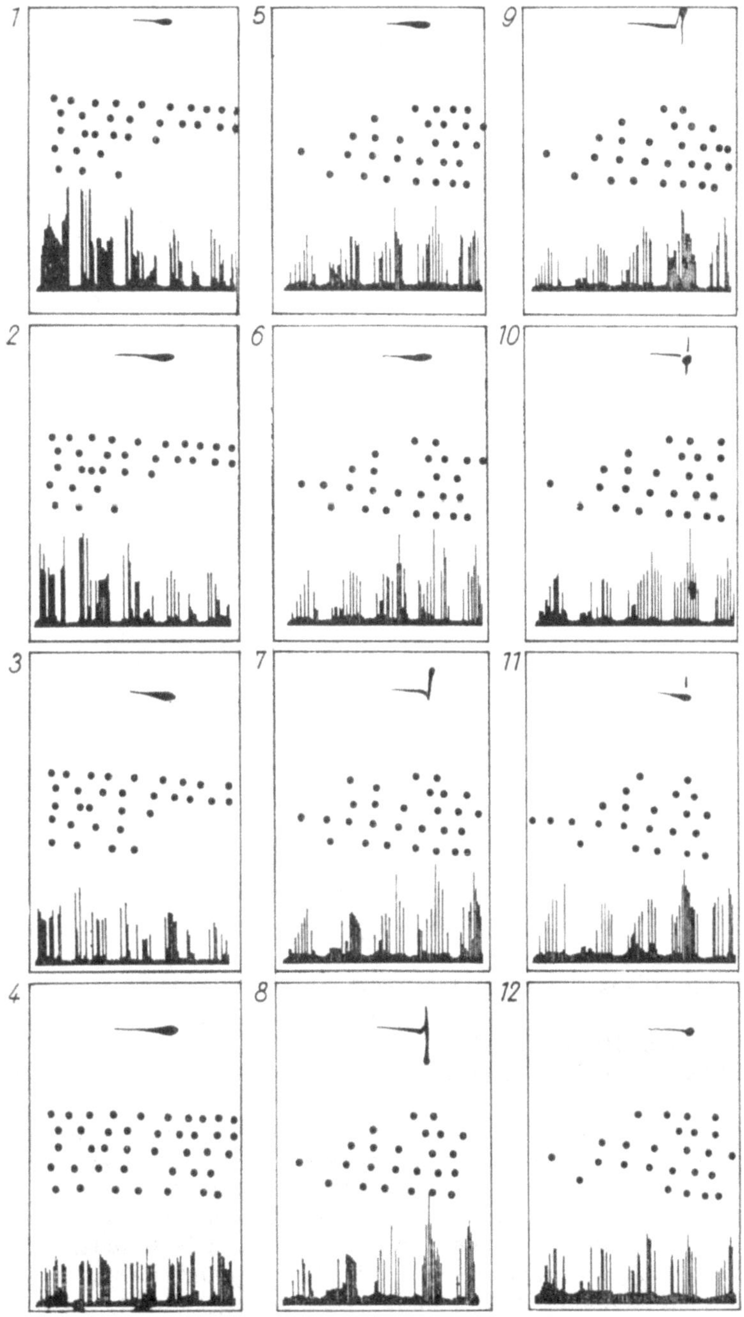

Abb. 59: Elektrokardiotopogramm mit gleichzeitiger Phonokardiographie beim gesunden Menschen (Untersuchung Nr. 165).

mechanischen übereinstimmt und sie im wesentlichen ungenau wiedergibt. Für einen detaillierten Vergleich der Elektrokardiotopogramme mit den mechanischen Vorgängen wurde eine gleichzeitige Sphygmographie durchgeführt. Bei der Sphygmographie werden die Pulsabnehmer am Hals im Bereich der A. carotis angelegt. Beim Vergleich der Pulskurve mit dem Elektrokardiotopogramm werden folgende Beziehungen erhalten: Der anakrote Schenkel tritt vorwiegend im 5. bis 6. Bild (80 ms) nach Ende des QRS-Komplexes auf. Der Gipfel der Pulswelle erscheint im 10. bis 12. Bild (160 bis 170 ms). Der Übergang der T_A- in die T_B-Periode fällt im allgemeinen mit dem Beginn der Dikrotie zusammen und entsteht während dem 15. bis 16. Bild. Beim Fehlen der Dikrotie fällt der Übergang der T_A- in die T_B-Periode mit dem Zeitpunkt des stärkeren Abfalles im katakroten Schenkel zusammen. Aus den Befunden der Sphygmogramme und der Dynamik der T_A-Periode kann festgestellt werden, daß bald nach dem Beginn des anakroten Schenkels eine Zunahme der Potentialdifferenz erfolgt. Eine ausgeprägte Zunahme der Potentialdifferenz tritt nach dem Gipfel der Pulskurve auf.

In Abbildung 60 werden die elektrokardiotopographischen Ergebnisse bei einer Elektrodenanordnung auf der Vorderfläche des Thorax und gleichzeitiger Registrierung des Pulses an der A. carotis am gesunden Menschen gezeigt (Untersuchung Nr. 222). Die angeführten Bilder beziehen sich auf den Übergang von der T_A- in die T_B-Periode.
Bilder Nr. 1 und 2: Im Elektrokardiotopogramm wird das Ende der T_A-Periode registriert. Auf der Vorderfläche ist links ein geringer positiver Feldanteil zu sehen. Im Sphygmogramm wird die Dikrotie aufgezeichnet.
Bild Nr. 3: Im Elektrokardiotopogramm zeigt sich der Beginn der T_B-Periode. Der positive Feldanteil verschwindet. Im Sphygmogramm beginnt die dikrote Welle. Die Pulskurve bewegt sich nach oben.
Bild Nr. 4: Im Elektrokardiotopogramm erscheint die T_B-Periode mit einer geringen Zunahme der Potentialdifferenz. Die Negativität befindet sich links und zeigt eine Zunahme der Lichtintensität der Punkte und der Säulenhöhe. Im Sphygmogramm wird deutlich die Inzisur aufgezeichnet.
Bild Nr. 5: Das Elektrokardiogramm zeigt die T_B-Periode. Im Sphygmogramm wird das Ende der dikroten Welle aufgenommen.
Bilder Nr. 6, 7 und 8: Im Elektrokardiotopogramm wird die Fortsetzung der T_B-Periode registriert. Das Sphygmogramm zeigt eine steile Senkung der Pulskurve nach der Beendigung der Dikrotie.

In dem angeführten Beispiel ist zu erkennen, daß der Beginn der T_B-Periode mit dem Beginn der Dikrotie zusammenfällt. Da der Beginn der Dikrotie das Ende der Systole anzeigt, kann die Übereinstimmung der T_A-Periode mit der Ventrikelsystole bestätigt werden. Der Beginn der T_B-Periode kann also als Kennzeichen für das Ende der Systole und den Beginn der Diastole angesehen werden. Aus dem Vergleich der erhaltenen Daten mit den elektrokardiotopographischen Ergebnissen bei gleichzeitiger Phonokardiographie wird der Schluß gezogen, daß das Intervall zwischen dem Ende der T_A-Periode und dem zweiten Herzton eine genaue Abbildung der Periode zwischen dem Ende der Systole und dem Zuschlagen der Semilunarklappen ist. Dieses Intervall von T_A-Periode bis zum zweiten Ton ist vom großen Interesse, da die nach dem Elektrokardiogramm bestimmte elektrische Systole nicht mit der mechanischen Systole übereinstimmt. Es sind Fälle bekannt, wo bei Herzerkrankungen die paradoxe Erscheinung auftritt, daß die elektrische Systole im Elektrokardiogramm nach dem zweiten Herzton endet. Diese Tatsache kann dadurch erklärt werden, daß sich die Potentialdifferenz bei

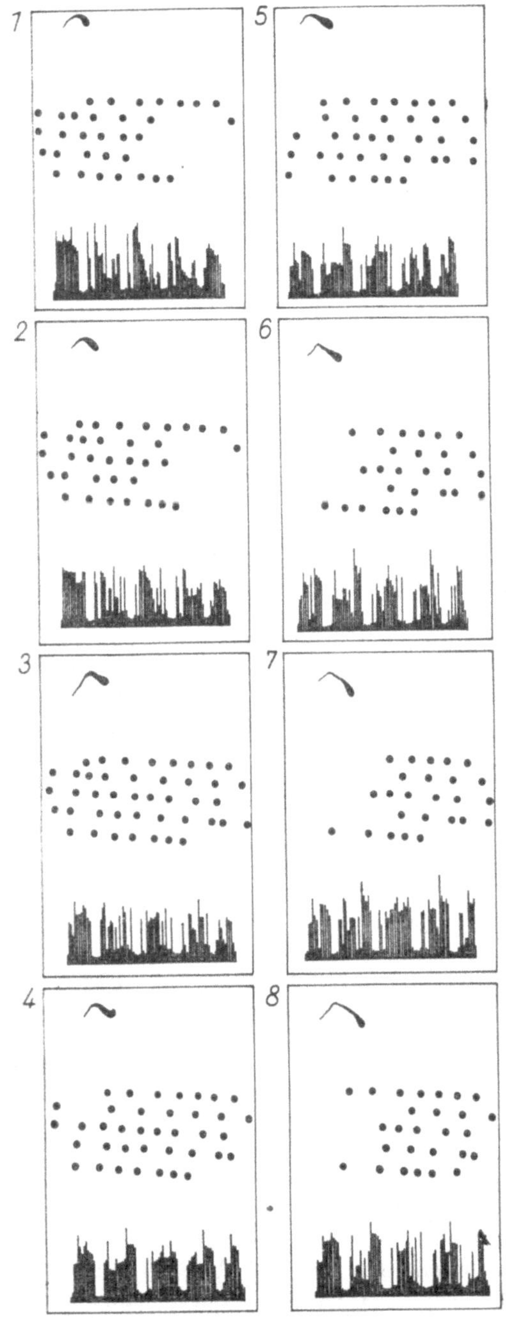

Abb. 60: Elektrokardiotopogramm mit gleichzeitiger Registrierung des Sphygmogrammes von der A. carotis eines Gesunden (Untersuchung Nr. 222).

einer Überbelastung des Herzens (Hypertrophie) sowohl in der T_A- als auch in der T_B-Periode vergrößert. Dadurch verlängert sich die T-Zacke bis zum zweiten Herzton und noch weiter.
Die Elektrokardiotopographie mit gleichzeitiger Phonokardiographie zeigt weiterhin, daß sich bei Herzerkrankungen die Beziehungen zwischen dem QRS-Komplex und dem ersten Ton sowie zwischen dem Ende der T_A-Periode und dem zweiten Ton verändern. Es ist bekannt, daß sich bei Mitralstenose das Intervall zwischen der Q-Zacke und dem ersten Ton verlängert, was zur Beurteilung des Stenosegrades benutzt wird. Diese Veränderung wird in dem Vergleich zwischen Auftreten des ersten Tones und Ende der Bewegung des kardioelektrischen Feldes übersichtlicher. Während die großen Schwingungen des ersten Tones in der Regel am Ende des QRS-Komplexes auftreten und häufig mit dem ersten Bild der T_A-Periode zusammenfallen, so entstehen sie bei der Mitralstenose erst nach dem 1. oder 2. Bild der T_A-Periode. Im Gegensatz dazu wird der erste Ton bei einem Schenkelblock gleichzeitig mit dem QRS-Komplex nach der Erregungsausbreitung in einem der Ventrikel registriert.
Bei der Mitralstenose verändert sich das Intervall zwischen dem Ende der T_A-Periode und dem zweiten Ton gewöhnlich nicht. Eine Verlängerung des Intervalls zwischen dem Ende der T_A-Periode und dem zweiten Herzton wird bei Insuffizienz der Mitralis, bei Aneurysma des Herzens und bei einigen angeborenen Herzfehlern beobachtet. Wenn das Intervall zwischen der T_A-Periode und dem zweiten Ton in der Regel 3 bis 4 Bilder (45 bis 60 ms) umfaßt, so beträgt es bei den aufgezählten Erkrankungen bis zu 6 bis 8 Bilder (90 bis 120 ms). Das hängt augenscheinlich mit dem früheren Ende der Systole eines der beiden Ventrikel zusammen. Ungeachtet dessen, daß der Mechanismus dieser Erscheinung noch nicht ausreichend untersucht ist, hat sie jedoch Bedeutung für die Diagnostik der Herzerkrankungen. Führen wir ein Beispiel für die Veränderung des Intervalls zwischen der T_A-Periode und dem zweiten Herzton bei einer Insuffizienz der Mitralis an (Untersuchung Nr. 202).

Phonokardiogramm registriert bei Mikrophonlage im Bereich der Herzspitze sowie Elektrokardiotopogramm bei Elektrodenanordnung auf der Vorderfläche sind in Abbildung 61 angeführt.
Bilder Nr. 1 bis 4: Im Elektrokardiotopogramm wird das Ende der T_A-Periode und der Übergang in die T_B-Periode registriert. Im Phonokardiogramm treten keine Ausschläge auf.
Bilder Nr. 5 bis 12: Das Elektrokardiotopogramm zeigt die T_B-Periode. Deutlich zeichnet sich der negative Feldanteil im vorderen Mittelteil des Brustkorbes ab. Die Potentialdifferenz ist vergrößert. Der zweite Herzton tritt 6 Bilder nach dem Ende der T_A-Periode auf und beginnt in den Bildern Nr. 11 und 12. Mit der Entstehung des zweiten Tones verringert sich die Potentialdifferenz geringfügig.

Eine gleiche Vergrößerung des Intervalls zwischen der T_A-Periode und dem zweiten Ton entsteht bei Herzaneurysma offensichtlich durch die funktionelle Ähnlichkeit mit der Mitralinsuffizienz. Die Ähnlichkeit besteht darin, daß während der Systole ein Teil des Blutes in Richtung des Aneurysmas strömt, d. h. das effektive Schlagvolumen verkleinert ist.
Die bei der Untersuchung der Wechselbeziehungen zwischen dem Übergang der T_A- in die T_B-Periode und dem zweiten Ton erhaltenen Ergebnisse haben auch Bedeutung für die Erklärung der Entstehung von Herzgeräuschen. So endet ein als Ergebnis beschädigter Klappen entstandenes systolisches Geräusch mit dem

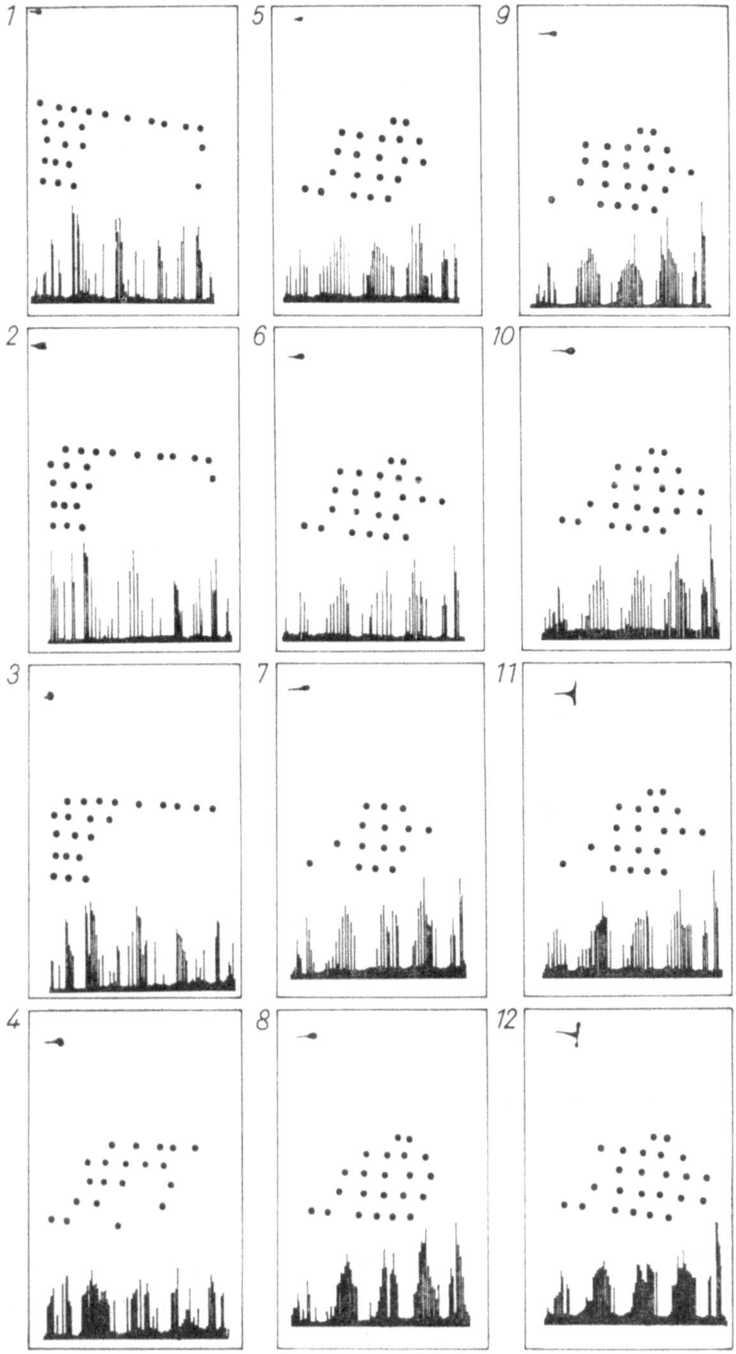

Abb. 61: Elektrokardiotopogramm mit gleichzeitiger Phonokardiographie bei Mitralinsuffizienz (Untersuchung Nr. 202).

Ende der T_A-Periode und das Phonokardiogramm registriert das Aussetzen des Geräusches vor dem zweiten Ton. Bei ausgeprägten Herzfehlern mit Septumdefekt setzt sich das systolische Geräusch häufig auch in das Intervall zwischen der T_A-Periode und dem zweiten Ton fort. Dies ist das Ergebnis der Fortsetzung des Blutstromes durch den Defekt hindurch infolge der zwischen beiden Ventrikeln bestehenden Druckdifferenz ungeachtet des Endes der Ventrikelsystole. Ein Vergleich der elektrokardiotopographischen Daten mit denen des Phonokardiogramms und des Sphygmogramms der A. carotis sind in Abbildung 62 angeführt. Die oberste Zeile enthält die elektrokardiotopographischen Daten (a) es folgen das Elektrokardiogramm (b), das Phonokardiogramm (c) und das Sphygmogramm (d). Es ist erkennbar, daß der Übergang von der T_A- in die T_B-Periode folgende Gesetzmäßigkeiten aufweist:

1. Ein Zusammentreffen mit der Spitze der monophasischen T-Zacke.
2. Ein Vorangehen vor dem zweiten Herzton, wodurch das Intervall zwischen der T_A-Periode und dem zweiten Ton entsteht. (Gesetzmäßige Veränderungen dieses Intervalls treten bei Herzerkrankungen auf.)
3. Ein Zusammentreffen mit dem Zeitpunkt des steilen Abfalls des katakroten Schenkels der Pulskurve der A. carotis.

Das alles legt den Gedanken nahe, daß die T_A-Periode mit der mechanischen Ventrikelsystole zusammenfällt.

Es muß bemerkt werden, daß das Intervall zwischen der T_A-Periode und dem zweiten Herzton größer als die Protodiastole nach WIGGERS ist. Deshalb werden

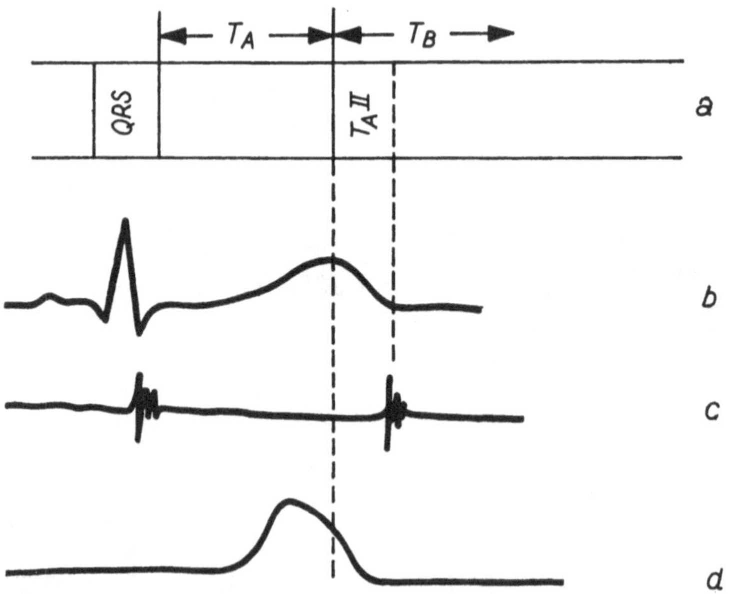

Abb. 62: Schematische Zusammenstellung der Beziehungen zwischen den elektrokardiotopographischen (a), elektrokardiographischen (b), phonokardiographischen (c) und von der A. carotis erhaltenen sphygmographischen (d) Kurven beim Gesunden.

für die endgültige Bestätigung der genauen Übereinstimmung zwischen Ende der T_A-Periode und Ende der Ventrikelsystole zusätzliche Untersuchungen der Dynamik des kardioelektrischen Feldes gleichzeitig mit solchen Meßgrößen notwendig, die genaueste Daten über die mechanische Herztätigkeit geben.
Ungeachtet dessen stellt das Intervall zwischen der T_A-Periode und dem zweiten Herzton eine Kenngröße im Sinne einer Phasenanalyse dar, die für die Diagnostik der Herzerkrankungen Bedeutung besitzt.

3.8. Schlußfolgerungen aus dem Elektrokardiotopogramm

Forschungserfolge werden in weitem Maße von der Methodik bestimmt. Bekanntlich hat I. P. Pawlow der Methodik bei der Forschung große Bedeutung beigemessen: „Mit jedem Schritt, den wir in der Methodik vorwärts machen, steigen wir eine Stufe höher, auf der sich uns ein breiterer Horizont mit vorher nicht sichtbaren Dingen eröffnet."
So können wir feststellen, daß auch die elektrokardiotopographische Methodik einige „früher unsichtbare Dinge" erkennbar gemacht hat. Dazu sind zu rechnen:

1. Die Kreisbewegung des kardioelektrischen Feldes mit Bildung von Drehpolen im QRS-Komplex und ihre gesetzmäßigen räumlichen Veränderungen bei Erkrankungen des Herzens.
2. Unterteilung der Repolarisationsperiode (ST bis T) in die T_A- und T_B-Periode mit fester Anordnung der Feldanteile, die die Herzlage widerspiegeln.
3. Wechselbeziehungen zwischen dem Ende der T_A-Periode und dem zweiten Herzton.

Die mit Hilfe der elektrokardiotopographischen Methodik erlangte Möglichkeit, die Kreisbewegung des kardioelektrischen Feldes bei Erkrankung des Ventrikelmyokards zu beobachten, ist ein Hinweis auf die Vorteile, die es bei dem räumlichen Registrierverfahren der Potentiale gibt. Registrierungen einer größeren Anzahl elektrokardiographischer Ableitungen wurden auch früher durchgeführt, aber ungeachtet dessen wurde keine der bei der Anwendung der elektrokardiotopographischen Methodik aufgedeckten Gesetzmäßigkeiten festgestellt. Für die Anwendung der Registrierung einer größeren Anzahl Elektrokardiogramme zur Bestimmung der Besonderheiten des kardioelektrischen Feldes trifft das Sprichwort zu: „Man sieht den Wald vor lauter Bäumen nicht."
Offensichtlich besitzt die Wahl der Methode der Potentialableitungen entscheidende Bedeutung. In der von uns erarbeiteten elektrokardiotopographischen Methodik arbeiten alle 50 Ableitungen synchron nach einem Prinzip. Jede differente Elektrode ist positiv und ruft die gleichen Veränderungen der Intensität der Lichtpunkte bei ein und derselben Potentialgröße hervor. Diese Besonderheit hat große Bedeutung für die Analyse und gestattet die Feldanteile mit positiven und negativen Ladungen leichter zu unterscheiden. Der Vergleich der Intensitätsveränderungen mit der elektrokardiographischen Kurve der gleichen Punkte zeigt in jeder Untersuchung eine synchrone Dynamik. Wenn die Intensität der Punkte größer als der Ausgangswert ist, so wird auch im Elektrokardiogramm die Registrierung eines negativen Potentials beobachtet. Im Fall einer Verminderung der

Intensität der Leuchtpunkte auf weniger als den Ausgangswert tritt ein positives Potential auf. Das erlaubt die Annahme, daß jeder Punkt (Ableitung), wie auch beim Elektrokardiogramm, eine genaue Widerspiegelung der elektrischen Aktivität des Herzens abgibt.

Nicht geringe Bedeutung hat die Wahl der Befestigungsstellen der Ableitungselektroden auf der Oberfläche des Brustkorbes. Zur vollständigen Registrierung des elektrischen Feldes haben wir am Anfang die Elektroden auf der Vorderfläche des Brustkorbes horizontal von der rechten mittleren bis zur linken mittleren Axillarlinie und vertikal vom ersten bis zum siebenten Interkostalraum befestigt. Die ersten Daten, die bei der Filmaufnahme mit einer Geschwindigkeit von 24 Bildern in der Sekunde bei solcher Anordnung der Elektroden gemacht wurden, zeigen, daß während des QRS-Komplexes ein positiver Feldanteil auf der Vorderfläche im Bereich der vorderen Herzprojektion auftritt, der von einem negativen Feldanteil auf dem übrigen Teil der untersuchten Oberfläche des Körpers umgeben ist. In der zweiten Hälfte des QRS-Komplexes wird ein entgegengesetztes Bild beobachtet, d. h. auf der Vorderfläche im Bereich des Herzens befindet sich die Negativität umgeben von Positivität (1961).

Daraus ergeben sich zwei Fragen:

1. Gibt es Unterschiede im elektrischen Potential auf der Vorder- und der Hinterfläche?
2. Wie entsteht der Wechsel der Feldanteile zwischen der ersten und der zweiten Hälfte des QRS-Komplexes?

Die Antwort auf die erste Frage läßt sich durch zwei Verfahren erhalten. Zu Beginn wurden alle Elektroden auf der Hinterfläche des Brustkorbes befestigt und die Registrierung wurde mit der gleichen Filmgeschwindigkeit durchgeführt. Es stellte sich heraus, daß die Lage der Feldanteile auf der Hinterfläche des Brustkorbes in der QRS-Periode unterschiedlich ist. Häufig werden Bilder mit einer Zunahme der Negativität von links nach rechts beobachtet. Die unterschiedliche Lage der Feldanteile auf Vorder- und Hinterfläche ermöglicht ihre synchrone Registrierung. Dafür wurden 20 Elektroden auf der Vorder- und 30 auf der Hinterfläche angebracht. Damit konnte gezeigt werden, daß am Anfang des QRS-Komplexes die Positivität auf der Vorderfläche und die Negativität gleichzeitig auf der Hinterfläche entsteht. In den folgenden Bildern zeigt sich eine entgegengesetzte Anordnung der Feldanteile: Negativität auf der Vorderfläche und Positivität auf der Hinterfläche. Somit belegt die Registrierung mit einer Geschwindigkeit von 24 Bildern in der Sekunde eine gegensätzliche Lage der Feldanteile (+, —) und ihren schnellen Wechsel. Es entstand die zweite Frage nach der Ursache für den Weg der Feldanteile. Auf Grund der Daten gibt es verschiedene Vermutungen. Wir zogen es jedoch vor, die Untersuchungsmethodik weiter zu vervollkommnen. Diese Vervollkommnung bestand in der Anwendung beschleunigter Filmaufnahmen. Das erste Elektrokardiotopogramm mit einer Geschwindigkeit von 64 Bildern in der Sekunde gab die Antwort auf die Frage nach der Wegstrecke. Es stellte sich heraus, daß der negative und der positive Feldanteil gleichzeitig entstehen und sich auf dem Brustkorb gegenüberliegen. Die asymmetrische Lage des Herzens führt dazu, daß sich die gegensätzlichen Feldanteile am Anfang beide auf die Vorderfläche des Brustkorbes projizieren. Der im linken Unterteil des Brustkorbes entstehende negative Feldanteil bewegt sich zur Hinterfläche Gleichzeitig geht der positive Feldanteil in den Mittelteil der Vorderfläche über, d. h. er besetzt die gegenüberliegende Stelle. So befinden sich die Feldanteile während der Kreisbewegung stets an gegenüberliegenden Orten. Negativer und positiver Feldanteil sind zu jedem beliebigen Zeitpunkt der Kreisbewegung durch eine isoelektrische Linie getrennt. Bei der Kreisbewegung verschiebt sich diese Linie außer an zwei Stellen, die als Drehpole auftreten und während der ganzen QRS-Periode isoelektrisch bleiben. Die Bewegung der Drehpole auf der Oberfläche des Brustkorbes hängt von der Lage des Herzens im Thorax ab.

Die Aufnahme des kardioelektrischen Feldes von einer großen Fläche auf dem Brustkorb mit der Kreisbewegung der gleichzeitig bestehenden negativen und positiven Feldanteile und den Drehpolen ist für die Erklärung der Entstehung der elektrokardiographischen Zacken, der vektorkardiographischen Schleifen und für die Diagnostik der Herzerkrankungen von Bedeutung.

Bei der Messung des elektrischen Potentials des Herzens geht man gewöhnlich davon aus, daß das registrierende Gerät (Elektrokardiograph) die Potentialdifferenz definiert. Daher ist es bei allen gebräuchlichen Methoden bipolarer Ableitungen üblich, die Potentialdifferenz zwischen zwei Körperteilen zu bestimmen. Bei unipolaren Ableitungen wird die Potentialdifferenz gegen die WILSON-Elektrode mit der größten Genauigkeit erhalten. Jedoch besitzt auch die WILSON-Elektrode einen Fehler von 0,3 mV bis 0,15 mV.

Die Elektrokardiotopographie zeigt anschaulich, wie die Größe des elektrischen Potentials bei bipolaren Ableitungen bestimmt wird. Sie ergibt sich daraus, daß keine der beiden Elektroden bei beliebigen Ableitungen gewöhnlich in einem Pol mit Nullpotential liegt. Deshalb besteht in allen Momenten, in denen sich eine Elektrode im negativen und die andere im positiven Feldanteil befindet, die Potentialdifferenz aus Potentialen beider Feldanteile. Bei Lage beider Elektroden im Bereich eines Feldanteils wird eine kleinere absolute Größe gemessen, da das Potential von der Differenz abhängt, die innerhalb eines Feldanteils gemessen wird, selbst wenn die Potentialhöhe unter den einzelnen Elektroden groß ist. So kann in einem Moment eine Zunahme des registrierten Potentials auf Kosten der Potentialdifferenz zwischen den Feldanteilen mit entgegengesetzten Ladungen eintreten und in einem anderen Augenblick für die gleiche Kurve im QRS-Komplex die Größe des Potentials als Ergebnis der in ein und demselben Ladungsbereich vorkommenden Veränderungen der Potentialdifferenz registriert werden.

Die elektrokardiotopographischen Daten zeigen, daß die Bewertung des QRS-Komplexes in den bipolaren Ableitungen vom Ort der Ableitungselektroden abhängen kann.

Da die Potentialgröße mit dem Vorzeichen der Ladung der Feldanteile zusammenhängt, ist es klar, daß die Bestimmung der Potentialgröße als Differenz Präzisierungen notwendig macht. Wie oben bemerkt wurde, ergibt sich bei den bipolaren Ableitungen aus negativen und positiven Feldanteilen eine Potentialdifferenz, die die absolute Größe des Potentials jeder Ableitung überschreitet. Damit wird die Definition „Potentialdifferenz“ mathematisch. Bei Registrierung aus Feldanteilen entgegengesetzter Ladung ist sie dem Wesen nach eine Summe von Größen mit entgegengesetztem Vorzeichen. Das Vorzeichen der Ladung ist vom Eingang in das Gerät abhängig. Bei Lage der positiven Elektrode über dem positiven Feldanteil und der negativen über dem negativen Feldanteil ist das Vorzeichen der erhaltenen Potentialdifferenz positiv. Bei einer entgegengesetzten Anordnung der Ableitelektroden ist die Größe der Potentialdifferenz an den gleichen Stellen unverändert. Jedoch ist dann das Vorzeichen negativ.

Auf Grund einer solchen Analyse ergibt sich, daß das Elektrokardiogramm besonders bei bipolaren Ableitungen mit einem großen Fehler registriert wird. Dieser Fehler bei der Analyse spielt in der Diagnostik eine entscheidende Rolle. Bei Herzerkrankungen können sich die Lage des Herzens und die Potentialgröße nur geringfügig verändern. Im Elektrokardiogramm aber werden sie sehr stark reflektiert, d. h. es wird ein Auftreten von Gegensätzen hervorgehoben.

Eine andere Art von Gegensätzen beobachten wir an den Veränderungen der Projektion der Feldanteile während der Kreisbewegung bei Patienten mit Ventrikelhypertrophie. Diese Gegensätze bestehen darin, daß sich die Drehpole um 60° bis 90° verschieben. Die Wegstrecke der Feldanteile verändert sich im Vergleich zwischen einer Hypertrophie des linken und des rechten Ventrikels um 180°, d. h. bei Hypertrophie des einen Ventrikels wird die Bewegungsrichtung der Feldanteile derjenigen bei Hypertrophie des anderen Ventrikels entgegengesetzt sein. Das entsteht dadurch, daß in einem Fall die Verschiebung der Wegstrecke der Feldanteile um 60° bis 90° in einer und im anderen Fall in entgegengesetzter Richtung entsteht. Zwischen der Hypertrophie des rechten und des linken Ventrikels summiert sich die Differenz und beträgt 180°.

Es läßt sich noch eine dritte Variante von Gegensätzen nachweisen: Das angeführte Ausmaß der Veränderungen der Projektion der Feldanteile ist verglichen mit der wirklichen Drehung des Herzens ausgeprägter. Die Herzdrehung bei Ventrikelhypertrophie überschreitet 30° nicht, wie durch gründliche autoptische Untersuchungen festgestellt wurde. Während chirurgischer Operationen hatten wir die Möglichkeit, uns von der Richtigkeit dieses Befundes zu überzeugen. Sowohl bei Beobachtungen der Herzlage im Brustkorb als auch bei Filmaufnahmen wurde festgestellt, daß die Drehung des Herzens nicht größer ist als 30°. Die stärker ausgeprägte Verschiebung der Projektion der elektrischen Feldanteile hängt von der Besonderheit der anatomischen Lage des Herzens im Thorax und dessen Form ab. Da das Herz nahe der vorderen, nahezu flachen Oberfläche des Brustkorbes liegt, wird die kleinste Drehung der Ventrikel wegen der ungleichmäßigen Entfernung der Herzabschnitte von der Vorderfläche des Thorax mit großer Verschiebung projiziert.

Die Gegensätze der Bewegungen erweisen sich als vorteilhaft, da sie als eine Art Verstärkung des Veränderungsgrades in der Projektion der kardioelektrischen Feldanteile wirksam werden. Es ist einleuchtend, daß die Gegensätze die Möglichkeiten der Diagnostik vergrößern.

Der QRS-Komplex erscheint nach den neuen Messungen als Abbildung der Kreisbewegung der elektrischen Zonen im Herzen, d. h. als Ergebnis der Folge der Erregungsausbreitung in den Herzventrikeln. Ein solcher Entstehungsmechanismus des QRS-Komplexes läßt seine verschiedenen Formen in einem geordneten System vereinen. Jede beliebige Form des QRS-Komplexes hat ihre bestimmten Beziehungen zum Umlaufkreis der Feldanteile. Die QRS-Komplexe können nun in einer bestimmten Reihenfolge zusammengestellt werden, die die verschiedenen Momente im Umlaufkreis widerspiegelt, wie das im Schema angeführt wird.

Interessant ist, daß LAUFBERGER eine Klassifikation der QRS-Komplexe vorschlägt, die sich von der mit Hilfe der elektrokardiotopographischen Methodik erhaltenen durch die umgekehrte Reihenfolge der QRS-Komplexe unterscheidet.

Die Entstehung der Aktivität bei Erregung des Myokards besitzt eine Beziehung zum Mechanismus der Kontraktion. Eine wichtige Besonderheit der Erregung ist, daß ihre Dauer nicht mit der der Kontraktion übereinstimmt. Die Elektrokardiotopographie zeigt überzeugend, wie in der Periode der Myokarderregung ein negativer und ein entgegengesetzt liegender positiver Feldanteil entsteht. Diese Feldanteile vollführen eine Kreisbewegung. Die schon während der Kreisbewegung beginnende Kontraktion des Myokards entwickelt sich hauptsächlich nach Beendigung der Kreisbewegung und setzt sich über eine längere Zeitspanne fort. Die Potentiale bei der Kontraktion des Myokards (ST—T) unterscheiden sich durch eine kleinere Potentialdifferenz und eine relativ geringe Bewegung der Feldanteile gegenüber denen in der Erregungsperiode (QRS-Komplex). Ein Wechsel der Lage der Feldanteile tritt mit Beendigung der Kontraktion auf. Diese Besonderheit der T_A- und T_B-Periode erlaubt, sie als Ausdruck des Repolarisationsvorganges zu betrachten. Die Entstehung der Feldanteile der T_A-Periode hängt wahrscheinlich mit der verschiedenen Anspannung des Myokards während seiner Kontraktion zusammen. Natürlich erfaßt der Repolarisationsvorgang das ganze Myokard. Da die Ventrikel einen unterschiedlichen Druck entwickeln, unterscheidet sich auch die Anspannung des Myokards. Augenscheinlich ist das die Ursache dafür, daß der rechte Ventrikel eine positive und der linke Ventrikel eine negative Ladung annimmt. Diese Vermutung findet beim Vergleich der Veränderungen der Spannung in den Ventrikeln bei Kontraktion mit der Dynamik der Potentialdifferenzen ihre Bestätigung.

Die Ergebnisse der Elektrokardiotopographie zeigen, daß es eine Beziehung zwischen der Dynamik des kardioelektrischen Feldes und der Kontraktion gibt. Der Mechanismus dieses Zusammenhanges ist noch nicht ausreichend untersucht. Besonders anschaulich zeigen sich die Veränderungen des kardioelektrischen Feldes bei Erkrankungen. So läßt sich beim Rechtsschenkelblock eine Verspätung der Kontraktion des rechten Ventrikels sehr deutlich beobachten. Aus Abbildung 44 ist zu ersehen, wie sich die QRS-Periode noch in die Bilder Nr. 8 bis 10 fortsetzt. Links verschwindet allmählich der Bereich der Negativität, d. h. es tritt links wie in der T_A-Periode ein positiver Feldanteil auf. Es kommt zu einer Vereinigung der QRS-Periode mit dem Beginn der T_A-Periode. Eine solche Besonderheit in der Potentialverteilung läßt sich offensichtlich mit dem Einfluß der beginnenden Kontraktion des linken Ventrikels erklären, die eine Veränderung der Myokardspannung und der Form des rechten Ventrikels hervorruft.

Diese Tatsachen werden auch durch die Wechselbeziehung zwischen der T_A-Periode und dem zweiten Herzton bestätigt. Der zweite Herzton tritt 3 bis 4 Bilder (40 bis 60 ms) nach Beendigung der T_A-Periode auf. Dieses Zeitintervall gibt augenscheinlich die Zeit von dem Ende der Systole bis zum Klappenschluß wieder. Interessant ist, daß sich dieses Intervall bei Mitralinsuffizienz und bei einigen anderen Herzerkrankungen auf das Doppelte vergrößert und somit als objektiver diagnostischer Hinweis dienen kann.

Die auf die T_A-Periode folgende T_B-Periode macht das Verhalten des kardioelektrischen Feldes sichtbar, welches der Ventrikeldiastole entspricht. Die T_B-Periode wird bei allen gesunden Personen und Patienten beobachtet. In der Regel ist die T_B-Periode ausreichend deutlich zu sehen. Bei Herzerkrankungen verändert sich das Relief der T_B-Periode und der Übergang von der T_A- in die T_B-Periode ist nicht immer deutlich zu erkennen. Das hängt offenbar mit Besonderheiten von

Erkrankungen zusammen, besonders ist an den Einfluß der Regurgitation bei Klappenfehlern zu denken. Die T_B-Periode ist auch von Interesse, da bei Herzerkrankungen die U-Zacke in ihrem Anfangsteil registriert wird. Wichtig ist, daß die zweite Phase der T-Zacke in den Fällen einer biphasischen T-Zacke als Abbildung der T_B-Periode erscheint. Deswegen haben sowohl die U-Zacke als auch die zweite Phase der biphasischen T-Zacke ein- und denselben Ursprung.

Über die U-Zacke existieren verschiedene Vermutungen. Obwohl ein ganzes Symposium dem Ursprung der U-Zacke gewidmet war (LEPESCHKIN), ist sie wie zuvor ungeklärt. Die Möglichkeit, bei allen Menschen mit Hilfe der elektrokardiotopographischen Methodik das elektrische Feld der U-Zacke zu untersuchen, erlaubt ihren Ursprung und ihre klinische Bedeutung objektiv zu studieren.

Es wird angenommen, daß der Repolarisationsvorgang seinen Ursprung bereits in der Entstehung der Potentialdifferenz hat, die nach der Depolarisation auftritt. Da die T_A-Periode mit der Systole und die T_B-Periode mit der Diastole zusammenfallen, kann die erste als systolische und die zweite als diastolische Repolarisation angesehen werden. Die in der Veränderung der T-Zacke festgestellten Unregelmäßigkeiten des Repolarisierungsprozesses zeigen, daß die Potentialdifferenz mit Erhöhung der Spannung des Ventrikelmyokards und noch heftiger bei Überbelastung des Myokards anwächst. Das wirft die Frage nach anderen Mechanismen der Entstehung der T_A- und T_B-Perioden auf. Wie oben erwähnt, wird die Erhöhung der Potentialdifferenz mit dem Anwachsen der Druckdifferenz in den Ventrikeln in Zusammenhang gebracht. Die Zunahme der Potentialdifferenz selbst ist dabei noch unklar. Deswegen gibt es verschiedene Vermutungen.

Die angeführten Besonderheiten der elektrischen Aktivität des Herzens geben Ursache, die Aktionsströme in Erregungsströme und Repolarisationsströme zu unterteilen, wobei die Erregungsströme nach der Ausbreitung über das Myokard beendet sind, und danach die Potentiale der Repolarisation registriert werden. Diese Verhältnisse lassen sich mit einem Schuß vergleichen. Ähnlich wie bei der zur Bewegung des Projektils führenden Explosion des Pulvers in der Patrone schafft die Erregung die Bedingungen für die Kontraktion des Muskels, d. h. die Kontraktion setzt ein, und die Erregung findet ihr Ende. Es ist einleuchtend, daß diese Ähnlichkeit rein äußerlich ist.

Erhöhung der Potentialdifferenz der Repolarisation wird bei Hypertrophie der Ventrikel, Rechtsschenkelblock, Extrasystolie und Koronarinsuffizienz beobachtet, d. h. bei solchen Zuständen, bei denen sich die Überbelastung des Herzens in seiner Art widerspiegelt.

Im Elektrokardiogramm äußert sich das in Form von Verschiebungen der ST-Strecke und von biphasischen T-Zacken.

Eine Hebung der ST-Strecke wird im Bereich des positiven Feldanteils der T_A-Periode beobachtet, der gewöhnlich zur Projektion des rechten Ventrikels gehört. Die Senkung der ST-Strecke gibt den negativen Feldanteil wieder, der die Repolarisation des linken Ventrikels abbildet. Bei Aneurysma des Herzens entsteht die Hebung der ST-Strecke sowohl durch die Erhöhung der Potentialdifferenz als auch als Ergebnis der Summierung des positiven Potentials im Bereich des Aneurysmas. Das ST-Intervall ist in den rechten Brustwandableitungen um das Aneurysma angehoben (rechter Ventrikel). Die Aneurysmagrenze geht durch den linken Ventrikel hindurch. In den linken Brustwandableitungen ist das ST-Intervall gesenkt. Diese Verschiebungen der isoelektrischen Linie im ST-Intervall sind deut-

lich bei der Elektrokardiotopographie durch die Erhöhung der Intensität der Leuchtpunkte im negativen Feldanteil und durch Verschwinden der Leuchtpunkte im positiven Feldanteil erkennbar. Die besonders starke Positivität des Aneurysmas ist an der Verringerung der Höhe der entsprechenden Säulen zu erkennen.
Die Analyse der Veränderungen der Potentialdifferenz ist auch für die Diagnostik einer Ventrikelhypertrophie von großem Interesse. Die Abweichungen im Verlaufe der Kreisbewegungen und der Drehpole des kardioelektrischen Feldes bei Herzerkrankungen sind in erster Linie Zeichen einer Veränderung der Lage des Herzens im Brustkorb, die durch Hypertrophie eines Ventrikels verursacht wird. Die elektrokardiographischen Parameter (elektrokardiographischer Typ, Größe der R- und S-Zacken in den Brustwandableitungen), die als Abbildung der Veränderung der Herzlage im Thorax erscheinen, dienen im wesentlichen als indirekte Anzeichen der Ventrikelhypertrophie.
Da die Ursache der Hypertrophie (Überbelastung) beseitigt werden und die Lage des Herzens unverändert bleiben kann, ist das Studium der elektrokardiotopographischen Daten für die Feststellung zuverlässiger Anzeichen einer Ventrikelhypertrophie von Interesse. Die vorhandenen Beobachtungen zeigen, daß die Erhöhung der Potentialdifferenz bei der Repolarisation, die sich in der Verschiebung des ST-Intervalls und in einer biphasischen T-Zacke widerspiegelt, als ein Anzeichen der Überbelastung des Herzens auftritt. Dabei ist es notwendig, die Symptome der Hypertrophie zu kennen. Als ein solches tritt wahrscheinlich die erhöhte QRS-Dauer auf. Dieser Parameter wird in der Literatur als Hinweis für eine Ventrikelhypertrophie betrachtet.
Ein wichtiger Parameter der Ventrikelhypertrophie ist die Zunahme von Höhe und Dauer der R-Zacke in den Brustwandableitungen. Auf Grund der Dipoltheorie hat sich in der Literatur die Meinung eingebürgert, daß das dem negativen Potential vorangehende positive Potential des Dipols von der Bewegung der Erregung zeugt. Die elektrokardiotopographischen Daten zeigen, daß das positive Potential die Erregungszone umgibt. Daher besitzt der Erregungsdipol in Wirklichkeit eine völlig andere Dynamik, die sich von der in der Dipoltheorie beschriebenen unterscheidet. Der bei der Elektrokardiotopographie beobachtete Dipol zeichnet sich durch seinen räumlichen Charakter aus. Im Bewegungsablauf dient die Negativität als Hinweis für den Ort der Erregung. Die Positivität befindet sich im entgegengesetzten Teil des Herzens und kann als ein wertvoller Hinweis für die Herzlage im Thorax benutzt werden. Die genaue Anordnung und der Verlauf des Weges der beiden Feldanteile geben die Lage des Herzens im Brustkorb wieder.
Aus dem oben Angeführten folgt, daß die Negativität die Erregung wiedergibt, und es deshalb besser ist, ihre Bewegung zu verfolgen, als nur ihren Ausgangspunkt zu beobachten. Das ist wichtig, da die Beziehungen des Erregungsweges zu einigen Punkten des elektrischen Feldes direkt, zu anderen jedoch kompliziert sind. Die Elektrokardiotopographie zeigt, daß die Vergrößerung der R-Zacke in den Brustwandableitungen bei Hypertrophie der Ventrikel beispielsweise als Folge einer Veränderung der Herzlage im Brustkorb und der entsprechenden Veränderungen des Verlaufes der Kreisbewegung der Feldanteile entsteht.
Dabei muß betont werden, daß die R-Zacke in den Brustwandableitungen ein wertvolles Kennzeichen für die Ventrikelhypertrophie abgibt, jedoch der Mechanismus ihrer Vergrößerung sich anders erklärt. Die R-Zacke dient nicht als Para-

meter der Erfassung der Erregung, sondern ist ein Ergebnis der Veränderung der Herzlage im Brustkorb und der Projektionen der Feldanteile. Eine falsche Einschätzung der R-Zacke entsteht dadurch, daß die Lage des Herzens nicht berücksichtigt wird. Wenn es möglich wäre, die Elektrokardiogramme bei jedem Patienten von demselben Punkt des Herzens zu registrieren, so ließen sich aussagekräftigere Kriterien der Ventrikelhypertrophie erhalten.

Die elektrokardiotopographischen Messungen erlauben, die Dauer der sogenannten inneren Überleitung, d. h. die Dauer der R-Zacke in den Brustwandableitungen vor allem als Parameter für die Veränderung der Herzlage zu benutzen. Die Zunahme der Dauer der Kreisbewegung des kardioelektrischen Feldes in der QRS-Periode ist ein sehr zuverlässiges Zeichen für die Hypertrophie deshalb, weil sie bei der Hypertrophie angetroffen wird und vor allem weil eine Abhängigkeit zwischen Herzgröße und Dauer der Kreisbewegung des elektrischen Feldes besteht. So erfolgt die Kreisbewegung bei der Myokarderregung auch an gesunden Kindern mit relativ kleinen Herzen bedeutend schneller als bei Erwachsenen, bei denen das Herz bedeutend größere Ausmaße hat.

Zwei Merkmale haben bei der Analyse der Potentialdifferenz Bedeutung: das Maximum der Negativität bei der Kreisbewegung ist begrenzt von einer Oberflächenkurve aus der Mehrheit der Vektoren des ganzen Umlaufkreises und stellt eine Querschnittskurve durch verschiedene Zeitpunkte der Kreisbewegung dar. Wichtig ist es, die Oberflächenkurve (Erregungsprofil) bei Hypertrophie des rechten Ventrikels mit der bei Hypertrophie des linken nach Festlegung der Perioden zu vergleichen, die die Erregung des linken und rechten Ventrikels widerspiegeln. Eine solche Analyse wurde nur in einzelnen Fällen angefertigt. Sie ist verbunden mit einem großen Arbeitsaufwand infolge der Notwendigkeit, die Herzlage im Brustkorb und die Form des Brustkorbes zu berechnen sowie die Methode der Ableitung der Herzpotentiale zu berücksichtigen. Alle diese Faktoren sind von Bedeutung und beeinflussen die Größe der elektrischen Ströme des Herzens.

Ungeachtet der angeführten Schwierigkeiten erlaubt die Durchsicht der Bilder des QRS-Komplexes einige Bewegungstypen der Erregung im Herzen zu unterscheiden:

a) gleichmäßige Bewegung
b) gleichmäßige Bewegung im linken Ventrikel mit schnellem Übergang auf den rechten Ventrikel
c) gleichmäßige Bewegung im linken Ventrikel mit einigen Abweichungen im Übergang auf den rechten Ventrikel.

Am häufigsten kommen der „b"- und „c"-Typ vor. Diese Bewegungstypen der Erregung ermöglichen, über die Projektion der Ventrikel zu urteilen, und die Grenze zwischen den Ventrikeln zu erkennen, was ein großer Vorteil der elektrokardiotopographischen Methodik sogar im Vergleich zur röntgenologischen Untersuchung des Herzens ist. Die röntgenologische Untersuchung zeigt sehr deutlich Ausmaß und Form der Ventrikel, gibt aber nicht die Möglichkeit, die Grenze zwischen den Ventrikeln und ihre Lage genau zu bestimmen.

Die beschleunigte Filmaufnahme kann für die genannten Typen der Bewegung des kardioelektrischen Feldes als ein Verfahren der Analyse der Hauptmomente der Kreisbewegung angesehen werden. Bei Filmaufnahmen mit einer Geschwindigkeit von nur 24 Bildern in der Sekunde werden gewöhnlich zwei Perioden registriert: die Ausbreitung der Erregung auf den linken und auf den rechten Ventrikel. Als Folge der langen Zeit, die auf jedes Bild entfällt, entsteht durch die Aufnahme von mehreren Momenten der Erregungsbewegung im Ventrikel eine Summierung der Gesamtdynamik der Kreisbewegung des kardioelektrischen Feldes. Da der Übergang der Negativität vom linken auf den rechten Ventrikel schnell erfolgt, wird dieser Moment bei langsamer Filmgeschwindigkeit nicht registriert. Es entfallen hier auf den QRS-Komplex nur zwei Bilder. Das erste Bild summiert einige Bewegungsmomente der Negativität im linken Ventrikel, das zweite die der Negativität im rechten Ventrikel. Diese Analyse der bei langsamer Geschwindigkeit erhaltenen Daten basiert auf Unterlagen, die bei einer Filmgeschwindigkeit von 64 bis 69 Bildern in der Sekunde erhalten wurden, sowie auf dem Vergleich mit der klinischen Symptomatik und mit Filmaufnahmen des arbeitenden Herzens.

Die Möglichkeit, das Relief des elektrischen Feldes des rechten und linken Ventrikels voneinander zu unterscheiden, ist für den Rechtsschenkelblock von besonderem Interesse. Hier zeichnet sich die Zeit der Erregungsausbreitung in dem Ventrikel, zu dem der blockierte Schenkel zieht, deutlich ab. Das ist deshalb wichtig, weil sich damit eine gesonderte Bestimmung der beim Schenkelblock 2 bis 3 Mal vergrößerten Erregungsdauer ergibt. Diese Besonderheit der Aufnahme kann für die Aufzeichnung des Reliefs der Negativität jedes einzelnen Ventrikels und für die Bestimmung der Oberflächenkurve sowie des Querschnitts des Feldes jedes einzelnen Ventrikels benutzt werden.

Für das zur Richtung der Kreisbewegung senkrecht stehende Querschnittsprofil der Maxima, das durch die Drehpole verläuft, können mehrere Gesetzmäßigkeiten herausgearbeitet werden. Da die Lage der Drehungspole in der Mitte der Vorderfläche des Brustkorbes nur geringe, vom anatomischen Bau des Thorax abhängige Abweichungen aufweist, zeigen sich einige Besonderheiten deutlicher. Im Elektrokardiotopogramm ist zu sehen, daß die Potentialdifferenz bei Ventrikelhypertrophie zunimmt. Das durch die Drehpole verlaufende Profil überspannt eine große Potentialdifferenz. Ihr Abfall ist so stark, daß die genaue Bestimmung der Lage des Drehpols schwierig wird. Während ein Punkt, der sich auf der einen Seite des Drehpols befindet, im Bereich des negativen Feldanteils liegt, befindet sich der nächste in der gleichen Reihe liegende Punkt bereits im positiven Feldanteil. Der Drehpol liegt dabei irgendwo zwischen diesen zwei Punkten. Es gibt Patienten, bei denen der Drehpol mitten in der Vorderfläche des Thorax liegt und die Potentialdifferenz allmählich zunimmt. Das weist wahrscheinlich auf eine nur mäßige Ventrikelhypertrophie oder sogar auf das Fehlen einer Hypertrophie hin (Untersuchung Nr. 122, Abb. 31).

Die bei der Ventrikelhypertrophie erhobenen elektrokardiotopographischen Befunde zeigen auch Möglichkeiten, auf eine Ventrikeldilatation zu schließen. Bei Patienten mit Mitralstenose und Dilatation des rechten Ventrikels nimmt der negative Feldanteil am Ende des QRS-Komplexes die Form eines Ringes oder häufiger eines Halbmondes an. Es kommt in einem Bild zur Vereinigung von Beginn von T_A- und Ende der QRS-Periode. Das hängt offensichtlich damit zusammen, daß für eine kurze Zeit unter dem Einfluß der Kontraktion des linken Ventrikels eine Gegenbewegung der dünnen Wand des rechten Ventrikels entsteht und sich die Negativität am Rande des Ventrikels zerstreut. Diese Erscheinung hat Bedeutung für die Diagnostik. Die Dynamik des kardioelektrischen Feldes kann wie folgt aufgeteilt werden:

1. P-Zacke:
   a) Im Normalfall eine halbe Kreisbewegung des Dipols,
   b) Bei Erkrankungen Veränderungen der Kreisbewegung.
2. QRS-Komplex:
   a) Im Normalfall eine volle Kreisbewegung des Dipols mit Bildung von Drehpolen,
   b) Bei Herzerkrankungen Veränderungen des Weges und der Art der Kreisbewegung sowie Veränderungen der Projektion der Drehpole.
3. Übergang des QRS-Komplexes in die T_A-Periode:
   a) Im Normalfall übernehmen alle Orte des letzten QRS-Abschnittes in der T_A-Periode die entgegengesetzte Ladung (1. Inversion),
   b) Bei Herzerkrankungen wird eine Störung der Potentialinversion festgestellt.
4. T_A-Periode:
   a) Eine Viertelbewegung der Feldanteile auf der Vorderfläche von rechts nach links,
   b) Entstehung der negativen T-Zacke in den Brustwandableitungen bei Ventrikelhypertrophie,
   c) Entstehung negativer Zacken in den Brustwandableitungen beim Aneurysma des Herzens.
5. Übergang der T_A- in die T_B-Periode:
   a) Im Normalfall Inversion der Potentiale (2. Inversion),
   b) Bei Herzerkrankungen Störung der Potentialinversion.
6. T_B-Periode:
   a) Bildung einer biphasischen T-Zacke,
   b) Bildung der U-Zacke.
7. Intervall zwischen der T_A-Periode und dem zweiten Herzton als neuer Parameter für die Phasenanalyse.

Die Beobachtung der Dynamik des kardioelektrischen Feldes macht es möglich, die Entstehung der QRS- und T-Schleifen zu verfolgen und die existierenden Theorien über das Vektorkardiogramm kritisch zu bewerten.
Die elektrokardiotopographischen Messungen erweisen den QRS-Komplex als Abbildung der Kreisbewegung des kardioelektrischen Feldes. Hieraus ergibt sich die Folgerung, daß die QRS-Schleife den Durchgang der Anteile des kardioelektrischen Feldes unter den ableitenden Elektroden reflektiert. Es ist klar, daß die QRS-Schleife den Durchgang zweier Momente der Kreisbewegung in Abhängigkeit von der Lage der Ableitungselektroden wiedergibt. Zu beliebigen Zeiten der Kreisbewegung macht die QRS-Schleife jedoch weder das negative noch das positive Maximum sichtbar.
Die Elektrokardiotopographie erlaubt, die Entstehung zweier Feldanteile mit entgegengesetzten Ladungen bei der Erregung des Ventrikelmyokards und die Ausführung einer vollen Kreisbewegung durch diese zu beobachten.
Folglich gibt es einen negativen und einen positiven Vektor, die aus einer größeren Anzahl von Vektoren konstruiert werden können. Die tatsächlichen Vektoren erscheinen in der Umhüllungskurve der Negativität und der Positivität. Beide Vektoren haben für das Studium der elektrischen Herzaktivität Bedeutung. Bisher wird angenommen, daß im Vektorkardiogramm ein Vektor positiver Ladung

auftritt. Eine solche Definition des Vektorkardiogramms entspricht nicht der Wirklichkeit. Von allen vorhandenen Ableitungen werden positive und negative Potentiale registriert. Die QRS-Schleife gibt vier mögliche Varianten des Durchlaufes der kardioelektrischen Feldanteile wieder. Die Analyse der Entstehung der QRS-Schleife aus zwei Momenten der Kreisbewegung zeigt, daß die Richtung der QRS-Schleife nicht der wirklichen Vektorrichtung entspricht. Die Bewegungsrichtung der QRS-Schleife folgt strengen geometrischen Gesetzmäßigkeiten: die vertikale Ableitung erfaßt die QRS-Schleife bis zur ersten Weghälfte bezogen auf die horizontale Ableitung im Uhrzeigersinn. Mit dem Beginn der zweiten Weghälfte läuft die QRS-Schleife gegen den Uhrzeigersinn. Diese Abhängigkeit trifft für alle beliebigen Zeitpunkte in der horizontalen Ableitung zu.

Die Breite der QRS-Schleife hängt ebenfalls von bestimmten Wechselbeziehungen zwischen den ausgewählten Ableitungen ab. Eine Zunahme der Breite der QRS-Schleife erfolgt mit Entfernung der vertikalen Ableitung von der horizontalen bis zu 1/4 des Umlaufkreises. Darauf folgt mit weiterer Entfernung der vertikalen Ableitung bis zur Hälfte des Weges eine Verengung der QRS-Schleife. Beliebige Kombinationen der horizontalen und vertikalen Ableitungen, die sich durch entgegengesetzte Lage in dem Umlaufkreis unterscheiden, machen die Breite der QRS-Schleife minimal, d. h. sie wird zu einer Geraden. Betrachtet man die zweite Hälfte der Kreisbewegung ebenso, dann nimmt die Breite der QRS-Schleife mit Annäherung an das dritte Viertel des Umlaufkreises zu, und verkleinert sich danach wieder. Auf diese Art und Weise ergibt sich die maximale Breite der QRS-Schleife bei einem Unterschied in den Ableitungen von 1/4 und 3/4 (auch von 1/4 aber nur bei entgegengesetzter Richtung) des Umlaufkreises des kardioelektrischen Feldes.

Dieses Verhalten der Bewegungsrichtung der QRS-Schleife und ihrer Breite ließ sich durch die Elektrokardiotopographie mit gleichzeitiger Registrierung von Vektorkardiogrammen und die Analyse der elektrokardiographischen Kurven in bestimmten Zeitpunkten der Kreisbewegung des kardioelektrischen Feldes nachweisen.

Da das Herz links nahe der vorderen Brustwand liegt und der linke Ventrikel größer als der rechte ist, gibt es Besonderheiten in der Projektion der einzelnen Teile der Kreisbewegung. Bei Herzerkrankungen mit Entwicklung einer Ventrikelhypertrophie entstehen noch größere Veränderungen. Deshalb lassen sich die Phasenverschiebungen, die die Form der QRS-Schleife wiedergeben, bei vektorkardiographischer Untersuchung besser sichtbar machen. Dafür ist vor allem eine Analyse der elektrokardiographischen Kurven an bestimmten Zeitpunkten der Kreisbewegung und die Anwendung von genau untersuchten Ableitungen notwendig. Nur durch die Analyse der Ausgangselektrokardiogramme lassen sich Schlußfolgerungen über die Vorteile der aufgenommenen Vektorkardiogramme und die zusätzlichen Einzelheiten ziehen, die sich dabei ergaben.

Für praktische Zwecke muß die Aufnahme von Vektorkardiogrammen von horizontalen Ableitungen vorgeschlagen werden, die dem Beginn des Umlaufkreises am nächsten liegen. Das sind meistens die Ableitungen V_5 und V_6. Dazu sollen die übrigen Brustwandableitungen oder andere klinisch interessante als vertikale Ableitung benutzt werden. Neben der Aufnahme der QRS-Schleife wurde festgestellt, daß die T-Schleife zu jeweils verschiedenen Zeiten als T-Zacke bei den einzelnen Erkrankungen auftritt.

Über den Mechanismus der Bildung der QRS-Schleife werden Meinungen geäußert, die mit unseren Ergebnissen übereinstimmen. So bezeichnen zum Beispiel Laufberger und andere das Vektorkardiogramm völlig berechtigt als Lissajous-Figur. Diese Meinung hat auch M. B. Tartakovski.

Der Vergleich unserer Ergebnisse mit den Arbeiten von Kienle, Taccardi und Karolczak zeigen, daß in der QRS-Periode in der Regel ein ähnliches Verhalten in Anordnung und Bewegung der elektrischen Feldanteile auf der Oberfläche des Brustkorbes erhalten wird. Völlige Übereinstimmung ließ sich auch zwischen den Ergebnissen von Karolczak und Singer (1963) bei Rechtsschenkelblock mit unseren Ergebnissen (1962) für die Dynamik des QRS-Komplexes feststellen. In den Arbeiten von Kienle wird gezeigt, daß die Vektorlinien (die Richtung der positiven Ladung) am Anfang der QRS-Periode in der Regel vorn im präkardialen Bereich zusammenlaufen. Am Ende der QRS-Periode verschieben sich die Vektorlinien von rechts nach links, was mit den Daten übereinstimmt, die die Elektrokardiotopographie geliefert hat.

Mit der Elektrokardiotopographie werden Momente registriert, die an eine Multipolarität erinnern, wie auf vielen der angeführten Abbildungen (Abb. 5, Bild Nr. 1; Abb. 6, Bild Nr. 3 und 5 usw.) zu sehen ist. Jedoch kann diese Erscheinung dadurch erklärt werden, daß die Negativität am Anfang des QRS-Komplexes den ganzen linken Ventrikel erfaßt, der größer als der rechte ist. Deshalb projiziert sich die negative Ladung auf die ganze Hinterfläche und teilweise den vorderen Seitenteil des Brustkorbes. Da das Herz näher an der Vorderwand des Brustkorbes liegt, kann das Potential auf dem vorderen Seitenteil in diesem Augenblick größer sein und mit zwei Maxima der Negativität in Erscheinung treten. Am Ende der QRS-Periode geht die Negativität auch in den Bereich des rechten Ventrikels über und projiziert sich auf die Vorderfläche im präkardialen Bereich. Dabei besetzt der positive Feldanteil die ganze übrige Oberfläche des Brustkorbes, und es entstehen Bedingungen für die Registrierung von zwei Bereichen mit einem positiven Maximum. So gibt es faktisch eine komplizierte räumliche bipolare Anordnung der Potentiale, die sich im Verlauf der QRS-Periode fortwährend verändert.

Die Analyse der Dynamik des elektrischen Feldes, die mit Hilfe der Elektrokardiotopographie vorgenommen werden kann, erlaubt interessante Besonderheiten der Kreisbewegung des kardioelektrischen Feldes zu erkennen. So erfolgt der Übergang des negativen Feldanteils während der QRS-Periode vom linken zum rechten Ventrikel verschiedenartig: Häufig bewegt sich die Negativität in breiter Front (siehe Abb. 6, Bilder Nr. 4 bis 6; Abb. 10, Bilder Nr. 3 und 4; Abb. 17, Bild Nr. 3 in der horizontalen Reihe u. a.). Seltener kann beobachtet werden, daß die Front der Negativität den rechten Ventrikel in einer Richtung von der Basis bis zur Spitze durchläuft (Abb. 26, Bild Nr. 3) und sich danach auf die ganze Oberfläche des rechten Ventrikels ausbreitet (Abb. 26, Bild Nr. 4). Bei dieser Bewegungsvariante zeigt das elektrische Feld eine komplizierte Verteilung der Potentiale auf der Oberfläche des Brustkorbes. Diese Kompliziertheit ist ein Ergebnis der Besonderheit der Dynamik der Potentiale in dem relativ dicken Myokard. Die Untersuchungen von Taccardi (1963, 1964) zeigen, daß sowohl im isolierten Hundeherzen als auch auf der Oberfläche des Hundekörpers eine ähnliche Potentialverteilung herrscht. Dabei werden auch multipolare Phasen in der QRS-Periode beobachtet.

Infolge der Möglichkeit einer automatischen Registrierung der Dynamik des kardioelektrischen Feldes ließen sich in kurzer Zeit neue Ergebnisse gewinnen, von denen einige ihre Bestätigung in den oben zitierten Arbeiten gefunden haben. In der vorliegenden Arbeit werden auch Ergebnisse vorgestellt, die noch nicht in der Literatur erwähnt sind. Zu ihnen gehören der Nachweis der Existenz von Drehungspolen und der Abhängigkeit des Bewegungsweges des elektrischen Feldes in der QRS-Periode bei Ventrikelhypertrophie, Herzaneurysma und Schenkelblock sowie der Störungen des Übergangs der QRS-Periode in die T_A-Periode (1. Inversion), der Teilung in T_A- und T_B-Perioden, der Störungen des Übergangs der T_A- in die T_B-Periode, des Intervalls zwischen der T_A-Periode und dem zweiten Herzton u. a.

Die Untersuchungen der Dynamik des kardioelektrischen Feldes belegen die Entstehung des Elektrokardiogramms und des Vektorkardiogramms im Normalfall und bei einigen Erkrankungen. In der vorliegenden Arbeit wurden allgemeine Gesetzmäßigkeiten des kardioelektrischen Feldes dargestellt. Weitere Untersuchungen mit Registrierung der Oberflächenkurve und der Querschnittskurve werden zusätzliche Ergebnisse liefern, die Bedeutung für die Diagnostik der Herzerkrankungen haben. Die weiteren Untersuchungen werden einige Hypothesen präzisieren. Das Studium der Dynamik des kardioelektrischen Feldes mit Hilfe, der Elektrokardiotopographie brachte eine Reihe von zusätzlichen Erkenntnissen die sowohl für die Theorie als auch für die Praxis nützlich sind.

4. Summentopogramme der Potentialverteilungen des Herzens in der QRS-Periode

Die moderne Elektronik erleichtert die Durchführung von Untersuchungen über die Verteilung der Potentiale bei Anwendung einer Vielzahl von Brustwandableitungen bedeutend. Deshalb strebten wir eine weitere Vervollkommnung unserer Apparatur an. Als Ergebnis der gemeinsamen Arbeit mit Ingenieuren wurde ein Transistorgerät mit 64 Kanälen für den Aufbau von Topogrammen mit einem Speicherblock entwickelt.
Untersuchungen zur Analyse von zahlreichen Brustwandableitungen auf Grund der von uns mit Hilfe der Elektrokardiotopographie festgestellten Gesetzmäßigkeiten der Dynamik des Dipols wurden von T. A. Kuzminova an Patienten mit Adipositas durchgeführt. Nach unserem Vorschlag wurde die Methodik der Integraltopographie von den Aspiranten Ju. I. Podvarko bei Untersuchungen des kardioelektrischen Feldes an Gesunden und Patienten mit Myokardinfarkt, von der Aspirantin L. Sch. Bočarova an Patienten mit Myokardinfarkt während des Rehabilitationsprozesses und von der Aspirantin I. N. Minaeva an Gesunden und an Patienten mit Herzerkrankungen, die von Hypertrophie des rechten oder linken Ventrikels sowie vom Links- oder Rechtsschenkelblock begleitet werden, angewandt. Im zweiten Teil der Monographie werden die von T. A. Kuzminova, Ju. I. Podvarko, L. Sch. Bočarova und I. N. Minaeva erhaltenen Materialien sowie die Ergebnisse der gemeinsamen Analyse vorgestellt.

4.1. Die Methodik zur Aufnahme von Summentopogrammen

Die Untersuchung des elektrischen Feldes mit Hilfe der Elektrokardiotopographie erlaubte es, eine ganze Reihe von Gesetzmäßigkeiten der Dynamik des Herzdipols in der QRS-Periode aufzudecken. Als wichtige Gesetzmäßigkeit ergab sich aus der Analyse der momentanen Topogramme die Entdeckung der Kreisbewegung des Dipols in der QRS-Periode als eine Widerspiegelung der aufeinanderfolgenden Prozesse der Erregung des Ventrikelmyokards.
Normalerweise wird der Dipol zu Beginn der QRS-Periode durch die Entstehung von Positivität auf der Vorderfläche und Negativität auf der gesamten Hinterfläche des Brustkorbes charakterisiert. Dabei findet sich die maximale Potentialdifferenz des Dipols im Bereich der Projektion der Herzspitze. Die Negativität breitet sich von der Herzspitze auf der ganzen Hinterfläche und die Positivität von der Herzspitze über die ganze Vorderfläche des Brustkorbes aus. Die Dipolverteilung der Potentiale, die sich weitgehend während der ganzen QRS-Periode erhält, vollzieht eine Bewegung um eine vertikale, geringfügig nach links geneigte

Achse herum in dem Bereich eines Kreises. Dabei zeigt sich, daß die Q- und S-Zacken als ein und derselbe Vorgang auftreten und sich nur durch den Zeitpunkt im Abstand vom Beginn der QRS-Periode unterscheiden. Im Anfangsteil der QRS-Periode wird der negative Anteil des Dipols im Bereich der Herzspitze in den unipolaren Brustwandableitungen als Q-Zacke registriert. Die Q-Zacke vertieft sich während der Bewegung des Dipols. Der negative Anteil des Dipols gerät auf der Hinterfläche des Brustkorbes im rechten Schulterbereich in eine positiv geladene Zone und die Q-Zacke wird dann als S-Zacke registriert.

Da der negative Anteil des Dipols, der eine Bewegung auf der Oberfläche des Thorax in Form eines Kreises vollzieht, als Q- oder S-Zacke registriert wird, ist es möglich, alle negativen Zacken zu einer Karte der Negativität zu vereinen.

Der positive Feldanteil wird im Unterschied zum negativen als R-Zacke unabhängig davon registriert, ob die R-Zacke im QRS-Komplex als erste oder nach der Q-Zacke erscheint. Eine positive Zacke im Anfangsteil der QRS-Periode wird zuerst auf der Vorderfläche des Brustkorbes registriert. Die Positivität gerät während der Bewegung in den negativen Feldanteil im Bereich der Herzspitze. Deshalb folgt die R-Zacke nach der Q-Zacke. So können alle positiven Zacken in einer Karte der Positivität vereint werden. Aus der Analyse der Dynamik des Dipols durch die momentanen Topogramme ergibt sich eine Darstellung der QRS-Periode in Form zweier Integraltopogramme, die alle negativen bzw. alle positiven Ladungen vereinen.

Für die momentane Elektrokardiotopographie wurde das bewährte unipolare Ableitungssystem gewählt. Durch die Anwendung des unipolaren Ableitungssystems sind die gleichen Bedingungen für den Vergleich aller Ableitungen untereinander geschaffen. Deshalb fand auch für die Konstruktion der Integraltopogramme das unipolare Ableitungssystem nach Wilson Anwendung. An jedem Patienten wurden 90 bis 100 unipolare Brustwandableitungen abgenommen. Die Elektroden werden nach dem Schema der momentanen Elektrokardiotopographie mit gleichmäßiger Verteilung auf der ganzen Oberfläche des Brustkorbes befestigt. In jeder Ableitung werden die Amplituden aller Zacken des QRS-Komplexes von der isoelektrischen Linie bis zur Spitze der Zacke gemessen. Die Größen einer jeden Q-, R- und S-Zacke werden auf eine Karte des Brustkorbes entsprechend den Ableitungspunkten eingetragen. Dabei werden alle positiven R- und R′-Zacken für die Konstruktion der Karte der Positivität und alle negativen Q-, QS- und S-Zacken für die Karte der Negativität benutzt. Zu bemerken ist, daß der Zeitpunkt der Zackenspitzen des QRS-Komplexes in den verschiedenen Ableitungen zu verschiedenen Zeiten der QRS-Periode auftritt. Jedoch werden bei der Konstruktion der Integraltopogramme nur die maximalen Amplituden einer jeden Zacke berücksichtigt. So wird im Unterschied zu den momentanen Topogrammen jede QRS-Periode ohne Beachtung des Zeitpunktes, in dem die maximale Größe der gesuchten Zacke erreicht wird, dargestellt.

Eine detaillierte Analyse der momentanen Topogramme ist im entsprechenden Abschnitt vorgestellt worden (s. S. 17ff.). Bei der Darstellung der Dynamik des Dipols in der QRS-Periode ist gezeigt worden, wie sich als Ergebnis einer Kreisbewegung des Dipols alle Zacken des QRS-Komplexes bilden. Daraus wurde eine Klassifikation der QRS-Komplexe abgeleitet. In dieser Klassifikation liegen die QRS-Komplexe entsprechend der Kreisbewegung des Dipols und werden in vier Grundetappen unterteilt:

Anfang der Kreisbewegung
erstes Viertel
Mitte der Kreisbewegung und
drittes Viertel.

Zu Beginn wurden bei der Analyse aus den zahlreichen elektrokardiographischen Ableitungen Karten konstruiert, in denen Linien durch die aufgezählten vier Etappen gezogen wurden, die in festen Verhältnissen zu den Amplituden der Zacken des QRS-Komplexes stehen (R. Z. AMIROW, T. A. KUZMINOWA, 1966).

Beim ersten Schritt der Konstruktion der Integraltopogramme wird die Anordnung der Linien studiert, die die Viertel des Umlaufkreises des Dipols angeben. Bei der Auswahl der Zeitpunkte der Kreisbewegung wurden zur Orientierung Linien durch die Punkte gezogen, die dem Beginn der Kreisbewegung entsprechen und in denen eine minimale q-Zacke registriert wird. Im ersten Viertel sind, wie es in dem Schema gezeigt ist (Abb. 15), die Q-Zacke und die ihr folgende R-Zacke gleich. Die Mitte des Umlaufkreises wird durch den QRS-Komplex bestimmt, in dem eine minimale R-Zacke auftritt. Das dritte Viertel wird durch gleiche R- und S-Zacken gekennzeichnet („Übergangszone").

Selbstverständlich spiegeln sich die Besonderheiten der Form des Brustkorbes und die asymmetrische Lage des Herzens in den Linien wider, die die Viertel des Umlaufkreises des Dipols kennzeichnen.

Wie früher beobachtet, treten bei der Kreisbewegung des Dipols auf der Oberfläche des Brustkorbes Punkte auf, die minimales oder Nullpotential haben. Sie werden als Drehungspole bezeichnet. Zieht man Linien durch die Viertel der Kreisbewegung, so kann die maximale Höhe des QRS-Komplexes im präkardialen Bereich festgestellt werden. Ihre Amplitude verringert sich allmählich mit der Entfernung vom Herzen bei Einhalten des Verhältnisses zwischen den Zacken des QRS-Komplexes, die für jedes Viertel charakteristisch sind. Eine entsprechende Analyse wurde bei 20 gesunden Personen und 30 Patienten durchgeführt, die eine Adipositas hauptsächlich im ersten und zweiten Stadium hatten.

In der Abbildung 63 werden die Ergebnisse der Analyse beider untersuchter Gruppen angeführt. Die durchgehenden Linien stellen die Ergebnisse an den gesunden Personen, die punktierten die von den an Adipositas leidenden Patienten dar. In vier Schemata werden die Linien in den vier Zeiten der Kreisbewegung dargestellt. Die Linien zu Beginn der Kreisbewegung haben eine vertikale Richtung und durchlaufen die vordere und mittlere Axillarlinie (a). Die Linien des ersten Viertels liegen schräg auf der Hinterfläche des Brustkorbes und sind von links oben nach rechts unten gerichtet (b). In der Mitte der Kreisbewegung des Dipols liegen die Linien hauptsächlich vertikal an der rechten vorderen und mittleren Axillarlinie (c). Schließlich durchkreuzen die Linien im dritten Viertel die Vorderfläche des Brustkorbes von links oben nach rechts unten. Manchmal haben diese Linien eine S-Form (d).

Weiterhin ist zu bemerken, daß alle genannten Linien in zwei Punkten zusammenlaufen: Sie entsprechen der Projektion des oberen Drehungspols im linken Oberteil der Vorderfläche und der des unteren Drehungspols im rechten Unterteil der Vorderfläche. Die Projektionsstellen der Drehungspole, die auf Grund der Analyse zahlreicher elektrokardiographischer Ableitungen erhalten wurden, stimmen mit den früher mittels der momentanen Topographie erhaltenen überein.

Die Ergebnisse der Analyse der zahlreichen Ableitungen bei den Patienten mit

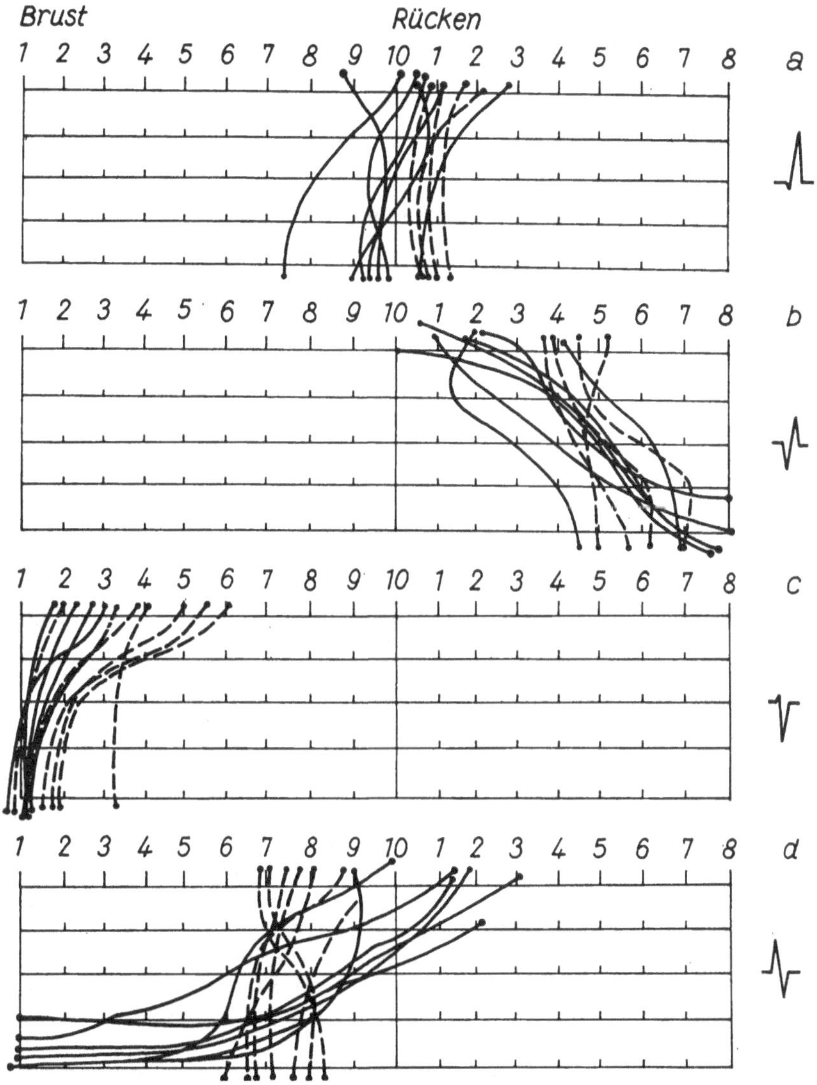

Abb. 63: Linien der Viertel der Kreisbewegung des Dipols im Normalfall und bei Adipositas.

Adipositas zeigen, daß sich die vier Teile der Kreisbewegung in der Anordnung der Linien voneinander unterscheiden. In der Abbildung 63 ist zu sehen, daß die Veränderungen der Richtung der Linien im dritten Viertel am stärksten ausgeprägt sind (gestrichelte Linien). Während bei gesunden Personen die Linien im dritten Viertel schräg nach vorn ziehen, ziehen sie bei den Patienten mit Adipositas in vertikaler Richtung. Wichtig ist, daß sich die Linien im dritten Viertel der Kreisbewegung im Bereich der präkardialen Ableitungen sowohl bei den gesunden Personen als auch bei den Patienten mit Adipositas in ihrer Lage wenig unterscheiden. Jedoch laufen die Linien des dritten Viertels im oberen und unteren Teil der Vorderfläche des Thorax bei den an Adipositas leidenden Patienten und den gesunden Personen stark auseinander.

Diese Ergebnisse sind sehr wichtig, da sie den großen Informationswert der Ableitungen am oberen und unteren Teil des Brustkorbes belegen. Das Beispiel der Patienten mit Adipositas zeigt, daß nicht die in der Praxis üblichen Brustwandableitungen, sondern andere, nicht gebräuchliche Ableitungen einen größeren diagnostischen Wert haben. Es ist klar, daß diese anderen Ableitungen nicht für alle Erkrankungen die gleichen sind. Bei verschiedenen Erkrankungen können andere Ableitungen entdeckt werden, die eine größere diagnostische Bedeutung haben und in der elektrokardiographischen Praxis Anwendung finden sollten. Deswegen wurden die Untersuchungen der Patienten mit einer vertieften Analyse durch Konstruktion von Integraltopogrammen weitergeführt.

Wie bei den Adipositaspatienten wurden zu Beginn Karten mit den Abgrenzungen zwischen den Anteilen mit positiven und mit negativen T-Zacken gezeichnet.

In der Abbildung 64 sind drei Beispiele mit solchen Grenzen zwischen den Bereichen positiver und negativer T-Zacken angeführt. Das erste Beispiel (a) bezieht sich auf gesunde Personen. Bei ihnen sind die positiven T-Zacken auf der gesamten linken Seite der Vorderfläche des Thorax mit Ausbreitung auf die linke untere Hälfte der Hinterfläche des Brustkorbes charakteristisch. Der Bereich der Projektion der positiven T-Zacke verbreitert sich im Unterteil des Thorax. Im rechten Oberteil des Brustkorbes werden negative T-Zacken registriert. Deswegen ist die T-Zacke in der aVR-Ableitung in der Regel negativ.

Aus den Ergebnissen der Elektrokardiotopographie wurde eine analoge Verteilung der T-Zacken erhalten. Es konnte gezeigt werden, daß sich bei Hypertrophie des rechten Ventrikels die negativen und positiven Feldanteile nach links verschieben, so daß in den rechten Brustwandableitungen negative T-Zacken auftreten. Bei Hypertrophie des linken Ventrikels geschieht die Verschiebung dieser Anteile in die entgegengesetzte Richtung, d. h. nach rechts, und in den linken Brustwandableitungen werden negative T-Zacken gefunden. Dabei besetzt der Bereich mit den positiven Zacken die ganze Vorderfläche des Brustkorbes.

Beim Studium der Projektion der T-Zacke auf die Oberfläche des Thorax von Patienten mit Adipositas stellte sich heraus, daß im Ergebnis einer Gewichtsabnahme der Patienten von 15 bis 20 kg eine Verschiebung der Feldanteile nach links auftritt.

In der Abbildung 64b und c werden zwei Varianten der Verschiebung der Feldanteile der T-Zacke nach links angeführt. In diesen Fällen führt die Verschiebung nach links zu einer Annäherung der Grenzen zwischen negativen und positiven Feldanteilen an die Norm, was aus dem Vergleich mit der Abbildung 64a zu sehen ist.

Bemerkenswert ist, daß die rechte Grenze im Vergleich mit der Norm stärker verschoben ist, und nach der Behandlung eine ausgeprägte Verschiebung zur Normgrenze hin entsteht. Eine analoge Erscheinung wurde auch in einigen Fällen von Hypertonie beobachtet, wo in den linken Brustwandableitungen (V_5 und V_6) während einer Krise negative Zacken auftraten. Die rechte Grenze verlagert sich stark auf der rechten Hinterfläche des Brustkorbes. Dabei zeigt sich, daß die

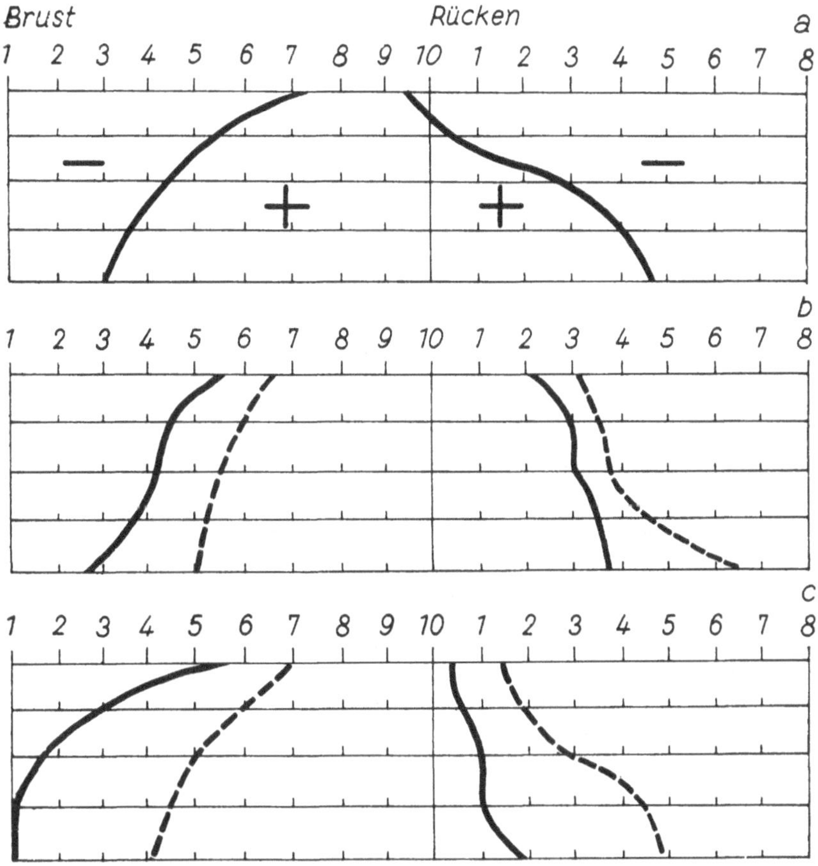

Abb. 64: Die Trennungsgrenzen der positiven und negativen T-Zacken im Normalfall und bei Adipositas.

Grenzen sich auf der rechten Seite, von der üblicherweise Brustwandableitungen nicht registriert werden, stärker verschieben.
Diese Untersuchungen mit Registrierung zahlreicher unipolarer Brustwandableitungen ergaben Resultate, die als Ausgangspunkt für eine detaillierte Analyse des kardioelektrischen Feldes durch Konstruktion von summentopographischen Karten dienten. Darin erscheint die Verteilung der maximalen Potentialgrößen auf alle Punkte.

5. Die Analyse der Integraltopogramme

In den Integraltopogrammen wird die den positiven und negativen Zacken des QRS-Komplexes entsprechende Amplitude auf der ganzen Oberfläche des Brustkorbes dargestellt. Damit ergibt sich eine weitere Möglichkeit, das elektrische Feld auf der Oberfläche des Körpers zu beurteilen.
Ebenso wie bei den mit der momentanen Topographie der Herzpotentiale beobachteten Gesetzmäßigkeiten werden folgende Besonderheiten des kardioelektrischen Feldes in den Integraltopogrammen festgestellt:

1. Charakteristik des Reliefs des kardioelektrischen Feldes:
   a) Es ist bi- und multipolar.
   b) Es ist eine Projektion von Potentialmaxima und -minima. Ihre Lokalisation wird beim Vorhandensein einer Multipolarität durch die Wechselbeziehungen zwischen Maxima und Minima nach Lage und Potentialgröße bestimmt.
   c) Der Vergleich der Topogramme von Positivität und Negativität lenkt die Aufmerksamkeit auf Ähnlichkeiten im Relief.
2. In den Topogrammen zeichnen sich Bereiche mit Überlappungen im Kreisweg des Dipols aus:
   a) In der Negativität bei Komplexen, die Q- und S-Zacken haben.
   b) In der Positivität bei Komplexen mit R- und R'-Zacken. Die Aufmerksamkeit gilt der Projektion dieser Anteile, ihrer Form und Ausdehnung.
3. In den Topogrammen der Negativität und Positivität werden Bereiche ohne Ladung festgestellt, dabei sind die Projektion der Feldanteile mit Nullpotential, ihr Verhalten, die Ausdehnung ihrer Fläche, Form und Anzahl der Feldanteile zu studieren.

5.1. Besonderheiten im Relief des kardioelektrischen Feldes

Nach den Ergebnissen der momentanen Topographie der Herzpotentiale werden uns die Besonderheiten des Reliefs des elektrischen Feldes sowohl in der Norm als auch bei Herzerkrankungen beschäftigen.
Es muß vor allem bemerkt werden, daß das kardioelektrische Feld in den Integraltopogrammen häufig einen Dipolcharakter hat, d. h. die Potentialgröße sich erhöht und sowohl in der Positivität, als auch in der Negativität einen Gipfel erreicht. Die Gipfel befinden sich im vorderen präkardialen Bereich und stimmen gewöhnlich nicht mit den Projektionsstellen überein.

Die Multipolarität hat verschiedene Formen. Sie kann sich nur auf die Positivität oder nur auf die Negativität beziehen. Die Anzahl der Gipfel kann unterschiedlich sein — 3, 4 und mehr. Unter den Fällen der Multipolarität wird am häufigsten ein Zusammenhang zweier Maxima beobachtet, die sich im vorderen präkardialen Bereich befinden und als Positivität auffallen. Die Maxima liegen meist auf dem gleichen horizontalen Niveau im präkardialen Bereich. Der Zusammenhang zwischen beiden Maxima wird dadurch charakterisiert, daß es möglich ist, drei Varianten durch die Potentialgröße zu unterscheiden.

Bei der ersten Variante liegt ein Maximum auf der rechten Vorderfläche und ist bedeutend größer als das links befindliche.

Die zweite Variante hebt sich dadurch hervor, daß die Größen der Potentialmaxima gleich sind oder sich nur geringfügig voneinander unterscheiden.

Die dritte Variante ist der ersten entgegengesetzt. Das auf der rechten Vorderfläche liegende Maximum ist kleiner als das linke.

Als Erweiterung der ersten und dritten Variante können Fälle eines bipolaren Feldes mit einem Maximum und einer sehr allmählichen Abnahme der Potentialgröße bis in den Bereich angesehen werden, der in multipolaren Topogrammen dem zweiten Maximum entspricht.

Bei der Analyse der Integraltopogramme sowie auch der momentanen Topogramme tritt die Multipolarität in der Regel aus einem bipolaren Hintergrund hervor, d. h. die Maxima der Positivität liegen im Bereich des positiven Feldanteils. Zwischen den Maxima befindet sich auch Positivität, aber mit geringerer Potentialgröße. Das gleiche trifft auch auf die Negativität zu.

Beim Vergleich des Reliefs der Positivität mit dem der Negativität wird in einer Reihe von Fällen eine große Ähnlichkeit in der Form der Maxima und Minima beobachtet. Besonders groß ist die Ähnlichkeit dann, wenn die Form der Maxima der Herzpotentiale irgendwelche Besonderheiten aufweist. Das Studium von Größe, Form und Ort der Projektion der Feldanteile bei Existenz von zwei positiven (R und R′) oder zwei negativen (Q und S) Zacken im QRS-Komplex erlaubt, ihre Besonderheiten in der Norm und bei Herzerkrankungen festzustellen.

In der Regel werden im Topogramm der Positivität überlappende positive Feldanteile (R und R′) des Dipols im vorderen Oberteil des Brustkorbes festgestellt. Jedoch kommen bei Herzerkrankungen verschiedene Lagevarianten dieser Feldanteile (R und R′) und Veränderungen der besetzten Fläche vor.

Auch die überdeckten Feldanteile (Q und S) des negativen Dipolteils lassen Projektion und Größe ihrer Fläche sowie Besonderheiten bei Herzerkrankungen feststellen.

Bei der Analyse der Projektion und der Größe der Feldanteile mit Nullpotential zeigt sich in der Regel Übereinstimmung mit dem Ort der Projektion der Drehpole, die mit der momentanen Elektrokardiotopographie festgestellt wurden. Die Feldanteile mit Nullpotential haben manchmal eine komplizierte Form oder treten in Positivität und Negativität zwei- oder mehrfach auf. Manchmal werden auch Fälle von Herzerkrankungen festgestellt, bei denen sich der Feldanteil mit Nullpotential zwischen den Grenzen des Verschwindens der S-Zacke und des Beginns der Q-Zacke befindet. Das weist darauf hin, daß die Bewegung nur einen unvollständigen Kreis (unterbrochener Kreis) beschreibt. Somit sind für die Herzerkrankungen sowohl die Bewegung des Dipols mit Überdeckung ihres Anfangs und Endes, die Abweichungen der Projektionsorte und die Zunahme der Fläche

als auch die Einschränkung der Dipolbewegung mit Unterbrechungen zwischen Bewegungsanfang und -ende charakteristisch.
In einigen Fällen von Herzerkrankungen läßt sich eine Annäherung der Feldanteile mit Nullpotential an die überdeckten Feldanteile bemerken.
Die angeführten Besonderheiten des Reliefs des kardioelektrischen Feldes werden in den folgenden Kapiteln ausführlich behandelt, die sich mit der Integraltopographie bei Gesunden und bei Herzerkrankungen beschäftigen.
Aus Konstruktion und Studium des Integraltopogrammes mit Unterteilung in Bereiche der Positivität und Negativität als Folge der Kreisbewegung des Dipols in der QRS-Periode lassen sich eine Reihe von neuen Parametern erkennen, die die Dynamik des kardioelektrischen Feldes kennzeichnen. Die Entstehung dieser Parameter als Ergebnis der Kreisbewegung des Dipols wird durch die momentane Topographie erläutert. Für die Diagnostik von Herzerkrankungen liefert das Integraltopogramm eine Reihe zusätzlicher Parameter für das kardioelektrische Feld, die sowohl in der elektrokardiographischen Praxis als auch bei der Diagnostik von schweren Fällen wertvoll sein können. Davon zeugen die Ergebnisse der Integraltopographie. So können zum Beispiel in den in der Praxis üblichen Elektrokardiogrammen die überdeckten Feldanteile des Dipols in ein oder zwei Ableitungen auftreten, ohne daß sich Ausdehnung und Relief dieser Feldanteile beurteilen lassen. Die Feldanteile mit Nullpotential werden bei der Analyse von Elektrokardiogrammen überhaupt nicht sichtbar. Auch der Charakter des Reliefs mit seinen angeführten Besonderheiten läßt sich nur nach Aufnahme des Integraltopogramms beurteilen.
Für das vollständige Studium der Integraltopogramme ist es notwendig, zahlreiche detaillierte Untersuchungen durchzuführen. In der vorliegenden Arbeit werden ohne erschöpfende Untersuchung aller möglichen Varianten die Integraltopogramme angeführt, die für Gesunde und eine Reihe von Herzkranken charakteristisch sind. Die Analyse der Integraltopogramme zeigt, daß bei ähnlichen elektrokardiographischen Daten Varianten mit unterschiedlichem Relief des kardioelektrischen Feldes vorkommen. Das weist auf eine größere Mannigfaltigkeit des Reliefs hin.
Zur Vervollständigung der Beschreibung der Aktivität des Herzens werden in einer Reihe von Fällen Topogramme über die Verteilung der Herzpotentiale des ST-Intervalls und der T-Zacken angeführt. Das sind in Wirklichkeit momentane Topogramme.

5.2. Das Integraltopogramm beim Gesunden

Das kardioelektrische Feld zeichnet sich dadurch aus, daß auf der Vorderfläche des Thorax im präkardialen Bereich die höchsten Potentialgrößen für Positivität und Negativität registriert werden. Auf der Hinterfläche ist die Potentialgröße minimal und beträgt nur 0,1 bis 0,3 mV. Das Relief des kardioelektrischen Feldes wird bei gesunden Menschen häufig durch eine bipolare Verteilung der Potentiale gekennzeichnet. Beim Vorhandensein einer Multipolarität werden für die Maxima der Positivität drei Varianten unterschieden.
Die erste und häufigste Variante ist, daß ein Maximum der Positivität auf der Vorderfläche im präkardialen Bereich liegt und sich links davon ein zweites kleine-

res Maximum auf gleichem horizontalen Niveau befindet, also auf der linken Seite des Brustkorbes in der hinteren Axillarlinie. In der zweiten Variante sind die Höhe beider Gipfel der Positivität gleich oder annähernd gleich. Die dritte Variante ist dadurch gekennzeichnet, daß das links befindliche Maximum der Positivität höher ist als das rechte.

Die beiden letzten Varianten charakterisieren öfter eine Hypertrophie des rechten Ventrikels.

Die Gipfelpunkte von Positivität und Negativität stimmen nicht überein. Das Maximum der Positivität liegt links und tiefer als das der Negativität.

Die sich überlappenden positiven Feldanteile (R und R') befinden sich bei gesunden Menschen im rechten Ober- oder Mittelteil der Vorderfläche des Brustkorbes und werden von den üblichen 12 elektrokardiographischen Ableitungen nicht aufgenommen.

Die sich überlappenden negativen Feldanteile (Q und S) werden auf der linken Seitenfläche des Brustkorbes registriert und dehnen sich in Richtung Vorderfläche bis zur vorderen Axillarlinie aus.

Die Feldanteile mit Nullpotential stimmen mit der Projektion der Drehpole überein, die bei der momentanen Topographie festgestellt wurden. Sie finden sich im linken Oberteil des Brustkorbes entsprechend der Projektion des oberen Drehpoles und im rechten Unterteil des Brustkorbes auf der Vorder- oder Hinterfläche entsprechend dem unteren Drehpol. Bemerkenswert ist, daß dem Bereich des geringsten Potentials in der Karte der Negativität häufig der Feldanteil mit Nullpotential in der der Positivität entspricht und umgekehrt, der Anteil mit Nullpotential in der der Negativität mit dem Bereich des kleinsten Potentials in der Positivitätskarte übereinstimmt. Seltener kommen Fälle vor, in denen die Anteile mit Nullpotential in der Negativitäts- und Positivitätskarte in ein und demselben Bereich registriert werden. Genauer gesagt heißt das, wenn es in Positivitäts- und Negativitätskarten Feldanteile mit Nullpotential gibt, so stimmen die Orte ihrer Projektion überein.

Beim Studium der Integraltopogramme wurden bestimmte Zusammenhänge zwischen dem Charakter des Reliefs und der Lage der elektrischen Herzachse festgestellt. Die elektrische Lage des Herzens kommt in vielen Parametern des kardioelektrischen Feldes zum Ausdruck.

Als Beispiel eines Rechtslagetyps sei der Proband K., 23 Jahre alt, angeführt. Das EKG zeigt eine Abweichung der elektrischen Herzachse nach rechts. Der Winkel beträgt 78° (Abb. 65 und 66).

Das kardioelektrische Feld ist bipolar. Das Maximum des positiven Anteils erreicht 1,8 mV und liegt präkardial. Das Potential fällt zum rechten oberen Brustkorb hin steil und nimmt in Richtung Brustkorbunterteil allmählich ab. In seinem tiefsten Teil haben die Zacken eine Größe bis zu 1,2 mV (oberes Bild).

Die Karte der Negativität zeigt, daß sich sein Maximum gegenüber dem positiven Maximum nach oben verschiebt und eine Ladung von 2,2 mV erreicht. Der höchste Wert der Negativität konzentriert sich im Oberteil des Brustkorbes. Im Bereich der in der Praxis üblichen Brustwandableitung ist die Potentialgröße der Negativität (S-Zacke) interessanterweise bedeutend geringer. Besonders niedrig ist sie in den unteren Partien des Thorax. Sie beträgt hier nur 0,1 bis 0,2 mV (mittleres Bild).

Die positive Feldüberlappung (R und R') findet sich auf der Vorder- und Hinterfläche des rechten oberen Brustkorbes. Der entsprechende negative Bereich liegt auf dem Vorderteil der linken Seite. In seiner Breite besetzt er ein oder zwei horizontale Ableitungen, in seiner

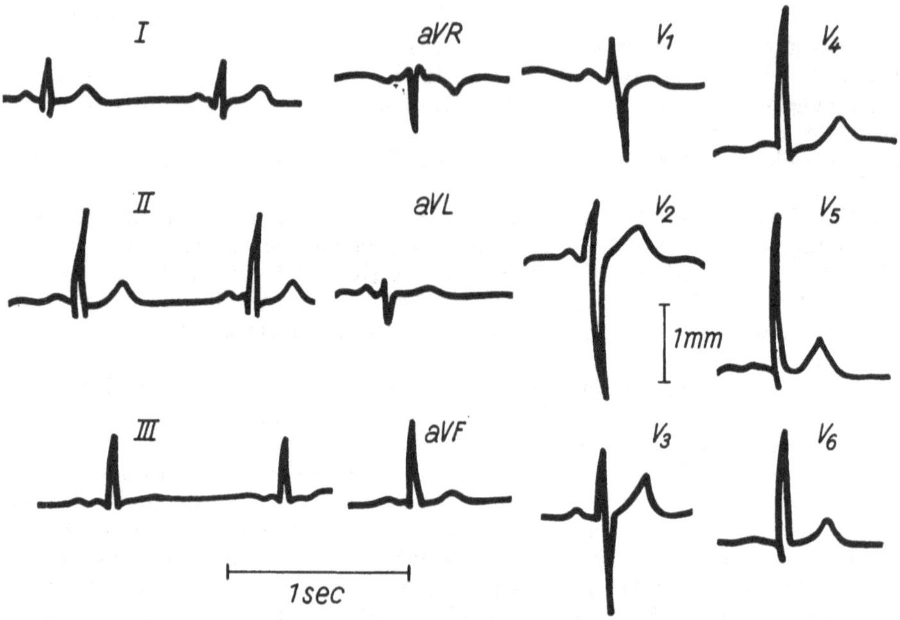

Abb. 65: Elektrokardiogramm eines Gesunden mit vertikaler Lage des Herzens (Proband K.).

Länge überstreicht er vertikal alle Niveaus und setzt sich nach unten über den untersuchten Bereich des Brustkorbes hinaus fort.

Die Bereiche mit Nullpotential liegen auf der Karte der Elektropositivität im linken oberen Brustkorb und bei der Elektronegativität in der rechten unteren Vorderfläche des Thorax.

Im Unterteil des angeführten Topogrammes ist die Karte der Potentialverteilung während der T-Zacke dargestellt. Dort befindet sich das positive Maximum im Oberteil des Brustkorbes und verbreitert sich auf der ganzen linken Vorder- und Hinterfläche. Dabei dehnt sich der positive Bereich über den Unterteil des Brustkorbes aus, wo er fast den ganzen Umfang des Thorax einnimmt. Der der negativen T-Zacke entsprechende negative Feldanteil besetzt die rechte obere Vorder- und Hinterfläche des Thorax.

Als Beispiel für ein Integraltopogramm eines gesunden Menschen mit einer halbvertikalen Lage (Normalpositionstyp) der elektrischen Herzachse sollen das nächste Elektrokardiogramm und Integraltopogramm dienen (Proband K., 16 Jahre alt, Untersuchung Nr. 98).

Das Elektrokardiogramm zeigt eine halbvertikale (normale) Lage des Herzens ohne jede elektrokardiographischen Veränderungen (Abb. 67).

Im Integraltopogramm (Abb. 68) der Positivität fällt der Maximalwert der Ladung mit dem Punkt V_4 zusammen, und weiter links im Punkt V_7 liegt ein zweiter Gipfel, dessen Potential halb so groß ist. Auf der Hinterfläche des Brustkorbes ist das Potential sehr gering und beträgt 0,1 bis 0,2 mV. Auf der Vorderfläche des oberen Brustkorbes befindet sich ein länglicher positiver Überlappungsbereich (R und R′), der sich von der rechten Axillarlinie bis zur linken Parasternallinie ausdehnt und die geringe Potentialgröße von 0,1 bis 0,2 mV aufweist.

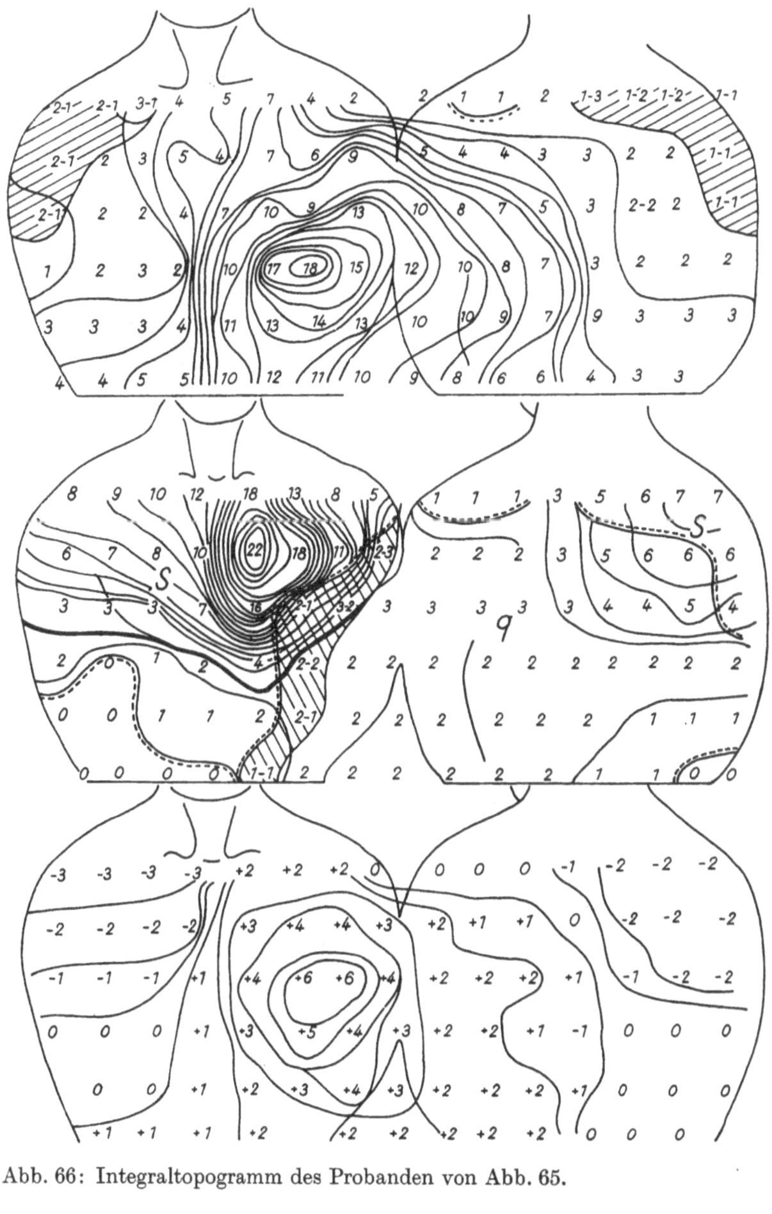

Abb. 66: Integraltopogramm des Probanden von Abb. 65.

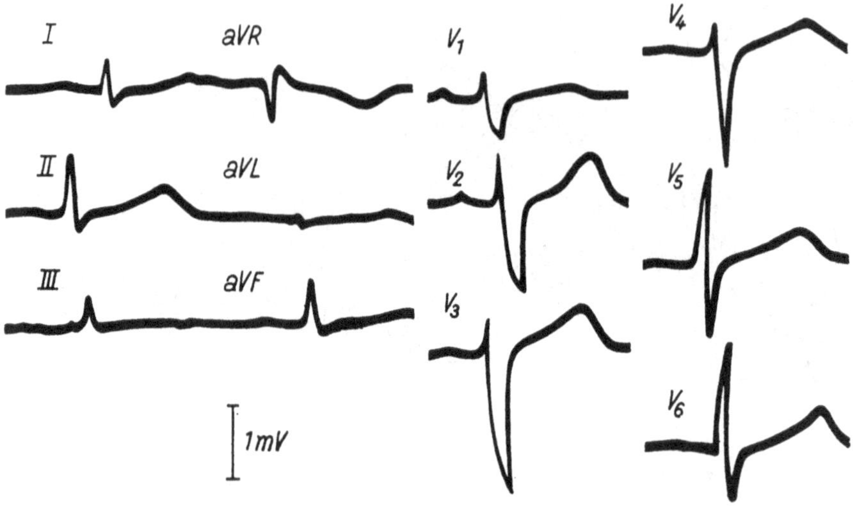

Abb. 67: Elektrokardiogramm eines Gesunden mit halbvertikaler Lage des Herzens (Proband K.).

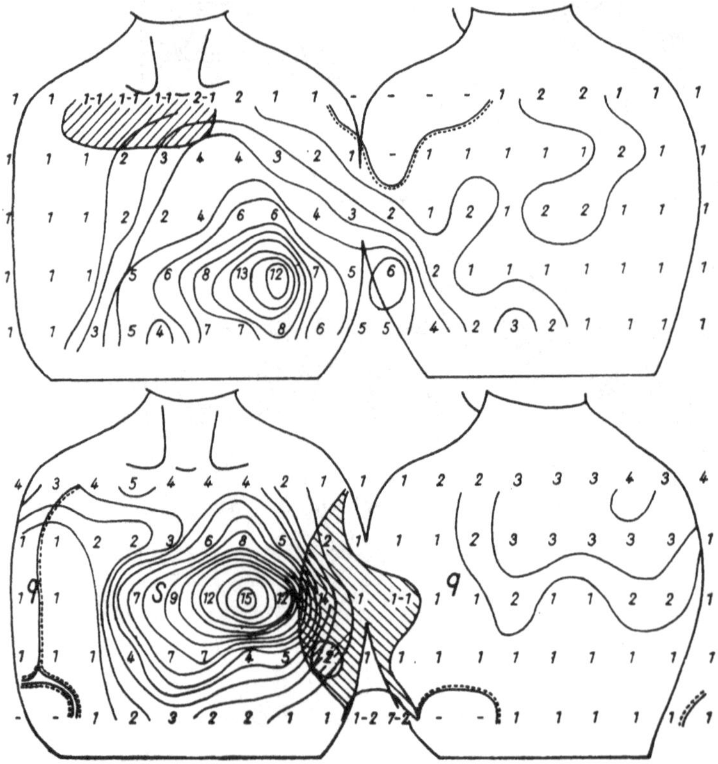

Abb. 68: Integraltopogramme zu Abb. 67 (oben *R*, unten *QS*).

Der Feldanteil mit Nullpotential liegt auf der Hinterfläche des linken oberen Brustkorbes.
Das Maximum der Negativität ist im Topogramm auf der Vorderfläche im präkardialen Bereich um den Punkt V_3 konzentriert. Auf der Hinterfläche ist das Potential niedrig – von 0,1 mV in der linken unteren Hälfte, bis zu 0,3 bis 0,4 mV im rechten Oberteil.
Der negative Überlappungsbereich findet sich auf der linken vorderen und seitlichen Oberfläche und erstreckt sich im mittleren Niveau des Brustkorbes vom V_4 bis V_7.

Im angeführten Beispiel gibt es zwei Feldanteile mit Nullpotential: Der erste wird im rechten Unterteil des Brustkorbes (unterer Drehpol) und der zweite auf der linken unteren Hinterfläche des Thorax registriert.
Das folgende Beispiel eines normalen Integraltopogramms zeigt im Relief des kardioelektrischen Feldes weitgehende Ähnlichkeit mit einigen Abweichungen in der Form des Potentialmaximums, welches multipolaren Charakter besitzt sowie in der Form der überdeckten Feldanteile (Proband K., 15 Jahre alt, Untersuchung Nr. 121).

Das Elektrokardiogramm zeigt keine Abweichungen von der Norm und eine halbhorizontale Herzlage (Abb. 69).
Im Integraltopogramm (Abb. 70) liegt das positive Maximum auf der Vorderfläche im Punkt V_4 und weist eine längliche vertikale Form auf. Im ersten Beispiel befanden sich die maximalen Potentiale in einer horizontalen Linie. Das zweite positive Maximum hat nur ein halb so großes Potential und liegt etwas tiefer im Punkt V_7. Auf der Hinterfläche des Brustkorbes ist die Potentialgröße niedrig. Sie beträgt 0,1 mV im Unter- und 0,4 mV im Oberteil des Brustkorbes.
Der Überlappungsbereich (R und R′) ist auf der Vorderfläche in den mittleren Oberteil des

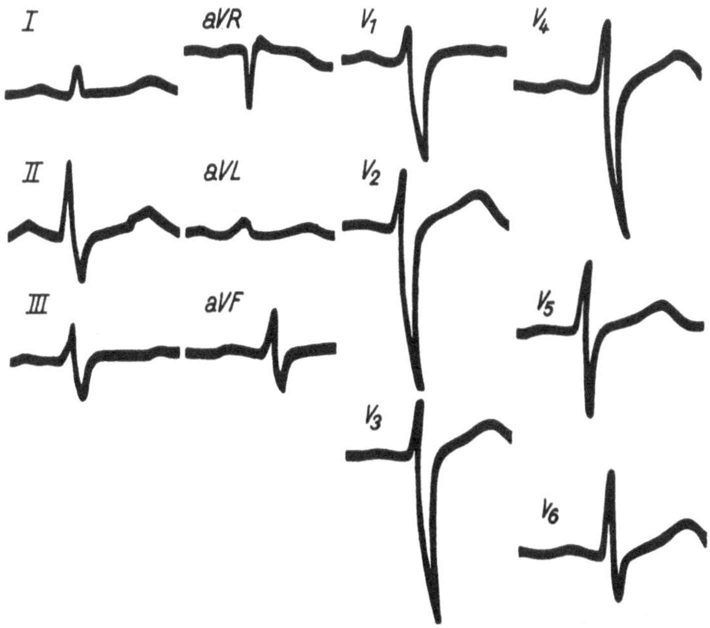

Abb. 69: Elektrokardiogramm eines Gesunden mit halbhorizontaler Lage des Herzens (Proband K.).

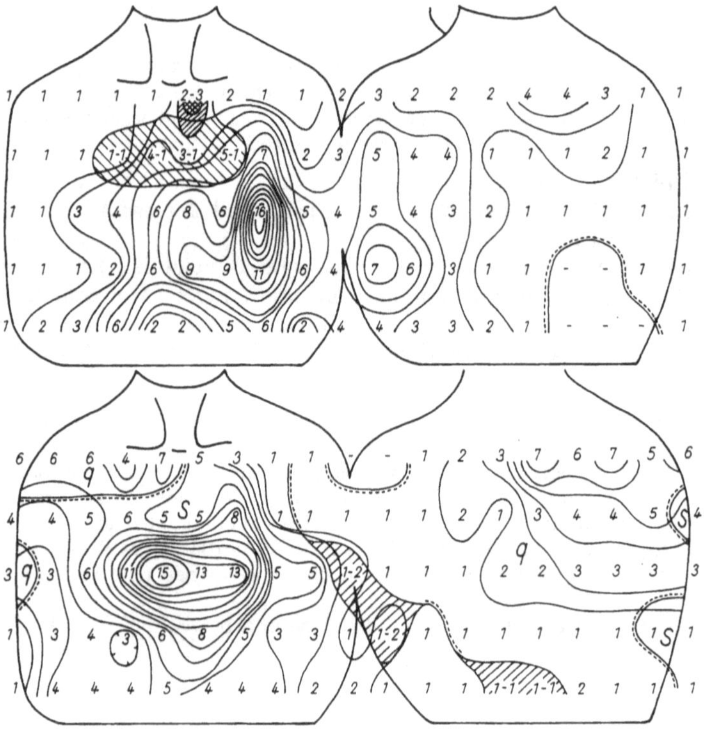

Abb. 70: Integraltopogramme zu Abb. 69.

Brustkorbes projiziert und erreicht 0,3 mV. Wie im ersten Beispiel wird die positive Feldüberdeckung in den üblichen elektrokardiographischen Ableitungen nicht sichtbar.
Der Feldanteil mit Nullpotential liegt auf der linken Hinterfläche im Unterteil des Brustkorbes. Im gleichen Bereich wird auf der Karte der Negativität die sehr kleine Potentialgröße von 0,1 mV registriert (unterer Drehpol).
Das Topogramm der Negativität zeichnet sich durch einen Gipfel im Punkt V_1 aus, der sich bei abnehmender Stärke nach links in die Punkte V_2 und V_3 ausdehnt. Auf der Hinterfläche im Unterteil des Brustkorbes ist das Potential gering. Es erhöht sich allmählich im mittleren und rechten Oberteil und erreicht 0,6 bis 0,7 mV.
Der Bereich der negativen Feldüberlappung wird auf der linken Seitenfläche des Brustkorbes mit einem zusätzlichen Feldanteil auf dem Unterteil seiner Hinterfläche registriert. Der Feldanteil mit Nullpotential im Negativitätsbild findet sich auf dem linken Oberteil der Brust im Bereich des Schultergelenkes. In diesem Bereich des oberen Drehpols werden in der Karte der Positivität minimale Potentiale von 0,1 bis 0,3 mV festgestellt.

Das folgende Beispiel eines Integraltopogramms beschreibt einen gesunden Menschen (Proband R., 35 Jahre) mit horizontaler Lage der elektrischen Herzachse.

Nach den elektrokardiographischen Daten beträgt der Winkel α $+26°$ (Abb. 71). Auf der Karte der Positivität (Abb. 72) wird eine geringfügige Verschiebung des positiven Maximums nach oben mit allmählicher Abnahme der Potentialgröße nach allen Seiten hin sichtbar. Das nega-

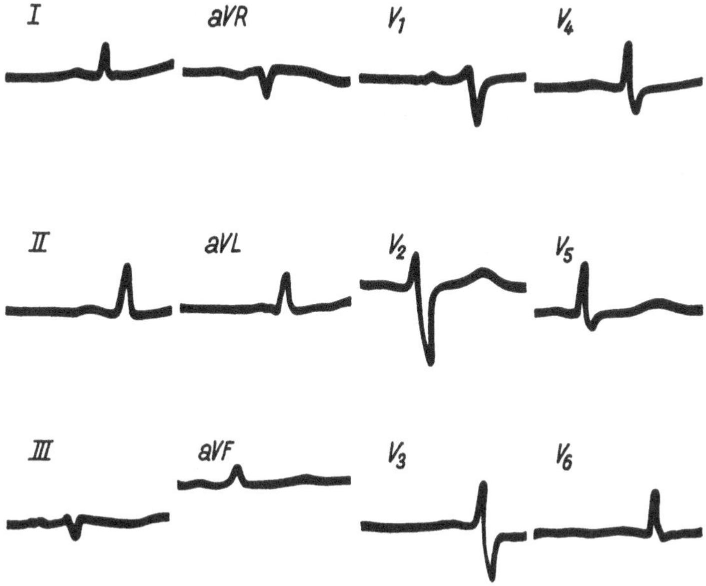

Abb. 71: Elektrokardiogramm eines Gesunden mit horizontaler Lage der elektrischen Herzachse (Proband R.).

tive Maximum ist ebenfalls geringfügig nach oben verschoben mit steiler Abnahme der Potentiale nach rechts unten.
Die positive Feldüberlappung besetzt eine kleine Fläche und wird auf die Vorder- und Hinterfläche des rechten oberen Brustkorbes projiziert.
Die negative Feldüberlappung fehlt im gegebenen Beispiel. Die Bereiche der Q- und S-Zacken sind durch eine Linie getrennt, die der Grenze zwischen dem Beginn und dem Ende der Kreisbewegung des negativen Feldanteils des Dipols entspricht. Feldanteile mit Nullpotential fehlen für Positivität und Negativität im Oberteil des Brustkorbes. Ein Feldanteil mit Nullpotential liegt in der Karte der Negativität auf dem ganzen Unterteil der Hinterfläche des Brustkorbes. In der Karte der Positivität erfaßt er nur eine Ableitung.
Aus der Karte der Potentialverteilung während der T-Zacke ist zu erkennen, daß die maximale Positivität nach oben verschoben ist und sich im zweiten Ableitungsniveau direkt an der linken Parasternallinie findet. Der positive Feldanteil breitet sich über das mittlere Niveau und den ganzen Unterteil des Brustkorbes aus.
Der Feldanteil der negativen T-Zacke wird durch Bereiche mit Nullpotential geteilt und besetzt den rechten Oberteil des Brustkorbes.

Für das Beispiel mit horizontaler Herzlage erscheint die Verschiebung der positiven und negativen Gipfel nach oben sowohl in der QRS-Periode als auch für die T-Zacke als charakteristisch. Kennzeichnend ist ebenfalls die Verkleinerung der überdeckten Feldanteile bei Fehlen des negativen Überlappungsbereiches.
Die Ergebnisse der an 40 gesunden Personen durchgeführten Untersuchungen des Integraltopogrammes zeigen, daß das Relief des kardioelektrischen Feldes ein ausreichend stabiles Bild abgibt. Das positive Maximum in der Karte der Positivität befindet sich auf dem dritten bis vierten horizontalen Ableitungs-

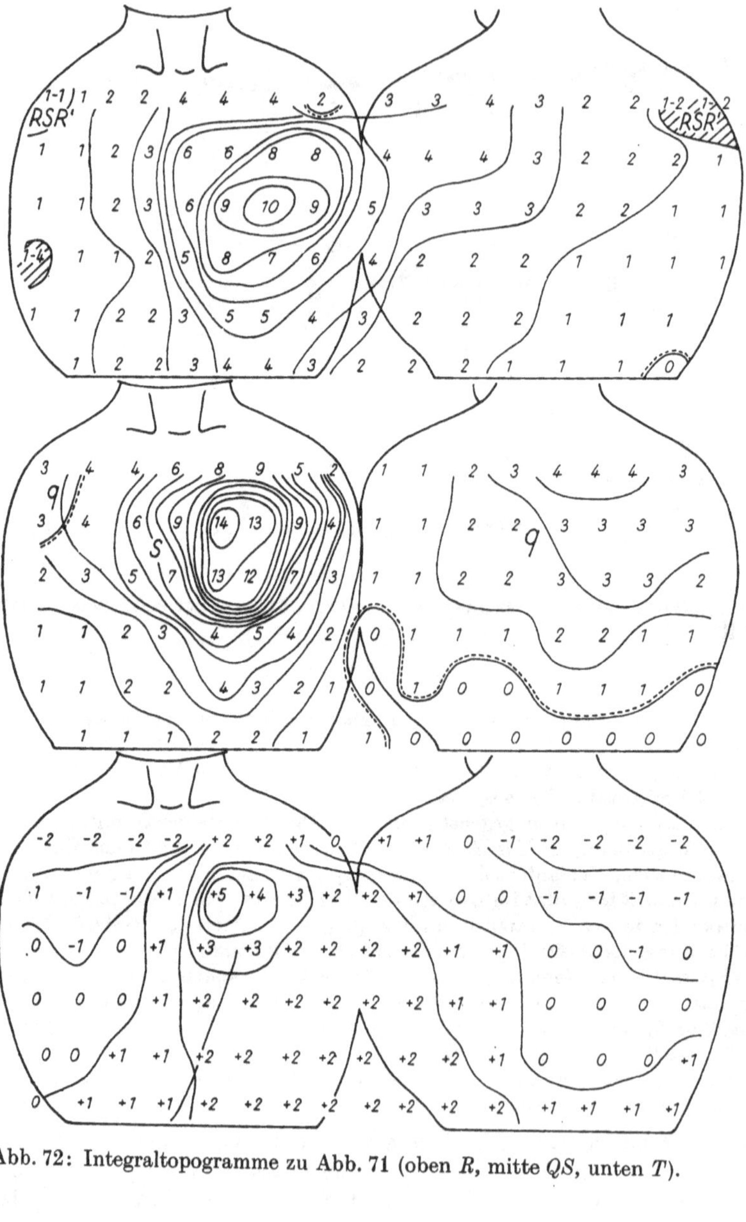

Abb. 72: Integraltopogramme zu Abb. 71 (oben R, mitte QS, unten T).

niveau im linken Parasternalbereich, entsprechend den Elektroden 5 bis 7. Sein Mittelwert beträgt bei gesunden Menschen 1,4 ± 0,06 mV. Das Maximum des negativen Potentials ist höher und liegt rechts vom positiven Maximum. Es besetzt den Bereich zwischen dem zweiten und dritten horizontalen Ableitungsniveau auf 5 Vertikallinien. Sein Mittelwert beträgt 1,5 ± 0,07 mV.
Die Isopotentiallinien um das Maximum herum haben in der Regel die Form eines exzentrischen Kreises, der auf den Karten der Positivität und Negativität nach links verschoben ist.
Die sich überlappenden positiven und negativen Feldbereiche wurden in 75% der Fälle auf Vorder- und Hinterfläche im Oberteil des Brustkorbes projiziert gefunden. Gewöhnlich treten sie nicht im Bereich der üblichen elektrokardiographischen Ableitungen auf.
In den angeführten Beispielen wird der Zusammenhang zwischen den Parametern der Integraltopogramme und der Lage der elektrischen Herzachse deutlich. Die Analyse zeigt, daß es statistisch sichere Unterschiede in der maximalen Größe der Potentiale bei horizontaler und vertikaler Lage gibt. Bei einer Zwischenlage der elektrischen Herzachse stehen die Parameter der Integraltopogramme den Mittelwerten nahe, die für beide Gruppen erhalten werden. In der Abbildung 73 ist die Lokalisation der Maxima der Positivität und Negativität bei horizontaler (durchgehende Linie) und vertikaler Lage (unterbrochene Linie) der elektrischen Achse angegeben. Es läßt sich erkennen, daß sich die Projektion des positiven Maximums stärker verschiebt und die des Negativitätsmaximums stabiler ist.
Die angeführten Beispiele der normalen Integraltopogramme, die die Dynamik des Dipols in der QRS-Periode wiedergeben, werden durch Anwendung von Begriffen analysiert, die das kardioelektrische Feld auch in der momentanen Topographie charakterisierten — Dipol oder Multipol, Form des Reliefs, sich überlappende Feldbereiche (R und R'; Q und S) sowie Feldanteile mit Nullpotential. Außerdem sind in den Integraltopogrammen die Grenzen der Bereiche der Q- und S-, R- und R'-Zacken eingetragen.
Die Durchsicht der Integraltopogramme zeigt, um wieviel vollständiger das Bild des Reliefs des kardioelektrischen Feldes im Vergleich mit der üblichen Elektrokardiographie wird.

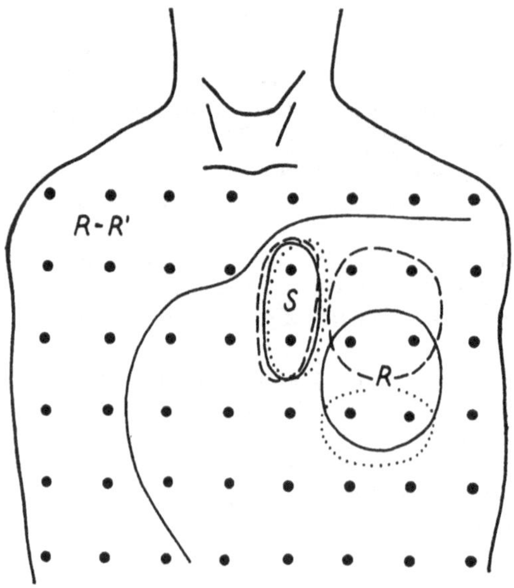

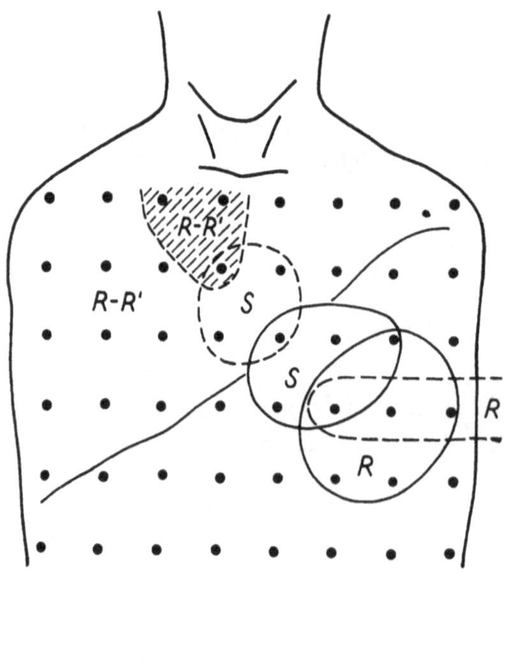

Abb. 73: Schema mit den Projektionen der positiven und negativen Maxima bei horizontaler (R — —) und vertikaler Lage des Herzens (A), sowie bei Hypertrophie des rechten Ventrikels (S — —, R — R') und des linken Ventrikels (R — —).

6. Das Integraltopogramm bei verschiedenen Krankheitsbildern

6.1. Das Integraltopogramm bei Hypertrophie des rechten Ventrikels

Beim Studium der Besonderheiten des kardioelektrischen Feldes bei Myokardhypertrophie des rechten Ventrikels mit der Methodik der Integraltopographie werden folgende Gruppen von Patienten untersucht:

1. Patienten mit chronischer Pneumonie zweiten und dritten Grades bei ausgeprägter kardio-pulmonaler Insuffizienz.
2. Patienten mit Mitralstenose rheumatischer Ätiologie.
3. Patienten mit angeborenen Herzfehlern (rechts-links-Shunt).

Die Analyse der Integraltopogramme wird mit den gleichen Parametern wie vorher am gesunden Menschen durchgeführt. Die Integraltopogramme bei Hypertrophie des rechten Ventrikels unterscheiden sich dabei in allen Parametern des Reliefs des kardioelektrischen Feldes stark von der Norm.

Auf der Karte der Positivität werden große Veränderungen im Relief bemerkt. Es zeigt sich eine Verschiebung des Maximums der Positivität nach rechts. Dabei verlagert sich das Maximum der Negativität auf der Vorderfläche nach links unten, d. h. in den linken präkardialen Bereich. Die Gegenüberstellung der Projektionen der positiven und negativen Maxima zeigt, daß als Ergebnis ihrer Verschiebung wieder eine Übereinstimmung in der Projektion der Gipfel erreicht wird oder sogar die Verlagerung des positiven Maximums nach rechts noch weiter führt als die des negativen nach links. Es folgt, daß sich gewöhnlich das Maximum der Positivität immer weiter links und tiefer als das Maximum der Negativität befindet.

Die Messungen zeigen bei Hypertrophie des rechten Ventrikels eine Zunahme des Potentials der R-Zacke im Bereich der rechten und eine Vertiefung der S-Zacke in den linken Brustwandableitungen.

Die Feldüberlappung (R, R′) wird durch eine stärker ausgeprägte Veränderung in der Ausdehnung der Fläche und in der Potentialgröße unterstrichen. Bei Hypertrophie des rechten Ventrikels verbreitert der überdeckte Feldanteil seine Fläche nach unten rechts und links und wird als eine zusätzliche R′-Zacke in der aVR- und den rechten Brustwandableitungen registriert. Die Potentialhöhe der R′-Zacke erreicht 0,8—1,0 mV und überschreitet in einigen Fällen die Größe der R-Zacke.

Auch Lage und Gestalt der sich überlappenden Feldbereiche des negativen Potentials (Q und S) erfahren im Vergleich zur Norm gesetzmäßige Veränderungen. Diese treten als Verschiebung des Überlappungsbereiches nach links und als Ver-

breiterung seiner Fläche nach links mit Ausdehnung auf den Mittel- und Unterteil der Hinterfläche des Brustkorbes auf.
Bei der Analyse von Lokalisation, Flächenausdehnung und Form des Feldanteils mit Nullpotential wird eine bedeutende Variabilität mit Tendenz zur Verschiebung des Feldanteils des unteren Drehpols vorn im Mittelteil der rechten Thoraxseite und Verbreiterung des Feldanteils im mittleren Oberteil der Hinterfläche des Brustkorbes erkennbar.
Die Besonderheiten der Integraltopogramme bestätigen die Gesetzmäßigkeiten des kardioelektrischen Feldes, die mit der momentanen Topographie bei Hypertrophie des rechten Ventrikels beobachtet wurden. Die Veränderung des Weges der Kreisbewegung der Feldanteile mit Verschiebung der Drehpole des Dipols ist das Ergebnis der Hypertrophie des rechten Ventrikels und der Drehung des Herzens. Dabei wird eine Bewegung der Feldanteile auf der Vorderfläche im Uhrzeigersinn mit Verschiebung der Positivität auf die rechte Seite und der Negativität auf die linke Seite des Brustkorbes beobachtet. Deshalb werden in den rechten Brustwandableitungen überwiegend positive R- und R'-Zacken registriert. In den linken Brustwandableitungen verringert sich die R-Zacke, in manchen Fällen bis zu einer starken Abnahme und es tritt eine tiefe S-Zacke auf. Diese Besonderheiten kommen entsprechend der Ausprägung ihrer Ursachen in verschiedenen Varianten in den Elektrokardiogrammen und Integraltopogrammen zur Darstellung.
So zeigt das Studium der Integraltopogramme, daß die angeführten Veränderungen bei verschiedenen Patienten verschieden stark auftreten. In manchen Fällen werden Veränderungen aller aufgezählten Parameter beobachtet, in anderen verändern sich nur einige von ihnen. In den folgenden Beispielen werden verschiedene Varianten solcher Integraltopogramme dargestellt.

Als Beispiel eines Integraltopogramms bei Hypertrophie des rechten Ventrikels kann der Patient S., Alter 17 Jahre, mit einem LUTEMBACHER Syndrom dienen. Im Elektrokardiogramm (Abb. 74) ist eine starke Abweichung der elektrischen Herzachse nach rechts mit ausgeprägten Zeichen einer Hypertrophie des rechten Vorhofs und besonders des rechten Ventrikels zu sehen: zusätzliche R'-Zacke in der aVR-Ableitung, aufgesplitterte Spitze der R-Zacke in den Ableitungen II, III, aVL und aVR, hohe R-Zacken in den Ableitungen V_1 und V_2 und tiefe S-Zacken in den linken Brustwandableitungen.
Diese Veränderungen der Elektrokardiogramme finden ihren Ausdruck auch in den Integraltopogrammen (Abb. 75).
Auf der Karte der Positivität können die R-Zacken in zwei Bilder unterteilt werden: Das erste gibt die Größe der R-Zacke bis zur Aufsplitterung wieder und das zweite die zusätzliche R'-Zacke, die in der rechten Brustwandableitung (V_1) am stärksten ausgeprägt ist. Dabei würde die ganze rechte Seite des Brustkorbes sich überlappende Feldanteile mit annähernd gleich großen Maxima enthalten. Deshalb werden auf der Karte der Positivität nur die maximalen Größen der Zacken angeführt, unabhängig davon, ob sie primär R oder sekundär R' sind. Eine wichtige Besonderheit des angeführten Topogramms ist die starke Verlagerung des positiven Maximums nach rechts und des negativen nach links. Die Grenze zwischen Q- und S-Zacken wird ebenfalls starken Veränderungen unterworfen und verläuft fast horizontal. Normalerweise zeigt sie eine vertikale Richtung.
Die Feldanteile mit Nullpotential unterscheiden sich ebenfalls von der Norm. In der Karte der Positivität breitet sich der Feldanteil mit Nullpotential nach hinten in den Mittelteil des Brustkorbes aus. In der Karte der Negativität besetzt das Nullpotential nur zwei Ableitungen und ist nach oben rechts in den Mittelteil des Brustkorbes verschoben. Zu bemerken ist, daß das Nullpotential im Negativen auf die Trennungslinie zwischen den Q- und S-Zacken zu liegen kommt, was dem Bereich maximaler Größe der Positivität entspricht. Das erlaubt die An-

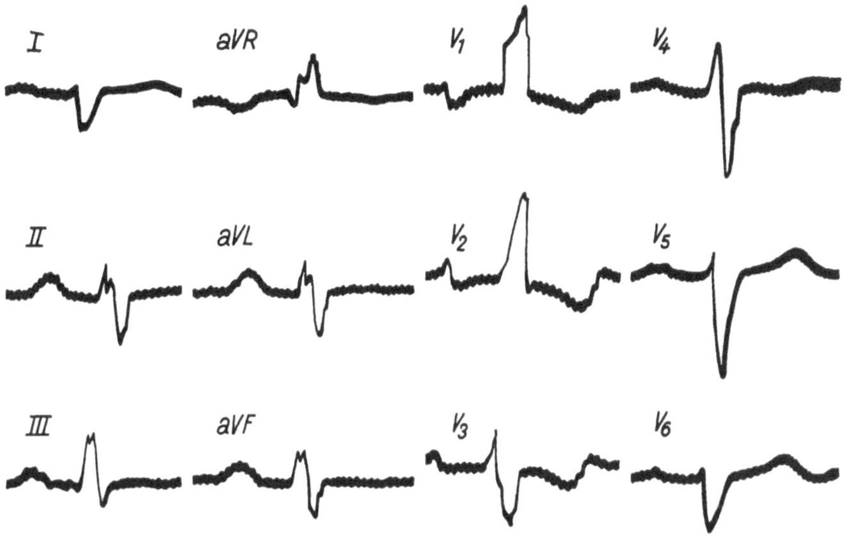

Abb. 74: Elektrokardiogramm des Patienten S. mit Hypertrophie des rechten Ventrikels.

nahme, daß das Nullpotential auf der Karte der Negativität als Ergebnis einer unvollständigen Kreisbewegung des Dipols und seines negativen Feldanteils auftritt.
Die Verteilung der Potentiale der T-Zacke werden durch eine bedeutende Ausdehnung des positiven Feldanteils besonders auf der rechten Hinterfläche des Brustkorbes gekennzeichnet.

Zur Illustration einer anderen Variante der Veränderung des kardioelektrischen Feldes führen wir ein Elektrokardiogramm und ein Integraltopogramm des Patienten D., 66 Jahre alt, an, der an einer chronischen Pneumonie mit Herz-Lungen-Insuffizienz zweiten Grades leidet.

Im Elektrokardiogramm (Abb. 76) werden ausgeprägte Veränderungen festgestellt, die für Hypertrophie des rechten Ventrikels sprechen: biphasische P-Zacken in den Ableitungen V_1 und V_2 mit einer tieferen negativen Phase in der Ableitung V_1, ein rSR'-Komplex in der Ableitung V_1 und ein rSr'-Komplex in Ableitung V_2. Ausgeprägte Abnahme der R-Zacke in den Brustwandableitungen V_3 bis V_6, Vertiefung der S-Zacke in den linken Brustwandableitungen, ausgeprägte Abnahme der Zacken der QRS-Komplexe in den Standardableitungen und den verstärkten Extremitätenableitungen.
Im Integraltopogramm (Abb. 77) der Positivität ist das Maximum der positiven Ladung bedeutend niedriger als normalerweise (bis 0,5 mV) und nach links mit Gipfel in den Punkten V_7 und V_8 verschoben. Auf der Vorderfläche rechts im oberen Quadranten erscheint ein zusätzliches Maximum, das im sich überlappenden Feldbereich auftritt, eine bedeutend verbreiterte Fläche besitzt und die Ableitungen aVR, V_1 und V_2 erreicht. Dieses zusätzliche positive Maximum, das als R'-Zacke registriert wird, nimmt an Potentialgröße zu und erreicht 0,5 mV. Es ist interessant, daß der Punkt mit maximaler Potentialgröße höher als die rechten Brustwandableitungen liegt. Das ist bei elektrokardiographischen Aufnahmen für die Diagnostik der Hypertrophie des rechten Ventrikels wichtig. Dieses Beispiel unterscheidet sich durch die Differenz der Maxima, die die gleiche Größe wie das sich zwischen ihnen befindende negative Maximum haben.

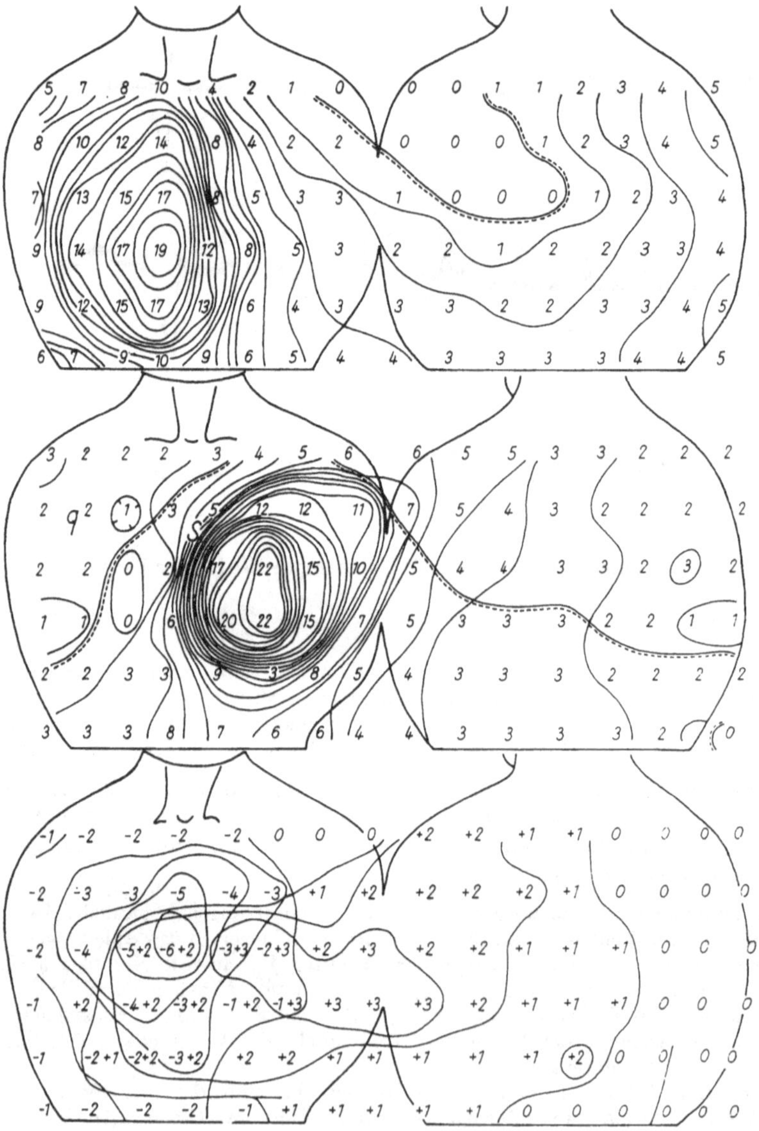

Abb. 75: Integraltopogramme zu Abb. 74 (R, QS und T)

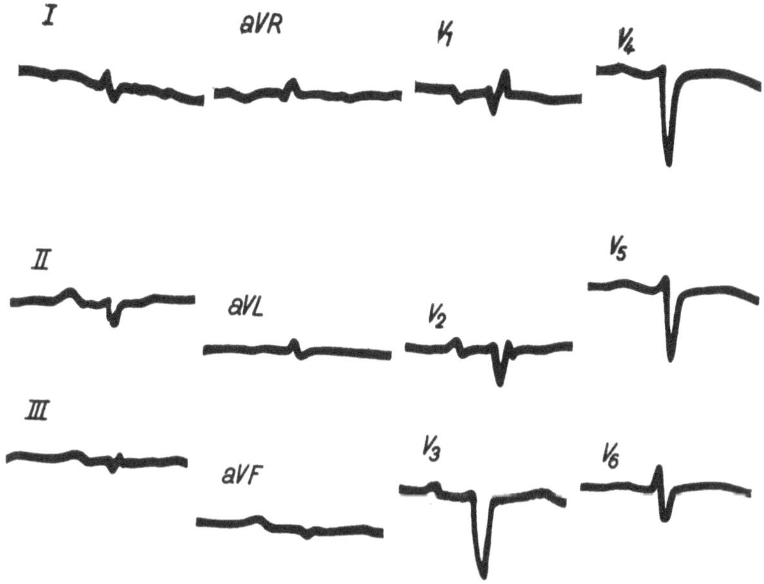

Abb. 76: Elektrokardiogramm des Patienten D. mit Hypertrophie des rechten Ventrikels.

Die negative Feldüberlappung ist nach links verschoben. Sie ist besonders im Unterteil des Brustkorbes ausgeprägt, wo sie die Mitte der Hinterfläche erreicht. Der Bereich der Q-Zacken auf der Oberfläche des Brustkorbes dehnt sich erheblich von der Hinterfläche auf den rechten Vorderteil aus. Deshalb ist der Bereich der S-Zacken vorn verkleinert.

Das Nullpotential auf der Karte der Positivität verbreitert sich nach oben in den Mittelteil der Vorderfläche des Thorax. Ein zweiter Bereich mit Nullpotential befindet sich vorn im Oberteil des Brustkorbes. Auf der Karte der Negativität finden sich auch zwei Feldanteile mit Nullpotential: der eine ist klein und liegt hinten im linken Oberteil und der zweite mit größerer Fläche im rechten Unterteil des Brustkorbes.

Die Verteilung der Potentiale der T-Zacke unterscheidet sich durch Ausbreitung der Feldanteile der positiven T-Zacke auf der Hinterfläche des Thorax bis zur Mitte und durch eine ausgeprägte Abnahme der Potentialgröße, die 0,2 mV nicht überschreitet.

Es ist bekannt, daß die Hypertrophie des rechten Ventrikels im Elektrokardiogramm durch verschiedene Veränderungen des QRS-Komplexes dargestellt wird. Häufig wird in der Ableitung V_1 eine zusätzliche R'-Zacke festgestellt, die größer als die erste R-Zacke sein kann. Seltener kommen Patienten mit qR-Komplexen vor.

Als Beispiel dafür kann der Patient A., 48 Jahre alt, mit Mitralvitium bei überwiegender Stenose dienen. Im Elektrokardiogramm (Abb. 78) wird eine Abweichung der elektrischen Herzachse nach rechts festgestellt, qR-Komplex in der Ableitung V_1, frühe R- und S-Zacken in den Ableitungen V_3, V_4, V_5 und V_6 (drittes Viertel der Kreisbewegung). Partieller Rechtsschenkelblock.

In der Karte der Positivität (Abb. 79) dehnt sich der Bereich mit Potentialen über 1,0 mV nach oben in den Mittelteil des Brustkorbes und nach links unten in den präkardialen Teil mit Bildung von zwei primären Maxima von 1,2 und 1,3 mV aus. Außer diesen zeigt der

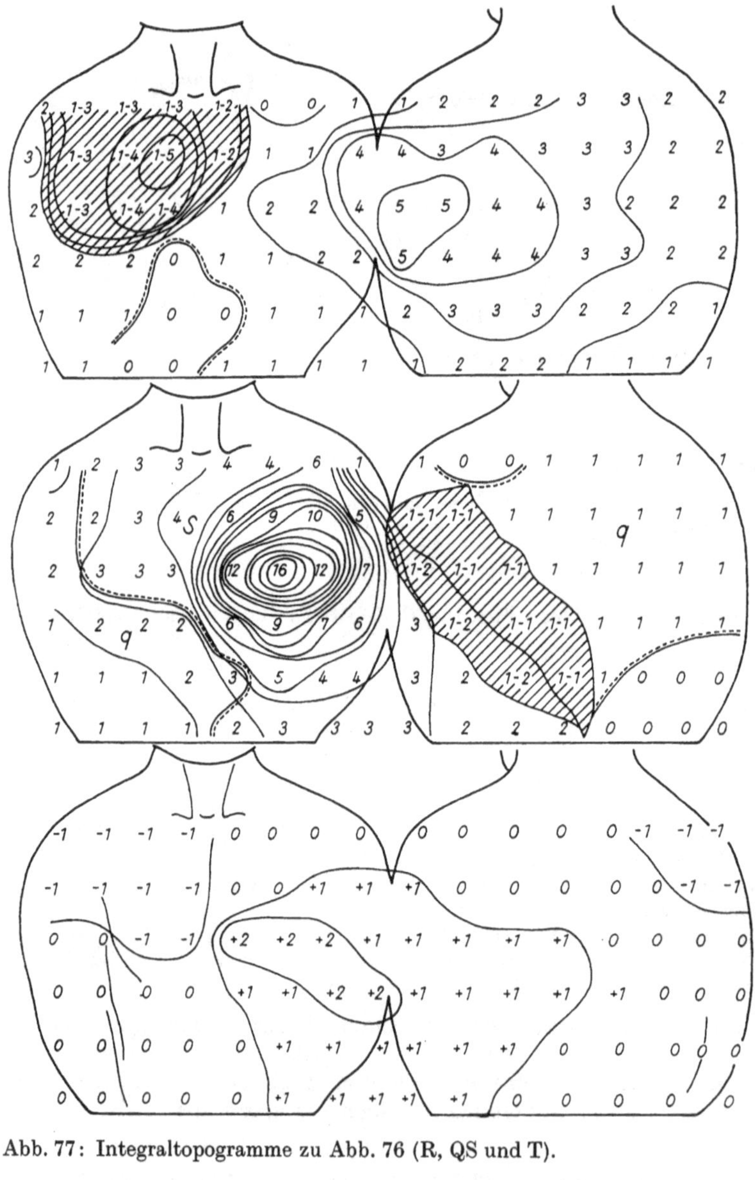

Abb. 77: Integraltopogramme zu Abb. 76 (R, QS und T).

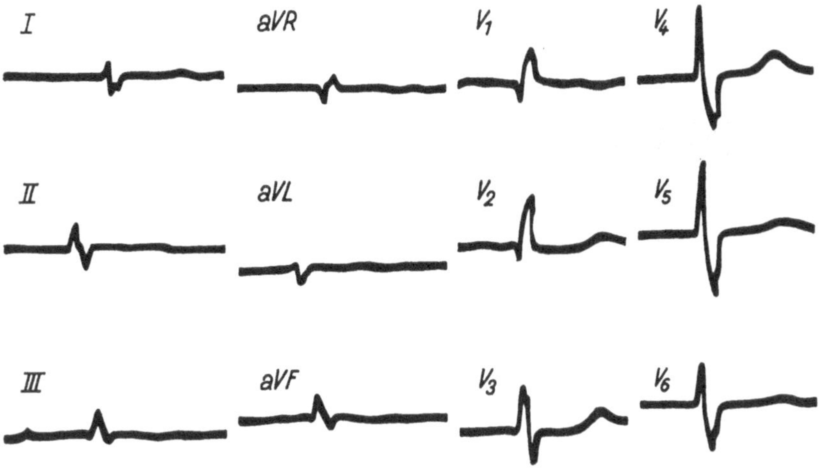

Abb. 78: Elektrokardiogramm des Patienten A. mit Hypertrophie des rechten Ventrikels.

positive Feldüberlappungsbereich vorn im mittleren Oberteil des Thorax ein sekundäres Maximum mit einer Größe von 1,0 mV.
Der Feldanteil mit Nullpotential auf der Karte der Positivität liegt in Form eines Streifens hinten und besetzt zwei Ableitungen im rechten Oberteil des Brustkorbes.
Auf der Karte der Negativität erscheinen zwei Gipfel. Der größere, 1,5 mV, ist nach links verschoben und fällt fast mit der Projektion des positiven Maximums zusammen. Der kleinere von 0,4 mV befindet sich weiter rechts und höher und zeichnet sich auf dem Hintergrund von annähernd gleich großen Potentialen schwach ab.
Zwei sich überlappende Feldbereiche werden festgestellt. Ein der Fläche nach größerer befindet sich vorn links und seitlich in der unteren Hälfte des Brustkorbes. Der zweite liegt hinten im rechten Unterteil des Thorax. Die Grenzen zwischen den Q- und S-Zacken sind im Mittel- und Oberteil des Brustkorbes auf die Hinterfläche verschoben, so daß der Projektionsbereich der Potentiale der Q-Zacke auch hinten nach rechts mit Übergang auf die rechte Vorderfläche des Thorax verschoben wird und sich bis zur Ableitung V_1 ausbreitet. Deshalb werden in dieser Ableitung zuerst die Q-Zacke und nach ihr eine hohe R-Zacke registriert. Dabei wird eine gewisse Verlagerung des Feldanteils mit Nullpotential auf der Vorderfläche nach links oben festgestellt (unterer Drehpol). Auf der Karte der Potentialverteilung der T-Zacke konzentrieren sich die Maxima im präkardialen Bereich, während auf der ganzen übrigen Oberfläche des Brustkorbes Nullpotential oder nur geringes Potential herrschen. Die rechte Grenze des Feldanteils der positiven T-Zacke ist nach links verlagert. Deshalb wird in der Ableitung V_1 eine negative T-Zacke registriert. Auf der Vorderfläche zeigt sich zwischen den Ableitungen V_1 und V_3 ein Bereich mit biphasischen T-Zacken.

Das angeführte Beispiel kennzeichnet sich durch die stark ausgeprägte Verlagerung der Feldanteile. Die Projektionen der negativen Q- und S-Zacken liegen links. Als Ergebnis dessen wird in der Ableitung V_1 eine Q-Zacke registriert. Bei der Analyse dieser Integraltopogramme zeigen sich also gesetzmäßige Veränderungen im Relief des kardioelektrischen Feldes, in den sich überlappenden Feldanteilen, in den Feldanteilen mit Nullpotential sowie dem Relief der Potentiale der T-Zacke.

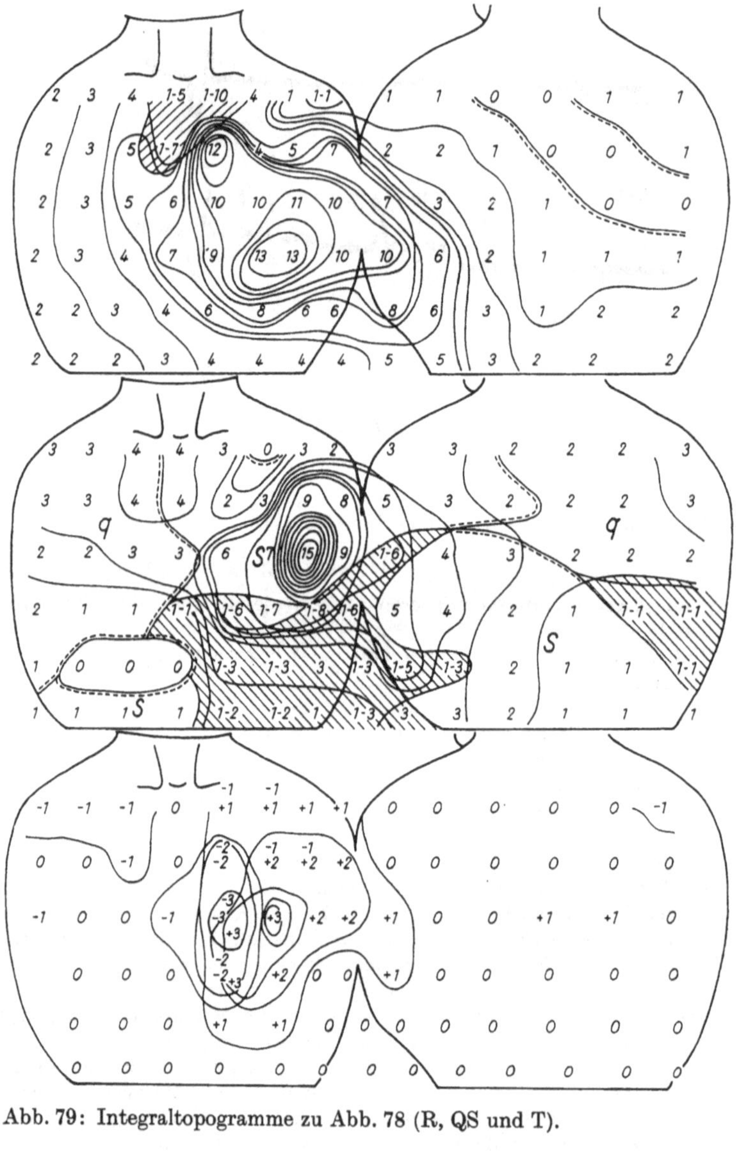

Abb. 79: Integraltopogramme zu Abb. 78 (R, QS und T).

Die Ergebnisse erweitern die Vorstellung über das elektrische Feld bei Hypertrophie des rechten Ventrikels und besitzen Bedeutung für die Diagnostik. Sie machen es möglich, den Mechanismus der Entstehung einer Reihe bekannter Veränderungen im Elektrokardiogramm richtig zu verstehen.

6.2. Das Integraltopogramm bei Hypertrophie des linken Ventrikels

Das Studium der Integraltopogramme wurde bei 12 Patienten mit Hypertrophie des linken Ventrikels durchgeführt, die durch klinische, röntgenologische und elektrokardiographische Daten gesichert war.
In den Integraltopogrammen wurden folgende Besonderheiten festgestellt, die für die Hypertrophie des linken Ventrikels typisch sind:
Das Relief des elektrischen Feldes ist sehr häufig bipolar. Im Unterschied zur Norm entfernen sich die Maxima der Positivität und Negativität voneinander. Der Gipfel der Positivität verschiebt sich nach links. Der der Negativität zeigt eine Tendenz zur Verlagerung nach rechts. Dabei wird eine Zunahme der positiven und negativen Potentialgrößen bis zu 1,8—2,2 mV festgestellt. Das Potential fällt von seinem Gipfel gewöhnlich steil ab. Der Gipfel der Positivität ist in manchen Fällen nach links ausgedehnt. Die Feldüberlappung der positiven Potentiale (R, R′) hat eine kleinere Fläche und kommt seltener als in der Norm vor. Der Bereich des überdeckten negativen Potentials verringert häufig seine Fläche und verschiebt sich nach rechts auf die Vorderfläche des Brustkorbes.
Die Projektion des Feldanteils mit Nullpotential unterscheidet sich gleichfalls von der Norm. Sie liegt in der Karte der Positivität im rechten Oberteil des Thorax vorn oder hinten und in der Karte der Negativität im Unterteil des Brustkorbes links seitlich oder hinten.

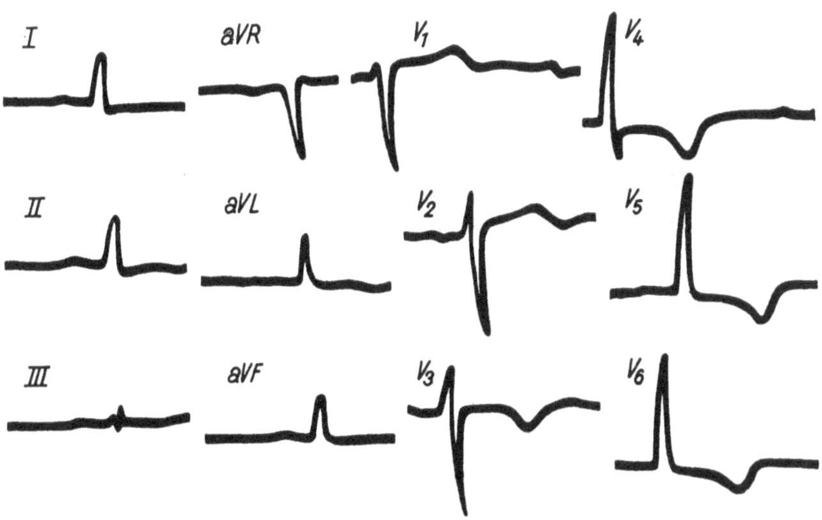

Abb. 80: Elektrokardiogramm des Patienten S. mit Hypertrophie des linken Ventrikels.

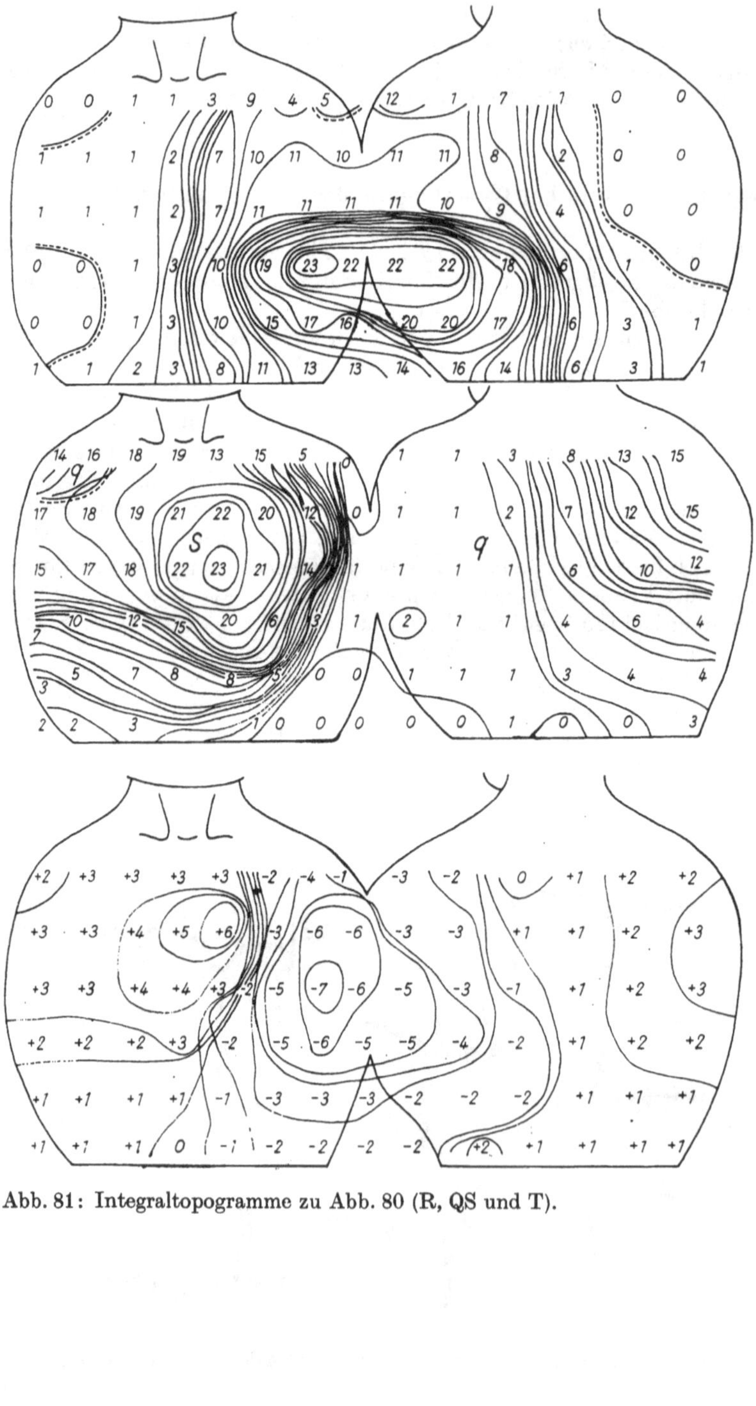

Abb. 81: Integraltopogramme zu Abb. 80 (R, QS und T).

Als Beispiel eines Integraltopogramms mit charakteristischen Veränderungen des kardioelektrischen Feldes bei Hypertrophie des linken Ventrikels kann das des Patienten S., Alter 52 Jahre, dienen, der an Hypertonie dritten Grades leidet.

Im Elektrokardiogramm (Abb. 80) sind ausgeprägte Anzeichen einer Hypertrophie des linken Ventrikels zu sehen; hohe R-Zacken in den linken Brustwandableitungen von V_4 bis V_6 mit Amplituden bis zu 2,0 mV, negative T-Zacken in den Ableitungen V_3 bis V_6. Zwischenposition der elektrischen Herzachse.
Im Integraltopogramm (Abb. 81) nehmen die positiven Potentiale schnell von der Mitte des Brustkorbes an zu und erreichen im Bereich der Herzspitze das Maximum mit einer Größe von 2,3 mV. Der Gipfel der Positivität ist nach links ausgedehnt bis zur Ableitung V_9, d. h. fast bis zur Mitte der Hinterfläche des Brustkorbes.
Das Maximum der Negativität befindet sich um die Ableitung V_2 und beträgt gleichfalls 2,3 mV. Hohe Werte der Negativität finden sich auf dem ganzen rechten Oberteil des Thorax. In Richtung der linken Brustwandableitungen fallen die Potentiale steil ab und betragen in den Ableitungen V_5 und V_6 nur 0,1 mV.
Ein überdeckter Feldanteil fehlt im gegebenen Beispiel sowohl für die Positivität als auch für die Negativität.
Die Feldanteile mit Nullpotential liegen in der Karte der Positivität auf der rechten Seite hinten im Oberteil und vorn im Unterteil des Thorax. Zwei Feldanteile mit Nullpotential befinden sich auf der Karte der Negativität im linken oberen Schulterbereich und ein an Fläche größerer im linken Unterteil des Brustkorbes.
Auf der Karte der Potentialverteilung der T-Zacke verschiebt sich die Projektion positiver Zacken bei Ausbreitung auf die rechte Seiten- und Hinterfläche des Thorax stark nach rechts.

Ein anderes Beispiel für Hypertrophie des linken Ventrikels zeigt sowohl gemeinsame für die Hypertrophie charakteristische Züge als auch einige Besonderheiten:

Patient K,. 46 Jahre alt, leidet an Hypertonie II. Grades. Der arterielle Druck beträgt 200/120 mm Hg. Im Elektrokardiogramm: ausgeprägte Abweichung der elektrischen Herzachse nach links, hohe R-Zacken in den linken Brustwandableitungen, tiefe S-Zacken in den rechten Brustwandableitungen (Abb. 82).
Auf der Karte der Positivität (Abb. 83) erscheinen zwei Maxima. Das größere erreicht 2,0 mV und ist im Vergleich zur Norm geringfügig verschoben. Das Potential verringert sich von der Spitze nach links allmählich, nimmt jedoch nach rechts in Höhe der Brustwandableitungen V_1 und V_2 plötzlich von 1,2 mV auf 0,3 mV ab.
Auf der Karte der Negativität findet sich ein Maximum mit allmählicher Verringerung der Potentialgröße nach rechts und einer plötzlichen Abnahme der Potentiale von 2,1 mV in der Ableitung V_2 bis auf 0,1 mV in den Ableitungen V_4 und V_5.
Im Unterschied zu dem vorangegangenen Beispiel ist die positive Feldüberlappung klein und besetzt im ganzen 3 Ableitungen mit einer Amplitude der R'-Zacken von 0,1 mV.
Die negative Feldüberlappung verbreitert sich nach rechts auf Kosten der Q-Zacke.
Die Feldanteile mit Nullpotential werden in der Karte der Positivität auf der rechten hinteren seitlichen Oberfläche des Brustkorbes, der an Fläche kleinere im Oberteil und der größere im Unterteil des Thorax registriert. Auf der Karte der Elektronegativität befindet sich das Nullpotential auf der Hinterfläche und besetzt den ganzen linken Unterteil des Thorax.
Auf der Karte der Potentialverteilung der T-Zacke dehnt sich der positive Feldanteil vom präkardialen Bereich auf die ganze rechte Vorder- und Seitenfläche des Brustkorbes mit Übergang auf den Unterteil der Hinterfläche aus. Das positive Maximum liegt in einem Punkt, der tiefer als die Ableitung V_2 ist. Der Gipfel der Negativität befindet sich höher und weiter links auf der vorderen Axillarlinie. Zwischen den Ableitungen V_2 und V_4 liegt ein Bereich mit biphasischen T-Zacken in Form eines vertikalen Streifens.

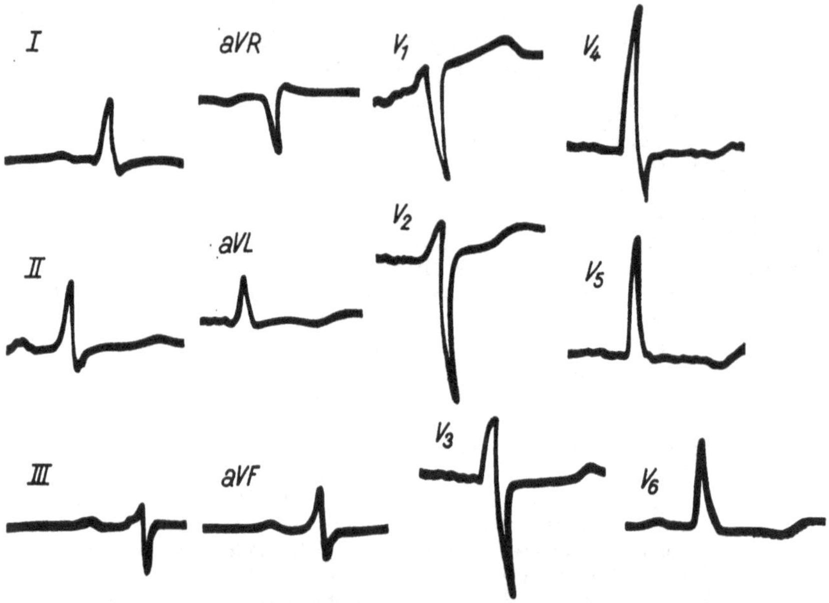

Abb. 82: Elektrokardiogramm des Patienten K. mit Hypertrophie des linken Ventrikels.

Der Vergleich mit dem vorangehenden Beispiel zeigt, daß es gemeinsame stark ausgeprägte Gesetzmäßigkeiten im Relief der Integraltopogramme gibt, die für die Hypertrophie des linken Ventrikels charakteristisch sind:

a) Zunahme der positiven und negativen Potentiale mit Ausbreitung der Positivität nach links im ersten Fall und nach links oben mit Bildung eines zweiten Maximums im zweiten Fall.
b) Ausbildung eines Abfalls der positiven Potentiale nach rechts und der negativen nach links vom Maximum.
c) Steile Abnahme der Positivität bis zu 0,1 mV mit Übergang in Feldanteile mit Nullpotential auf der rechten Vorder- und Hinterfläche des Brustkorbes. Steile Abnahme der Potentialgröße der Negativität bis zu 0,1 mV mit Übergang in Feldanteile mit Nullpotential auf der linken Hinterfläche des Thorax.
d) Fehlen einer Feldüberlappung im ersten Fall und Vorhandensein eines kleinen überlappten positiven Feldbereiches und Ausdehnung des überlappten negativen Feldbereiches nach vorn rechts (im zweiten Fall).
e) Ausbreitung der Fläche der positiven T-Zacke nach rechts auf die ganze Vorderfläche und teilweise auf die rechte untere Hinterfläche des Brustkorbes bei Verringerung der Projektionsfläche der negativen T-Zacke und Bildung von Zonen mit biphasischen T-Zacken.

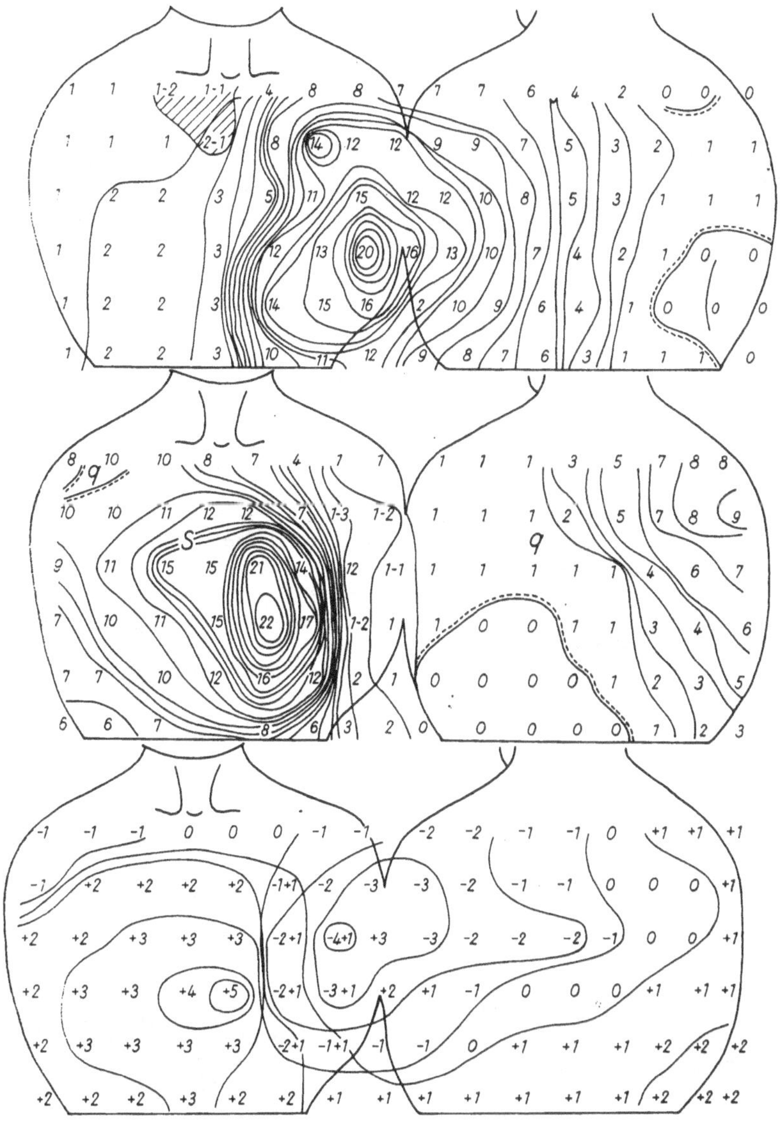

Abb. 83: Integraltopogramme zu Abb. 82 (R, QS und Q).

6.3. Das Integraltopogramm bei Hypertrophie beider Ventrikel

Bei Herzerkrankungen mit Hypertrophie beider Ventrikel zeigen sich in den Integraltopogrammen Anzeichen einer Hypertrophie sowohl des rechten als auch des linken Ventrikels. Je nach dem Überwiegen der Hypertrophie in einem der Ventrikel werden in dem Integraltopogramm entsprechende Veränderungen sichtbar. Zur Illustration führen wir die Untersuchungsergebnisse des Patienten S., 36 Jahre alt, an. Diagnose: Rheumatismus, kombiniertes Mitralvitium mit überwiegender Stenose, relative Insuffizienz der Trikuspidalis.

Elektrokardiogramm: Abweichung der elektrischen Herzachse nach rechts, ausgeprägte Anzeichen einer Hypertrophie des rechten Ventrikels — hohe R-Zacken mit zusätzlichem R′ in den rechten Brustwandableitungen V_1 und V_2 (Abb. 84).

In der Karte der Elektropositivität (Abb. 85) hat das Relief einen multipolaren Charakter, da es drei Maxima besitzt. Das größte Maximum beträgt 2,0 mV und liegt unterhalb der linken Brustwandableitungen V_5 und V_6. Es ist gegenüber der Norm wie bei Hypertrophie des linken Ventrikels nach links verlagert. Da das positive Maximum unter die linken Brustwandableitungen verschoben ist, finden die Anzeichen der Hypertrophie im Elektrokardiogramm keinen deutlichen Ausdruck.

Der überlappende positive Feldanteil ist in allen Richtungen bedeutend verbreitert und besetzt den ganzen rechten und mittleren Teil des oberen vorderen Thorax. In dem überlappenden Feldanteil erreicht die Höhe der R′-Zacke 1,0 mV und bildet ein sekundäres Maximum der Positivität. Die angeführten Besonderheiten des überlappenden positiven Feldanteils sind für die Hypertrophie des rechten Ventrikels charakteristisch und finden eine partielle Widerspiegelung in den rechten Brustwandableitungen.

Der Feldanteil mit Nullpotential besetzt auf der Karte der Positivität im ganzen nur eine Ableitung und liegt auf der Vorderfläche im linken Schulterbereich.

Auf der Karte der Negativität gibt es zwei Maxima: das größere wird im präkardialen Bereich

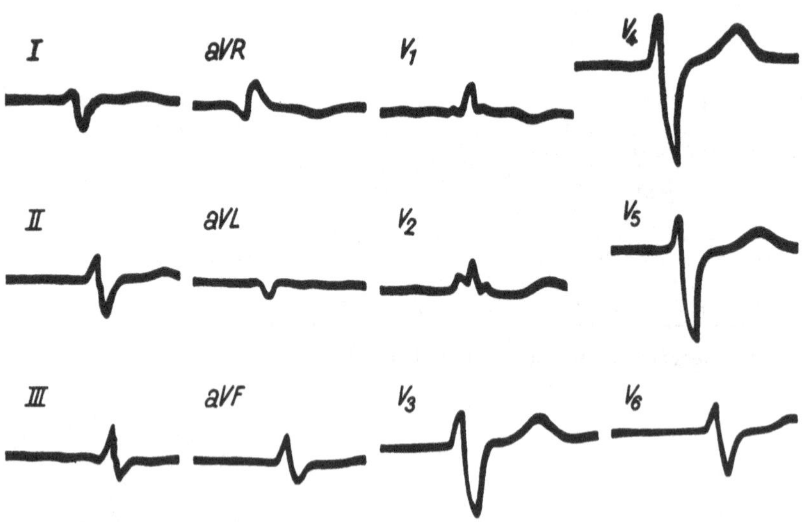

Abb. 84: Elektrokardiogramm des Patienten S. mit Hypertrophie des rechten und linken Ventrikels.

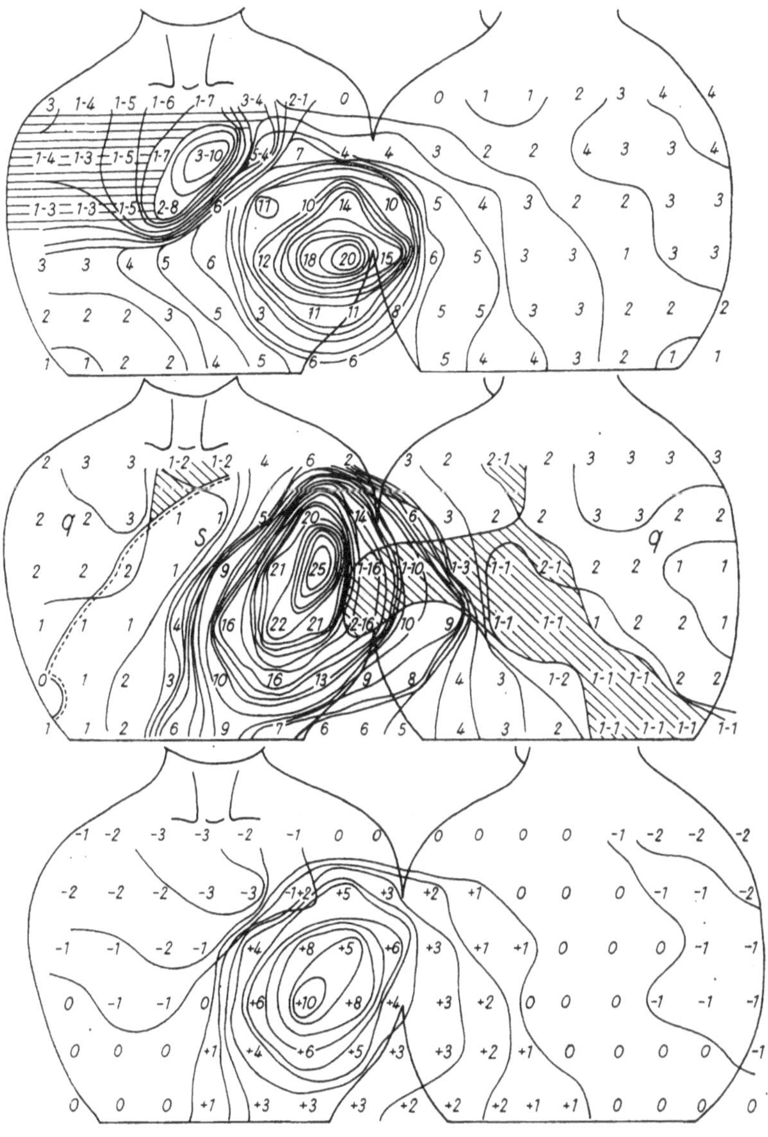

Abb. 85: Integraltopogramme zu Abb. 84 (R, QS und T).

mit einem steilen Potentialabfall vom Gipfel nach rechts und oben und mit einer allmählichen Abnahme des Potentials nach links unten projiziert.
Das kleinere Maximum findet sich im rechten Oberteil des Brustkorbes und zeigt die geringere Potentialgröße von 0,3 mV.
Der überlappende negative Feldanteil hat eine komplizierte Form, die augenscheinlich von der Hypertrophie des rechten und des linken Ventrikels abhängig ist. Im Mittelteil des Thorax dehnt sich der überlappende negative Feldanteil nach vorn rechts, was typisch für die Hypertrophie des linken Ventrikels ist. Im Unterteil des Brustkorbes ist der überlappende negative Feldbereich verbreitert und auf die Hinterfläche in den mittleren und linken Teil des Thorax verschoben. Diese Veränderungen sind für die Hypertrophie des rechten Ventrikels charakteristisch. Der überlappende negative Feldbereich hat einen Ausläufer, der nach hinten oben gerichtet ist, auf den mittleren Vorderteil des Brustkorbes übergeht und eine Verlängerung in Form einer Linie zwischen den Q- und S-Zacken auf der rechten Vorderfläche des Thorax zeigt, was auch bei Hypertrophie des rechten Ventrikels vorkommt.
Der Feldanteil mit Nullpotential besetzt auf der Karte der Negativität eine Ableitung und findet sich im rechten Unterteil der Vorderfläche des Brustkorbes.
Die Verteilung der Potentiale der T-Zacke zeichnet sich durch Zunahme der positiven Zacken in der Projektion der positiven Feldanteile aus. Die Negativität entspricht der Norm. Eine Besonderheit des Reliefs des elektrischen Feldes während der T-Zacke ist das Vorhandensein von Feldanteilen mit Nullpotential auf der ganzen mittleren Hinterfläche mit Ausdehnung auf den unteren Vorderteil des Brustkorbes.

Wichtig ist, daß die Integraltopogramme das Elektrokardiogramm bedeutend ergänzen und besonders die Hypertrophie des linken Ventrikels deutlich machen, deren Anzeichen keine klare Abbildung im Elektrokardiogramm finden.
Als Ergebnis der Analyse kann festgestellt werden, daß die Anzeichen der Hypertrophie sowohl des rechten als auch des linken Ventrikels im Unterschied zu den üblichen Elektrokardiogrammen eine deutliche reliefartige Wiedergabe in den Integraltopogrammen finden.

6.4. Das Integraltopogramm bei Rechtsschenkelblock

Das Integraltopogramm bei Rechtsschenkelblock ist durch große Ähnlichkeit mit den oben beschriebenen Anzeichen der Hypertrophie des rechten Ventrikels gekennzeichnet.
Auf der Karte der Positivität verstärkt sich die Multipolarität durch Bildung von zwei oder mehreren Gipfeln sowie Ausbreitung und Zunahme der Potentiale des sekundären Maximums (R′) im überlappten Feldanteil. Es finden sich Verschiebungen der Maxima, besonders das der Negativität nach links oben, beträchtliche Ausdehnung der Fläche der sich überlappenden negativen Feldanteile u. a.
Die aufgezählten Besonderheiten des kardioelektrischen Feldes werden anschaulich an den folgenden zwei Beispielen dargestellt.

Erstes Beispiel: Topogramme des Patienten K., 16 Jahre, mit Rechtsschenkelblock. Im Elektrokardiogramm werden ausgeprägte Anzeichen eines Rechtsschenkelblocks festgestellt (Abb. 86).
In den Integraltopogrammen finden sich auf der Karte der Positivität vier Maxima. Auf der Vorderfläche liegen zwei primäre Maxima, eines im präkardialen Bereich mit 1,7 mV, das andere mit 1,0 mV im mittleren Oberteil des Brustkorbes. Das dritte sekundäre Maximum mit einer Potentialgröße von 0,8 mV liegt im überlappten positiven Feldanteil (Abb. 87). Auf der Karte der Negativität wird eine starke Verschiebung des Maximums in den linken Oberteil der

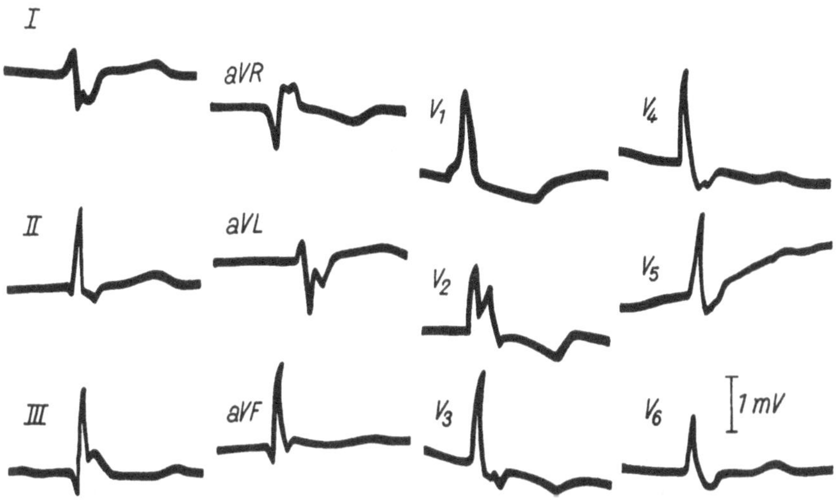

Abb. 86: Elektrokardiogramm des Patienten K. mit Rechtsschenkelblock.

Vorderfläche des Brustkorbes mit steilem Abfall der Potentiale nach rechts unten und ihrer minimalen Größe im ganzen rechten Unterteil der Vorderfläche abgebildet.
Der überlappte positive Feldanteil dehnt sich beträchtlich nach unten aus, besonders im Mittelteil des Brustkorbes. Wie oben angeführt, bildet sich mit der Potentialzunahme ein zusätzliches Maximum. Der überlappte negative Feldanteil besetzt eine große Fläche, die sowohl nach vorn rechts als auch nach hinten vergrößert ist und die Mitte des Brustkorbes von oben bis zum unteren Niveau überdeckt. Nach unten dehnt er sich über den Bereich der untersuchten Ableitungen aus. Der Feldanteil mit Nullpotential fehlt auf der Karte der Positivität. Auf der Karte der Negativität liegt ein Feldanteil mit Nullpotential im rechten Mittelteil der Vorderfläche des Thorax auf der Grenze zwischen den Q- und S-Zacken. Die Trennlinie der Q- und S-Zacken ist vorn beträchtlich nach rechts verschoben, wobei sich rechts von ihr die Ableitungen mit den Q-Zacken (0,1 mV) und links die S-Zacken befinden, die das Maximum der Negativität bilden.
Im Topogramm der Potentialverteilung der T-Zacke besteht eine Verschiebung der Feldanteile der positiven Zacken nach links, so daß in den rechten Brustwandableitungen V_1 und V_2 negative T-Zacken registriert werden und die ganze rechte Hälfte der Hinterfläche des Brustkorbes von positiven T-Zacken besetzt ist. Stellt man den Projektionen der Feldanteile am Ende der QRS-Periode, welchen der Projektionsbereich der S-Zacken entspricht, die überlappten negativen Feldanteile der Potentialverteilung der T-Zacken gegenüber, so ist zu sehen, daß der negative Feldanteil am Ende der QRS-Periode mit dem Projektionsbereich der positiven T-Zacken zusammenfällt. Diese Gesetzmäßigkeit wurde von uns bei der momentanen Topographie als erste Inversion beschrieben.

Die Integraltopogramme besitzen beim Rechtsschenkelblock sowohl gemeinsame Veränderungen als auch Unterschiede in den Projektionen der Maxima, in den Ausmaßen und Projektionen der überlappten negativen und positiven Feldanteile und den Ausmaßen und Projektionen der Feldanteile mit Nullpotential.
Im folgenden Beispiel eines Rechtsschenkelblocks des Patienten S., 53 Jahre, mit Diabetes mellitus und Adipositas zweiten Grades sieht man die angeführten

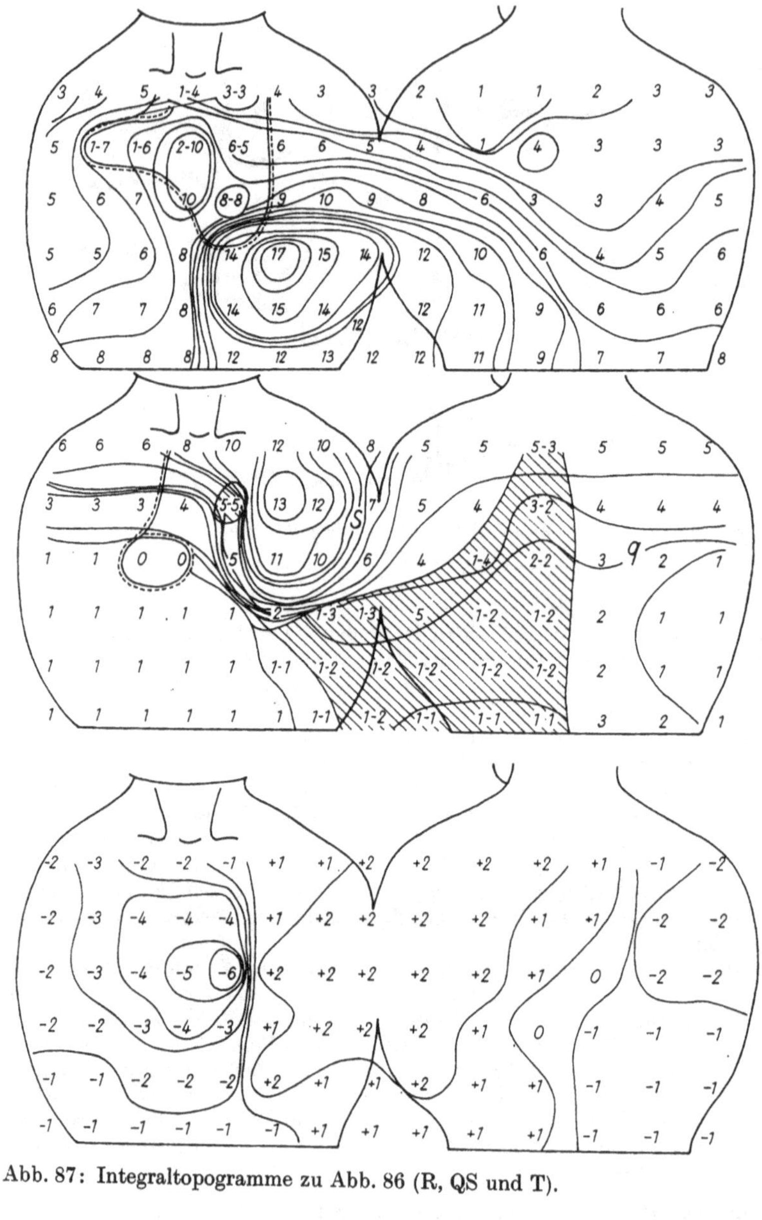

Abb. 87: Integraltopogramme zu Abb. 86 (R, QS und T).

Unterschiede der Integraltopogramme und die für den Erregungsblock charakteristischen Hauptveränderungen des kardioelektrischen Feldes.

Elektrokardiogramm: normale Lage der elektrischen Herzachse, in fast allen Ableitungen treten Veränderungen des Endteils des QRS-Komplexes in Form einer gestreckten S-Zacke wie in der ersten und zweiten Standardableitung, in den Ableitungen aVL, V_4 bis V_6 oder Veränderungen der positiven Zacke in Form eines R' auf, wie in den Ableitungen V_1 und V_2. Der Endteil der R-Zacke ist in der dritten Standardableitung gestreckt (Abb. 88). Diese Veränderungen im Elektrokardiogramm sind typisch für den Rechtsschenkelblock. Ihre Entstehung wird bei den Ergebnissen der momentanen Topographie gezeigt. Im Integraltopogramm (Abb. 89) sind auf der Karte der Positivität drei Maxima zu sehen: Auf der linken Vorderfläche liegt ein primäres von +1 mV mit steilem Abfall der Potentiale nach rechts und links (horizontal) und einer allmählichen Potentialverringerung nach oben und unten (vertikal); zwei sekundäre, die zu der R'-Zacke gehören, liegen im überlappten Feldanteil.
Die maximalen Potentiale der Negativität sind klein (0,6 bis 0,7 mV) und liegen im Oberteil des Brustkorbes vorwiegend rechts.
Der überlappte positive Feldanteil ist im gegebenen Beispiel bedeutend größer als im vorangehenden, besetzt den ganzen rechten Oberteil der Vorderfläche des Thorax und breitet sich auf ihrem Mitteilteil aus. Der überlappte negative Feldanteil ist ebenso beträchtlich und besetzt fast die ganze linke Hälfte der Hinterfläche und die linke Seitenfläche des Brustkorbes. Die Trennlinie zwischen den Q- und S-Zacken läuft horizontal zwischen der dritten und vierten Ebene der Ableitungen. Die durch diese Linie getrennten Q-Zacken liegen im Unterteil und die S-Zacken im Oberteil des Thorax.
Feldanteile mit Nullpotential finden sich in der Karte der Positivität auf der Hinterfläche im rechten Oberteil des Brustkorbes sowie in der Karte der Negativität auf der Vorderfläche im Unterteil und auf der Hinterfläche in zwei Ableitungen im mittleren Unterteil des Thorax. Es ist möglich, daß Feldanteile mit Nullpotential in der Negativität außerhalb der unteren Ableitungsreihe zu einem Feldanteil mit Nullpotential vereinigt sind, der eine komplizierte Form hat.
Im Topogramm der T-Zacke liegt der Feldanteil der positiven Zacken ebenso wie im ersten Beispiel nach links von einer negativen T-Zacke in Ableitung V_1 verschoben. Der Vergleich der Projektion der T-Zacken mit den Topogrammen der QRS-Periode zeigt, daß der Felde

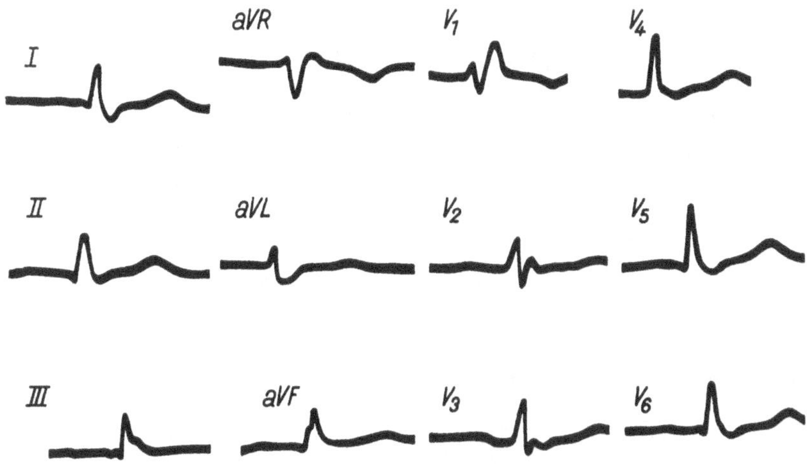

Abb. 88: Elektrokardiogramm des Patienten S. mit Rechtsschenkelblock.

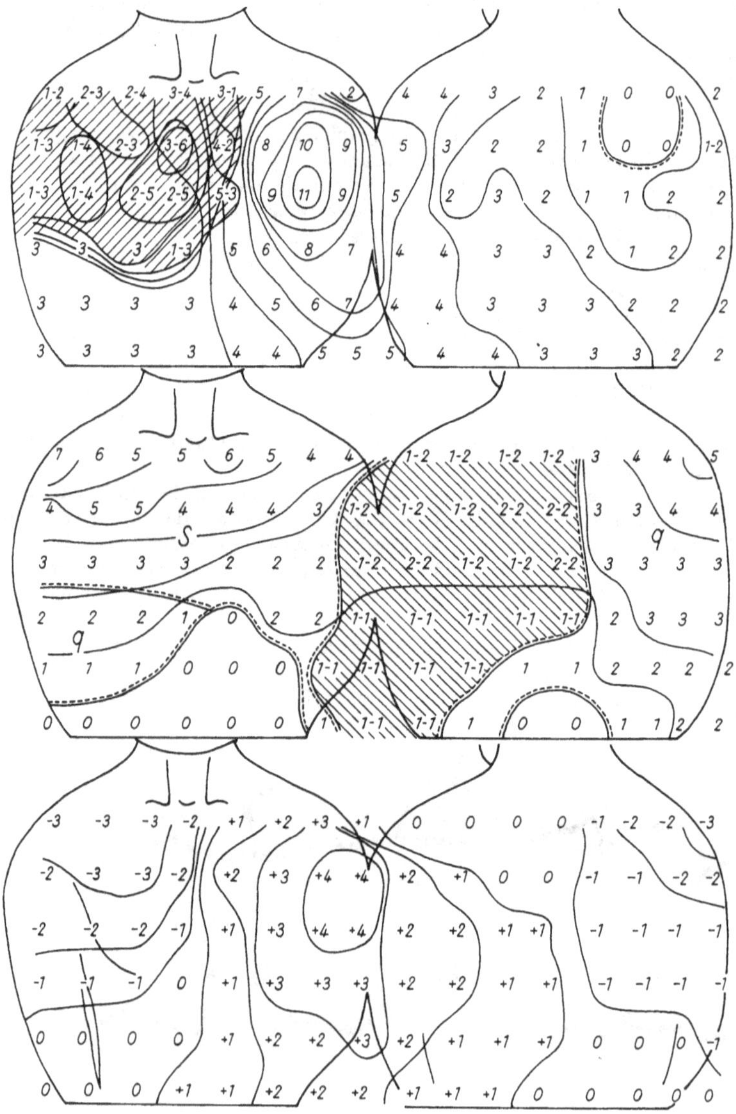

Abb. 89: Integraltopogramme zu Abb. 88 (R, QS und T).

anteil mit den positiven *T*-Zacken hauptsächlich mit dem überlappten negativen Feldanteil übereinstimmt und der angeführten ersten Inversion entspricht.

Aus den angeführten Beispielen ist ersichtlich, daß beim Rechtsschenkelblock im Unterschied zur Hypertrophie des rechten Ventrikels eine stärker ausgeprägte Multipolarität auf der Karte der Positivität mit Bildung von 3 bis 4 Maxima besonders im überlappten positiven Feldanteil auftritt.

Was die anderen Besonderheiten des kardioelektrischen Feldes in den angeführten Beispielen betrifft, so muß auf ihre große Ähnlichkeit mit den früher beschriebenen Anzeichen der Hypertrophie des rechten Ventrikels hingewiesen werden. Wenn die Unterschiede in der Dynamik des Dipols bei Rechtsschenkelblock und bei Hypertrophie des rechten Ventrikels in den momentanen Topogrammen deutlich zu sehen sind, so treten diese Unterschiede in den Integraltopogrammen nicht so klar hervor und können erst nach umfangreicherer Materialsammlung zu einem späteren Zeitpunkt analysiert werden.

6.5. Das Integraltopogramm bei Linksschenkelblock

Bei Linksschenkelblock werden im Integraltopogramm starke Veränderungen des kardioelektrischen Feldes in der Projektion der Maxima, der überlappten Feldanteile und der Feldanteile mit Nullpotential beobachtet.

Als typisches Beispiel eines Linksschenkelblocks soll der Patient B., 70 Jahre alt, dienen.

Ausgeprägte Anzeichen eines Linksschenkelblocks im Elektrokardiogramm: Zunahme der QRS-Periode bis zu 140 ms, Abweichung der elektrischen Herzachse nach links, tiefe S-Zacken in den rechten Brustwandableitungen V_1 bis V_3, kleine R-Zacken in V_1 und V_2 (Abb. 90).

Im Integraltopogramm (Abb. 91) der Positivität findet sich ein Maximum, welches auf der Hinterfläche des Brustkorbes stark nach links verschoben ist. Die Potentialhöhe fällt zwischen der 7. und 8. sowie der 3. und 4. vertikalen Ableitungsreihe auf der Hinterfläche steil nach rechts ab. Das negative Maximum wird mit steilem Abfall der Potentiale vertikal von der 6. bis zur 8. Ableitungsreihe und einer geringen Abnahme der Potentiale nach rechts auf der Vorderfläche im präkardialen Bereich bei der geringen Potentialgröße von 0,2 bis 0,3 mV abgebildet.

Auf diese Weise entspricht die Projektion des negativen Maximums dem Feldanteil mit den in der Größe minimalen positiven Potentialen und dem Feldanteil mit Nullpotential auf der Vorderfläche im rechten Oberteil des Thorax. Der Anteil des positiven Maximums entspricht dem mit Nullpotential auf der Karte der Negativität.

Der überlappte Feldanteil fehlt auf der Karte der Positivität. Auf der Karte der Negativität ist ein kleiner überlappter negativer Feldanteil in der Mitte der Hinterfläche des Brustkorbes zu erkennen. Dieser ist im Vergleich zur Norm stark verschoben.

Der Feldanteil mit Nullpotential liegt auf der Karte der Positivität rechts auf der Hinterfläche und im Oberteil der Vorderfläche des Brustkorbes. Auf der Karte der Negativität wird er auf der linken Hälfte der Hinterfläche und der linken Seitenfläche des Brustkorbes abgebildet.

Die Projektion der Feldanteile mit Nullpotential zeugt im Vergleich mit der Projektion der maximalen Größen in den Karten mit entgegengesetzten Ladungen davon, daß er das Ergebnis einer unvollständigen Kreisbewegung des Dipols ist. Die Breite des Feldanteils mit Nullpotential gibt das Ausmaß der Einschränkung der Dipolbewegung in der QRS-Periode wieder.

Im Topogramm der Potentialverteilung der T-Zacke wird eine Verlagerung der Feldanteile der positiven T-Zacke nach rechts mit Ausbreitung über die ganze Vorderfläche des Brust-

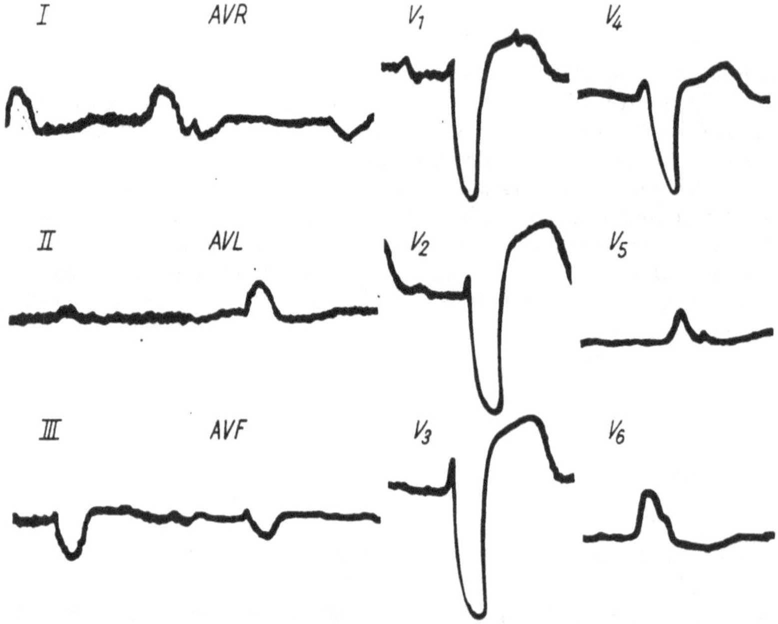

Abb. 90: Elektrokardiogramm des Patienten B. mit Linksschenkelblock.

korbes festgestellt. Der Feldanteil der negativen T-Zacken folgt auf der Hinterfläche im Vergleich zur Norm weiter links dem Feldanteil der positiven T-Zacken. Dabei wird in der Ableitung V_6 eine kleine negative T-Zacke registriert. Der Feldanteil der negativen T-Zacken besetzt nur die linke Hälfte der Hinterfläche des Brustkorbes. Die rechte Hälfte des Brustkorbes hat Nulladung.

Der Vergleich der elektrischen Ladungen der angeführten drei Topogramme zeigt, daß der Feldanteil mit dem negativen Maximum der QRS-Periode dem Feldanteil der positiven T-Zacke (erste Inversion) entspricht, obwohl sich der Gipfel der Maxima der positiven T-Zacken weiter unten und links befindet. Die Projektion der Feldanteile der maximalen Größen der Positivität in der QRS-Periode stimmt mit dem Feldanteil der negativen T-Zacken überein. Der Feldanteil der maximalen Potentiale der Negativität (QRS) und der mit Nullpotential der Positivität (QRS) wird durch die Nullgröße der T-Zacke dargestellt.

Beim Vergleich des Integraltopogramms bei Linksschenkelblock mit dem bei Rechtsschenkelblock fällt die entgegengesetzt gerichtete Veränderung der Parameter des Reliefs des kardioelektrischen Feldes auf.

Wenn sich das positive Maximum beim Rechtsschenkelblock mit Bildung von zusätzlichen Maxima nach rechts oben verschiebt, so verlagert es sich beim Linksschenkelblock nach links mit Übergang auf die linke Hinterfläche des Brustkorbes. Der negative Feldanteil der QRS-Periode zeigt dabei entgegengesetzte Tendenzen, d. h. er verschiebt sich und breitet sich auf der Vorderfläche nach rechts aus.

Der Linksschenkelblock zeichnet sich durch das Verhältnis der Projektionen der positiven und negativen Feldanteile aus. Wenn normalerweise bei Hypertrophie

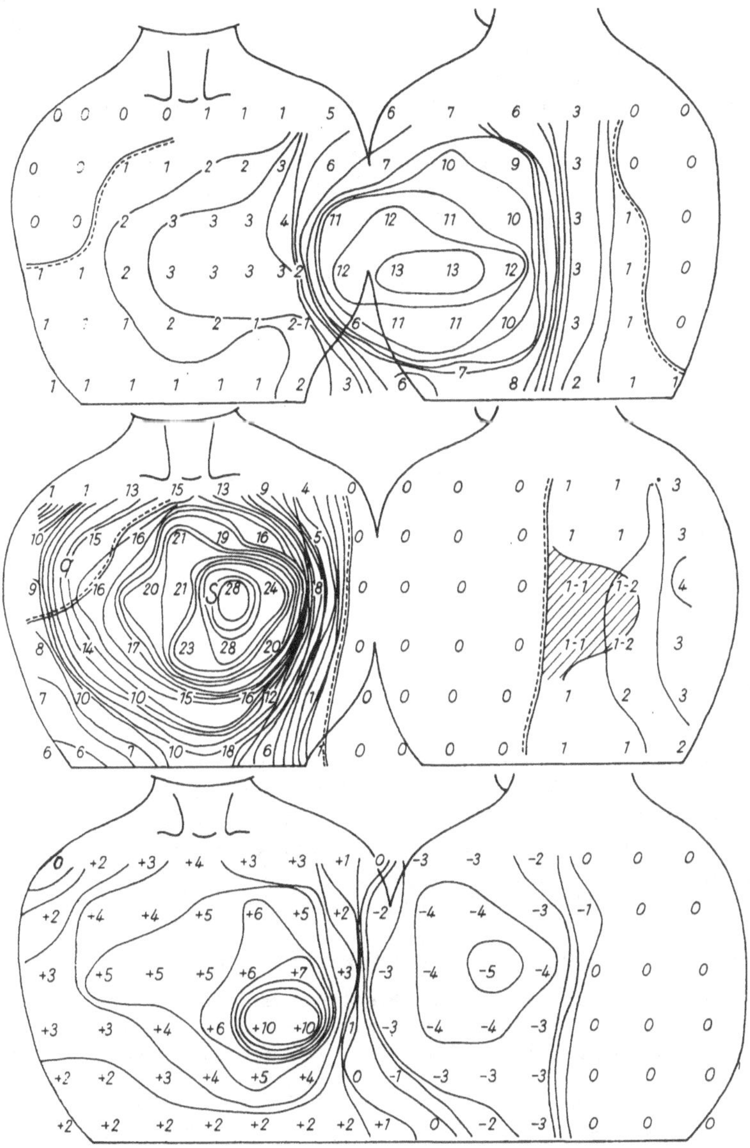

Abb. 91: Integraltopogramme zu Abb. 90 (R, QS und T).

eines oder beider Ventrikel und auch bei Rechtsschenkelblock die Projektionen des positiven Feldanteils in verschiedenen Graden übereinstimmen, entspricht der positive Feldanteil bei Linksschenkelblock auf der Karte der Negativität dem Feldanteil mit Nullpotential, der negative Feldanteil auf der Karte der Positivität den Feldanteilen mit Minimalpotential und Nullpotential.
Wie schon früher erwähnt, wird bei Hypertrophie des rechten Ventrikels und beim Rechtsschenkelblock eine Zunahme der Potentiale (besonders der positiven) und eine Verbreiterung der Fläche der überlappten Feldanteile festgestellt. Bei Hypertrophie des linken Ventrikels und bei Linksschenkelblock verringern sich die Fläche und die Potentialgröße der überlappten Feldanteile, oder sie fehlen vollständig. Die Feldanteile mit Nullpotential haben bei Linksschenkelblock die oben genannten Unterschiede, die darin bestehen, daß ihnen auf den Karten hohe Potentialgrößen mit entgegengesetzter Ladung entsprechen. Diese Feldanteile mit Nullpotential, die Ergebnis einer unvollständigen Kreisbewegung des Dipols sind, können als Feldanteile der „Unterbrechung" der Potentiale und „Unterbrechung der Kreisbewegung" bezeichnet werden. Die Feldanteile mit Nullpotential, die auf den Karten entgegengesetzter Ladung mit den Feldanteilen mit Nullpotential oder mit den Feldanteilen mit minimalen Ladungen übereinstimmen und bei Beschreibung des Topogramms normalerweise und bei Hypertrophie sichtbar werden, sind die tatsächlichen Projektionsorte der Drehpole.
Die Projektion der T-Zacke auf die Oberfläche des Brustkorbes hat bei Linksschenkelblock Ähnlichkeiten mit der bei Hypertrophie des linken Ventrikels.
So belegen die angeführten Daten die starken Abweichungen in der Verteilung der Herzpotentiale auf der Oberfläche des Brustkorbes.

6.6. Das Integraltopogramm beim WPW-Syndrom

Die Integraltopogramme beim WPW-Syndrom sind wegen der Besonderheiten der Potentialverteilung der δ-Wellen und des QRS-Komplexes, der häufig einem Schenkelblock entspricht, von Interesse. Die Aufstellung von Karten der Verteilung der δ-Wellen ist mit Schwierigkeiten verbunden, da ihre größte Amplitude nur 0,2 bis 0,8 mV beträgt. Deshalb werden wir zur Illustration Beispiele von Integraltopogrammen der QRS-Periode, des ST-Intervalls und der T-Zacke anführen.
Der Verdeutlichung dienen zwei Beispiele mit WPW-Syndrom.

Erstes Beispiel: Patient R., 20 Jahre alt, mit den Anzeichen eines WPW-Syndroms im Elektrokardiogramm: Verkürzung der PQ-Strecke bis 90 ms, δ-Welle in den linken Brustwandableitungen deutlich ausgeprägt, QRS-Komplex mäßig verbreitert, halbvertikale Lage des Herzens (Abb. 92).
Auf der Karte der Positivität (Abb. 93) konzentrieren sich die maximalen Potentiale mit Größen bis 2,0 mV im präkardialen Bereich bei allmählicher Abnahme der Potentiale nach oben, unten und links. Nach rechts fallen die Potentiale steil ab.
Auf der Karte der Negativität werden Ladungen nahezu auf der ganzen Vorderfläche des Brustkorbes mit Ausnahme von ihrem rechten Oberteil vermißt. Der negative Feldanteil befindet sich auf der Hinterfläche des Brustkorbes. Seine höchste Potentialgröße beträgt 0,5 mV.
Besonderheit dieses Beispiels ist das Vorhandensein von überlappten positiven Feldanteilen

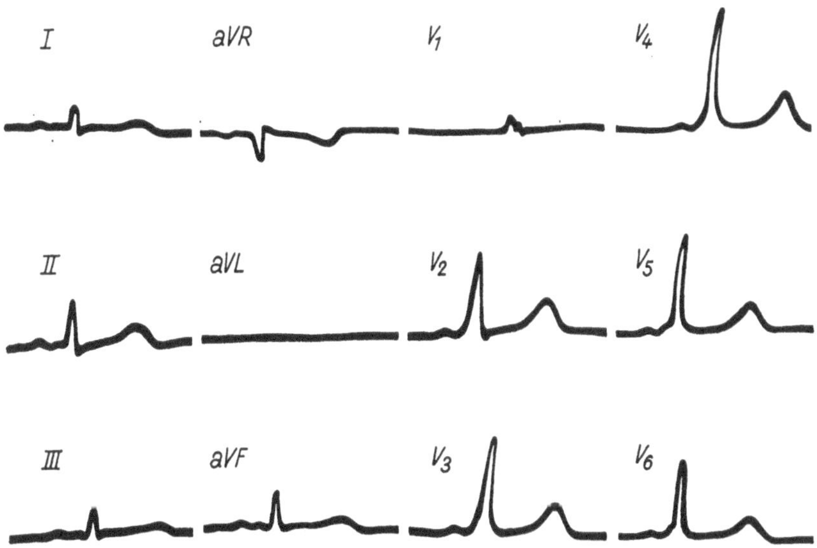

Abb. 92: Elektrokardiogramm des Patienten R. mit WPW-Syndrom.

im rechten Oberteil und überlappten negativen Feldanteilen auf dem Hinterteil der linken Seitenfläche des Thorax.
Der Feldanteil mit Nullpotential ist auf der Karte der Negativität beachtlich verbreitert und besetzt fast die ganze rechte Hälfte der Hinterfläche. Er breitet sich partiell auf die rechte Seiten- und Vorderfläche des Brustkorbes aus.
Auch auf der Karte der Negativität hat der Feldanteil mit Nullpotential eine atypische Lage. Er befindet sich auf der ganzen linken Vorder- und Seitenfläche des Thorax, d. h. an dem Ort, wo im Normalfall und bei Hypertrophie das negative Maximum liegen muß.
Zu bemerken ist, daß den Projektionen der Feldanteile mit Nullpotential auf den Karten mit den entgegengesetzten Ladungen die der maximalen Potentialgrößen entsprechen. Eine solche Anordnung der Projektionen der maximalen Ladungen und der Feldanteile mit Nullpotential ist für den Linksschenkelblock charakteristisch. Jedoch weisen das Vorhandensein von überlappten Feldanteilen und ihre Projektion auf eine mäßige Hypertrophie des rechten Ventrikels hin.
Eine interessante Besonderheit des angeführten Beispiele sind die überlappten Feldanteile, die darauf hinweisen, daß die Kreisbewegung des Dipols an bestimmten Stellen einen vollen Kreis überschreitet, und zur gleichen Zeit ausgedehnte Feldanteile mit Nullpotential kombiniert mit maximalen Potentialen auf den Karten mit den entgegengesetzten Ladungen, die eine Unterbrechung der Kreisbewegung des Dipols oder seine eingeschränkte Bewegung bezeugen.
Auf der Karte der Potentialverteilung der T-Zacke ist zu sehen, daß die Feldanteile der positiven T-Zacken die ganze Vorder- und die linke Hälfte der Hinterfläche des Brustkorbes besetzen und sich nach unten verbreitern. Das Maximum der positiven Ladungen ist geringfügig nach oben verschoben und befindet sich nicht mehr im Bereich der üblichen Brustwandableitungen.

Zweites Beispiel: Patient M., 49 Jahre alt mit WPW-Syndrom zeichnet sich dadurch aus, daß im Elektrokardiogramm und Integraltopogramm Veränderungen auftreten, die für einen Linksschenkelblock charakteristisch sind.

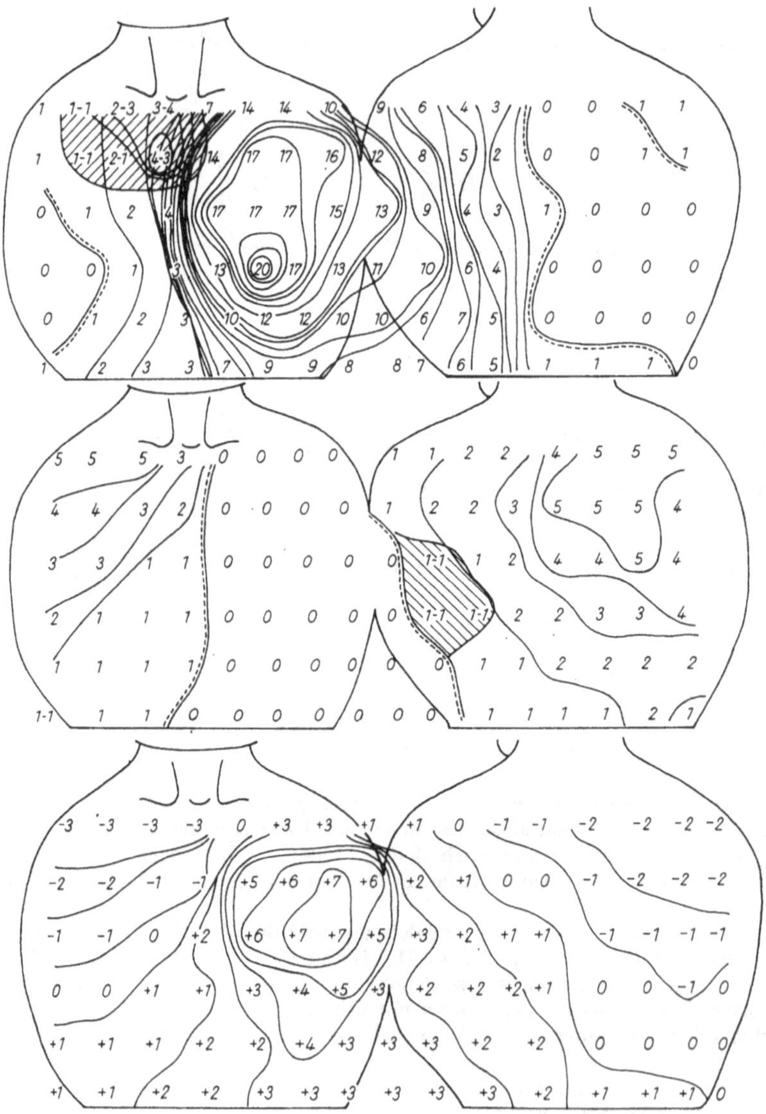

Abb. 93: Integraltopogramme zu Abb. 92 (R, QS und T).

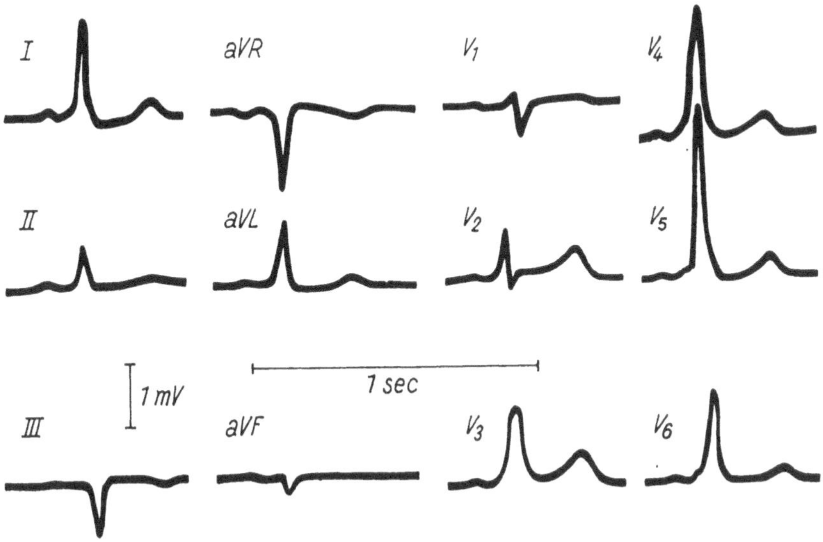

Abb. 94: Elektrokardiogramm des Patienten M. mit WPW-Syndrom.

Das Elektrokardiogramm: Verkürzung der PQ-Strecke bis 90 ms, Abweichung der elektrischen Herzachse nach links. Die δ-Welle ist in den linken Brustwandableitungen deutlich ausgeprägt, die QRS-Periode bis zu 140 ms verlängert (Abb. 94).
Im Integraltopogramm (Abb. 95) der Positivität besetzt der positive Feldanteil die ganze linke Hälfte der Vorder- und Hinterfläche des Thorax mit einem Maximum im präkardialen Bereich. Auf der Karte der Negativität befindet sich der negative Feldanteil am entgegengesetzten Ort, d. h. auf der ganzen rechten Hälfte der Vorder- und Hinterfläche des Brustkorbes mit zwei gleichgroßen Maxima (0,7 mV) auf der rechten Hälfte der Vorderfläche des Thorax.
In der Karte der Positivität findet sich im mittleren Oberteil der Vorderfläche des Brustkorbes ein kleiner überlappter positiver Feldanteil, der insgesamt in drei Ableitungen auftritt. Ein überlappter negativer Feldanteil fehlt.
Die ausgedehnten Feldanteile mit Nullpotential projizieren sich auf elektrisch aktive Feldanteile der Karten mit den entgegengesetzten Ladungen. Das weist auf eine starke Einschränkung und auch einen Abbruch der Kreisbewegung des Dipols hin.

Im gegebenen Beispiel wird ein Topogramm mit einer Potentialverteilung im ST-Intervall angeführt, in der der negative Feldanteil (Senkung der ST-Strecke) mit den Projektionen des positiven Feldanteils in der QRS-Periode übereinstimmt und als Wiedergabe des Prozesses der ersten Inversion auftritt. Jedoch entsteht zur Zeit der Spitze der T-Zacke ein umgekehrter Prozeß und das elektrische Feld wird im präkardialen Bereich positiv.
Wenn die aufgezählten Besonderheiten des kardioelektrischen Feldes mit der Norm verglichen werden, dann können die Dynamik des Dipols, die Projektion der elektrischen Feldanteile in der QRS-Periode und im ST-Intervall als stark verändert angesehen werden, obwohl die erste Inversion im gegebenen Fall normal verläuft und die Verteilung der Potentiale der T-Zacke auch der Norm entspricht.

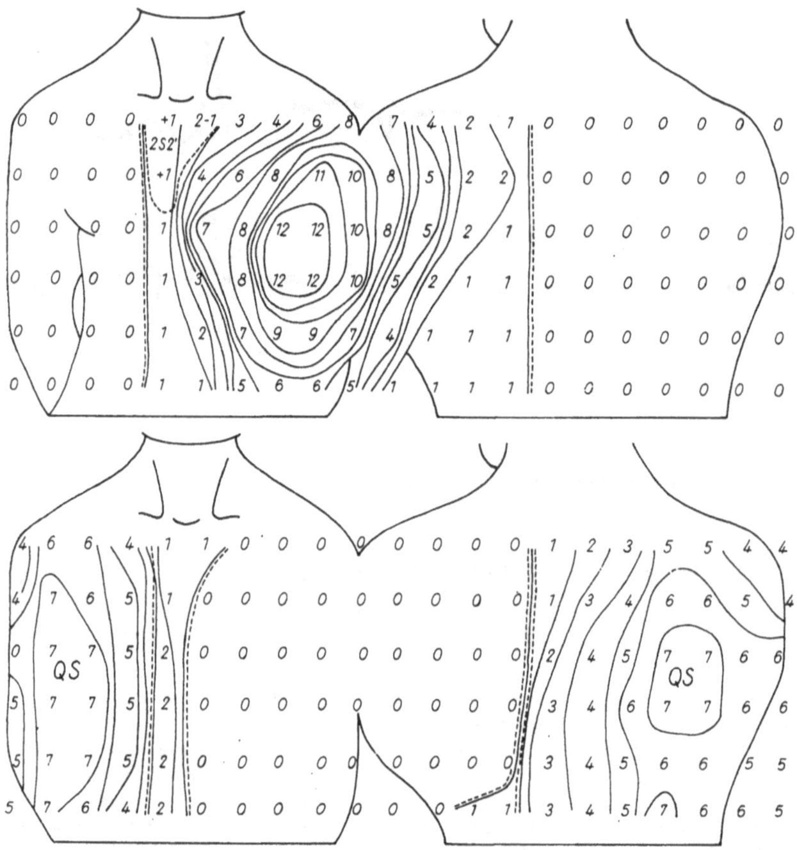

Abb. 95: Integraltopogramme zu Abb. 94 (R und QS).

6.7. Das Integraltopogramm bei Myokardinfarkt

Besonders ausgeprägte Veränderungen des kardioelektrischen Feldes werden bei Myokardinfarkt beobachtet. Bei der Analyse der momentanen Topogramme wurde die starke Störung der Kreisbewegung des Dipols in der QRS-Periode bei transmuralen Myokardinfarkten der Vorderwand gezeigt. Diese Veränderungen finden sich auch in den Integraltopogrammen wieder. Es wurden Integraltopogramme bei verschiedener Lokalisation des Myokardinfarktes — im Vorderseptumbereich, in der Hinterwand des linken Ventrikels und bei den sogenannten Mikroinfarkten aufgenommen.
Die Integraltopogramme zeichnen sich bei den Infarkten durch eine große Mannigfaltigkeit der Veränderungen des Reliefs des kardioelektrischen Feldes aus. Diese Mannigfaltigkeit ist ausgeprägter als das, was man in den Elektrokardiogrammen sieht.
Die Integraltopogramme zeigen anschaulich, daß über den Bereich der üblichen

Brustwandableitungen und der Ableitungen von den Extremitäten hinaus Veränderungen mit großer diagnostischer Bedeutung beobachtet werden. In einer Reihe von Fällen und insbesondere beim Myokardinfarkt der Hinterwand werden bedeutend stärker ausgeprägte Veränderungen auf der rechten Vorder- und Hinterfläche oder im mittleren Unterteil der Vorderfläche des Brustkorbes unterhalb der Linie der Brustwandableitungen beobachtet. In einer Reihe von Fällen werden bei Patienten mit der Diagnose Mikroinfarkt bei Fehlen von Veränderungen im Elektrokardiogramm im Integraltopogramm große Veränderungen des Reliefs des kardioelektrischen Feldes außerhalb des Bereiches der üblichen elektrokardiographischen Ableitungen entdeckt. Diese Ergebnisse zeigen, daß es Fälle von Myokardinfarkt mit solcher Lokalisation gibt, bei der eine Diagnose nur mittels Anwendung spezieller Ableitungen oder mit Hilfe der Integraltopographie möglich ist.

6.7.1. Das Integraltopogramm bei Vorderseptuminfarkt

Bei Vorderseptuminfarkten treten große Abweichungen der Integraltopogramme in der Ausdehnung der Veränderungen des kardioelektrischen Feldes außerhalb der Ableitungen auf, in denen die Anzeichen eines Infarktes festgestellt werden. In den folgenden Beispielen sind die Besonderheiten des Reliefs des kardioelektrischen Feldes bei dieser einen Lokalisation des Myokardinfarktes dargestellt.
Als Beispiel eines Vorderseptuminfarktes soll der Patient K., 38 Jahre alt, dienen (Abb. 96, 97 und 98).

Das Elektrokardiogramm: Abweichung der elektrischen Herzachse nach links, tiefe und breite *Q*-Zacke in der Ableitung aVL, QS-Zacken in den Brustwandableitungen V_1 bis V_3, Verschiebung der ST-Strecke in den Ableitungen aVL und V_1 bis V_4, negative T-Zacken in den Ableitungen aVL, V_4 und V_5, biphasische T-Zacken in den Ableitungen V_2 und V_3. Die aufgezählten Veränderungen sind für Vorderseptuminfarkt und Infarkt der oberen Seitenwand charakteristisch.
Das Integraltopogramm:
Auf der Karte der Positivität beträgt das Maximum 1,3 mV. Es ist stark nach unten bis in die

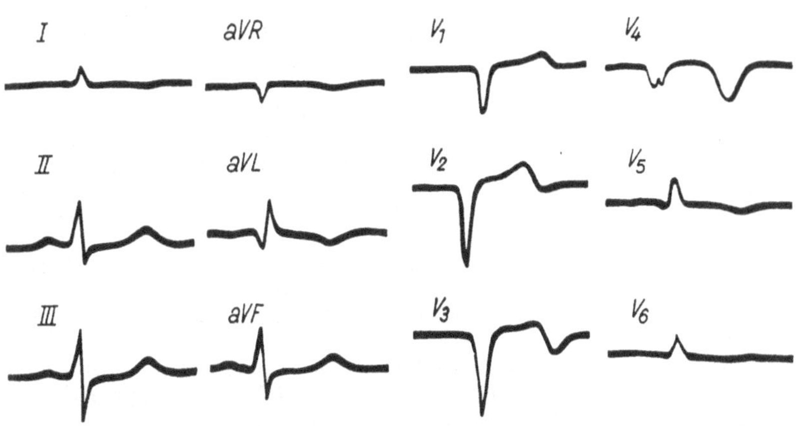

Abb. 96: Elektrokardiogramm des Patienten K. mit Vorderseptuminfarkt.

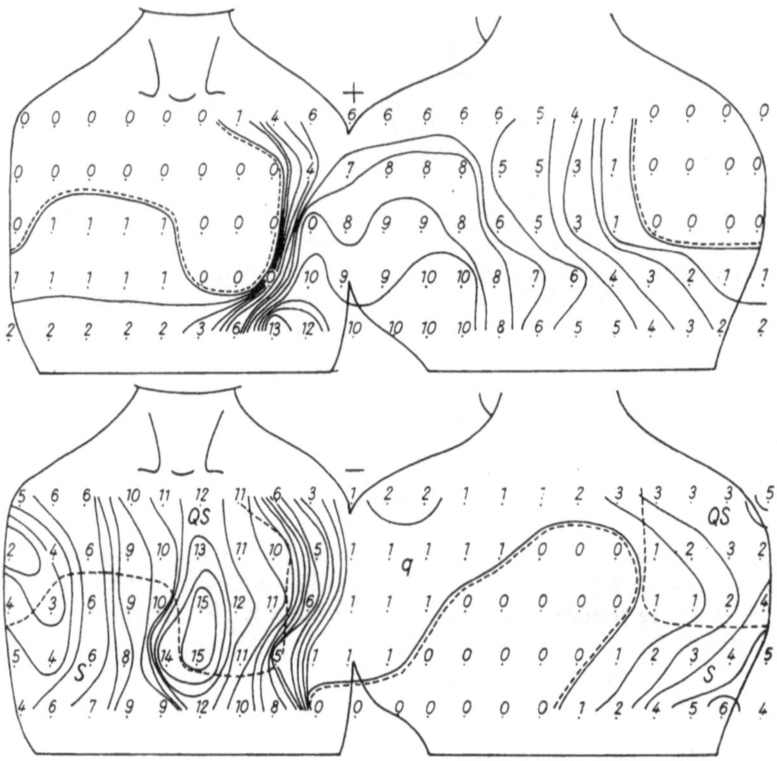

Abb. 97: Integraltopogramme (R und QS) zu Abb. 96.

untere Ableitungsreihe verschoben und liegt in einem Bereich nahe der Herzspitze. Dieses Maximum breitet sich nach links in den Unterteil der Hinterfläche des Brustkorbes aus.

Der Bereich der Brustwandableitungen V_1, V_2 und V_3 mit QS-Zacken fällt auf der Karte der Positivität in den Feldanteil mit Nullpotential, der sich nach rechts oben ausbreitet und im Gebiet der rechten Schulter auf die Hinterfläche des Brustkorbes übergeht. Der rechte Unterteil der Vorderfläche des Brustkorbes behält dabei ein niedriges Potential von 0,1 bis 0,2 mV.

Auf der Karte der Negativität befinden sich die maximalen Größen der negativen Ladung im Bereich der Ableitungen V_2 und V_3, in dem im Elektrokardiogramm tiefe QS-Zacken registriert werden. Der Feldanteil mit Nullpotential entspricht dem mit QS-Zacken auf der Karte der Positivität. Die Potentialgröße der Negativität verringert sich allmählich nach oben, nach unten und nach rechts. Nach links erfährt sie eine steile Abnahme von 1,1 mV in der Ableitung V_3 bis auf 0,1 mV in der Ableitung V_6.

Der Feldanteil mit Nullpotential ist auf der Karte der Negativität über einen großen Teil der Hinterfläche des Brustkorbes ausgedehnt. Sein Zentralteil stimmt im rechten Unterteil der Hinterfläche des Thorax mit dem Gebiet hoher Potentialgrößen auf der Karte der Positivität überein, die 1,0 mV betragen.

Im ST-Intervall (Abb. 98) ist fast die ganze Vorderfläche des Thorax von positiver Ladung besetzt. Diese Verteilung der Ladungen hat gegenüber der QRS-Periode entgegengesetzte Polarität und entspricht der früher beschriebenen ersten Inversion.

Auf der Karte der Potentialverteilung der T-Zacke befindet sich das Maximum der positiven

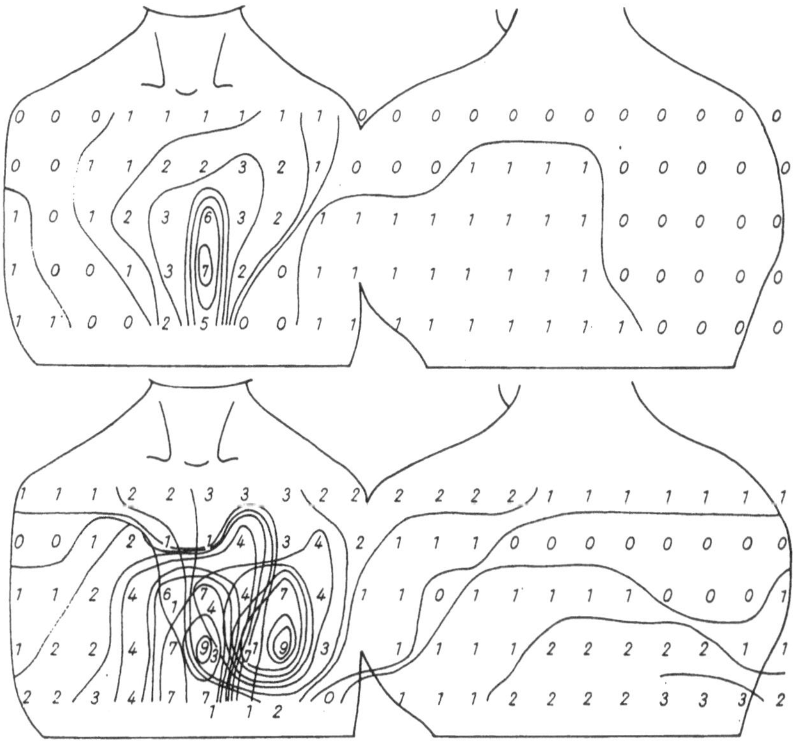

Abb. 98: Integraltopogramme (ST und T) zu Abb. 96.

Ladung präkardial unterhalb der Ableitung V_2 und rechts von der Ableitung V_3. Dieser Punkt entspricht dem positiven Maximum auf der Karte des ST-Intervalls und dem negativen Maximum der QRS-Periode. Diese Übereinstimmung ist offenbar nicht zufällig, sondern eine gesetzmäßige Äußerung des Myokardinfarkts. Zu bemerken ist, daß sich die biphasischen T-Zacken und das Maximum der negativen Phase der T-Zacke links vom Maximum der positiven Phase der T-Zacke befinden.

Das angeführte Beispiel ist deshalb von Interesse, weil im Integraltopogramm der Projektionsbereich der QS-Zacken deutlich zu sehen ist, woraus in bestimmtem Grade ein Urteil über die Ausdehnung des Myokardinfarktes gefällt werden kann. Die Übereinstimmungen des Maximums der QS-Potentiale mit den positiven Maxima in dem ST-Intervall und der T-Zacke sind ebenso interessant.
Bei den Untersuchungen mit der momentanen Topographie wurde gezeigt, daß dem Bereich mit tiefen QS-Zacken eine sehr starke Hebung des ST-Intervalls (positive Ladung) entspricht. Im Falle eines Herzaneurysmas fällt der Bereich der tiefen QS-Zacken zusammen mit dem der negativen T-Zacke, die eine Verringerung der Größe der positiven Ladung darstellt, d. h. die isoelektrische Linie befindet sich bei diesen Patienten tiefer als die Projektion der Spitze der negativen T-Zacke. In diesem Zusammenhang sind die Wechselbeziehungen der negativen

Maxima (QS) in der QRS-Periode mit den positiven Maxima im ST-Intervall und den Maxima der Potentiale auf der Karte der T-Zacken interessant.
Im folgenden Beispiel werden noch stärker ausgeprägte Unterschiede in den Integraltopogrammen dargestellt.

Patient Kr. mit Vorderseptuminfarkt. Im Elektrokardiogramm zeigen sich Abweichungen der elektrischen Herzachse nach links, tiefe QS-Zacken in den rechten Brustwandableitungen V_1 bis V_4, negative T-Zacken in der ersten Standardableitung, der Ableitung aVL und in den Brustwandableitungen V_4 bis V_6 (Abb. 99).
Das Integraltopogramm (Abb. 100 und 101):
Das positive Maximum ist auf der Karte der Positivität nach links verschoben und hat einen multipolaren Charakter. Das größte Maximum liegt auf der linken mittleren Axillarlinie und verringert sich allmählich auf der linken Hinterfläche des Thorax mit Bildung eines zweiten zusätzlichen Potentialmaximums von 0,5 mV. Die Potentialgröße nimmt auf der Vorderfläche rechts vom positiven Maximum bis zu 0 mV zwischen den Ableitungen V_5 und V_4 steil ab, so daß fast die ganze Vorderfläche und teilweise der rechte Oberteil des Thorax vom Feldanteil mit Nullpotential besetzt sind. Nur im Unterteil der Vorderfläche des Brustkorbes bleibt eine minimale positive Ladung bestehen.
Das multipolare Relief des kardioelektrischen Feldes hat auf der Karte der Negativität vier Maxima, wobei sich die Spitze des höchsten unterhalb der Brustwandableitung V_2 befindet. Der negative Feldanteil besetzt einen großen Teil der Oberfläche des Thorax mit den QS-Zacken. Auf einem großen Teil der Hinterfläche des Brustkorbes fehlt die Negativität auch, d. h. es wird ein Bereich mit Nullpotential registriert. Dieser ist das Ergebnis des Abbruches der Kreisbewegung des Dipols, was mit den früher erhaltenen Daten der momentanen Topographie über die Einschränkung der Kreisbewegung des Dipols bei Herzaneurysma übereinstimmt.
Im Topogramm des ST-Intervalls (Abb. 101) wird im Mittelteil der Vorderfläche des Brustkorbes ein positiver Feldanteil (Hebung des ST-Intervalls) mit einem sich unterhalb der Brustwandableitung V_2 befindenden Maximum von 0,3 mV abgebildet. Ein negativer Feldanteil mit geringer Potentialgröße liegt auf der ganzen linken Hälfte der Hinterfläche des Brustkorbes.

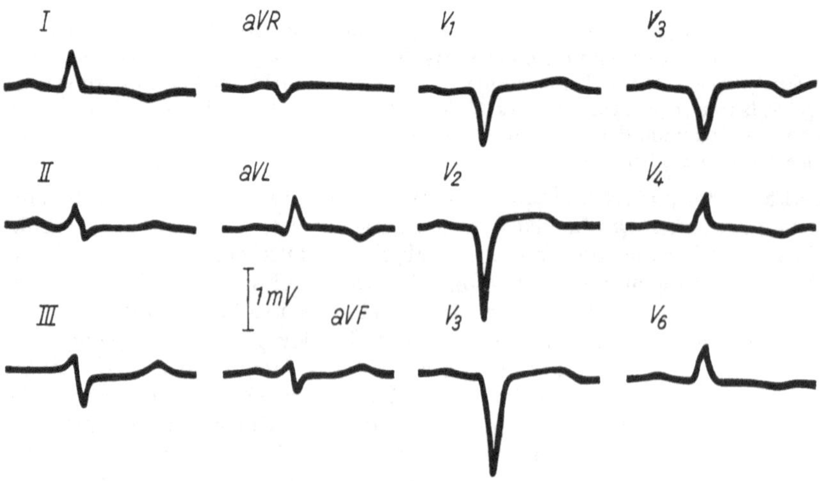

Abb. 99: Elektrokardiogramm des Patienten Kr. mit Vorderseptuminfarkt.

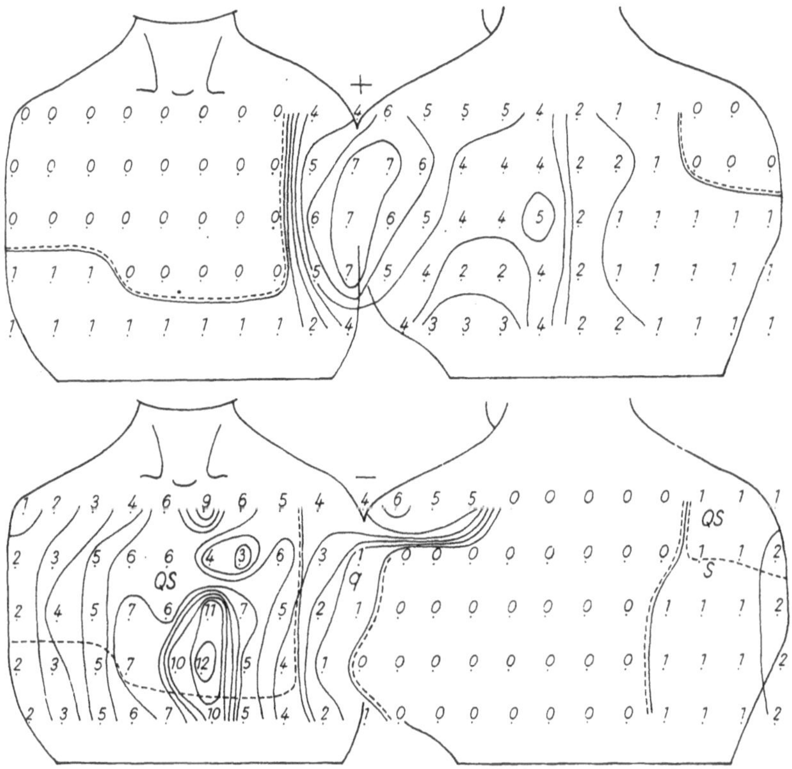

Abb. 100: Integraltopogramme (R und QS) zu Abb. 99.

Auf der Karte der Potentialverteilung der T-Zacke ist der positive Feldanteil nach rechts verschoben und besetzt fast die ganze Vorderfläche des Thorax. Das Maximum befindet sich in ihrem Mittelteil auf der 3. bis 4. Ableitebene und stimmt in der Lage mit dem Gipfel der Negativität in der QRS-Periode überein. Das Maximum der positiven Ladung stimmt mit den genannten Punkten teilweise überein. So wie im vorangegangenen Beispiel wird eine Übereinstimmung der Projektionen der maximalen Größen der negativen Ladungen in der QRS-Periode mit den positiven Ladungen im ST-Intervall und der T-Zacke festgestellt.

Die Gegenüberstellung der Elektrokardiogramme und der Integraltopogramme der angeführten Beispiele zeigt, daß es ähnliche Elektrokardiogramme bei verschiedener Lokalisation des Myokardinfarktes gibt. Im zweiten Beispiel bringt das möglicherweise eine geringe Veränderung der T-Zacke zum Ausdruck. Jedoch sind die Veränderungen des Reliefs des kardioelektrischen Feldes im zweiten Beispiel den Daten der Integraltopographie nach stärker ausgeprägt und äußern sich in der Karte der Positivität sowie in der Karte der Negativität in der größeren Fläche des Feldanteils mit Nullpotential und entsprechend in der von der QS-Zacke besetzten großen Fläche und der Multipolarität im negativen Feldanteil der QRS-Periode.

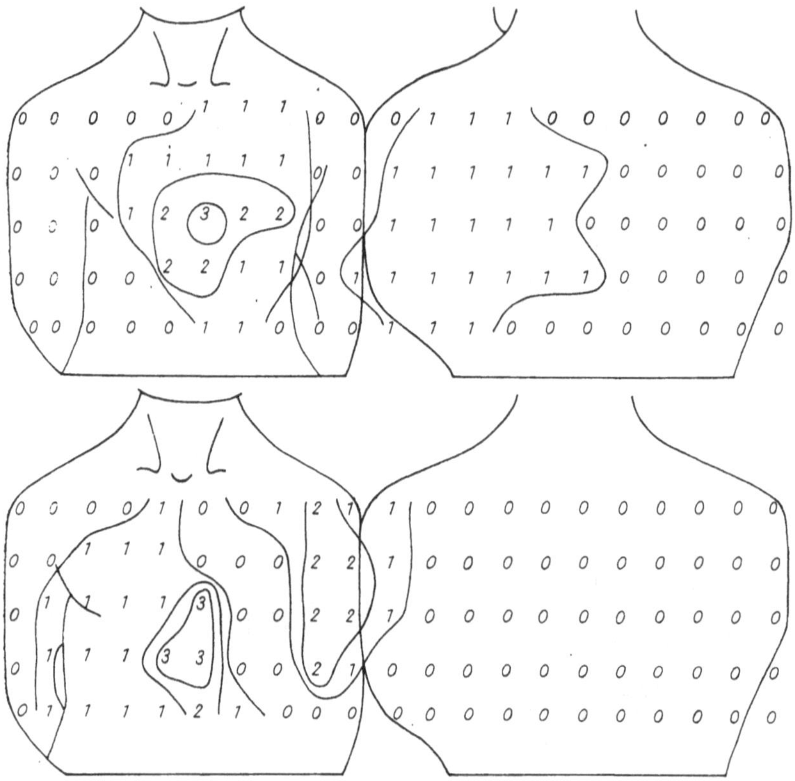

Abb. 101: Integraltopogramme (ST und T) zu Abb. 99.

Das dritte Beispiel eines Vorderseptuminfarktes beim Patienten Sch. zeigt ähnlich geringe Veränderungen in den elektrokardiographischen Daten und bedeutend stärkere Veränderungen in den Integraltopogrammen.

Das Elektrokardiogramm: Abweichung der elektrischen Herzachse nach links, QS-Zacken und negative T-Zacken in den rechten Brustwandableitungen V_1 bis V_3 (Abb. 102).
Das Integraltopogramm:
Auf der Karte der Positivität findet sich ein positives Maximum von 1,2 mV mit Projektion in der Ableitung V_5 (Abb. 103). Die Potentialgröße verringert sich allmählich nach links und erreicht in der Mitte der Hinterfläche des Thorax den Nullwert. Rechts vom Maximum wird ein „steiler" Abfall der Potentiale festgestellt, die an der linken Parasternallinie gleichfalls den Nullwert erreichen, so daß die ganze rechte Hälfte des Brustkorbes von einem Feldanteil mit Nullpotential und die linke Hälfte von dem negativen Feldanteil besetzt wird. Auf der Karte der Negativität bilden sich drei negative Gipfel auf der Vorderfläche ab. Der im rechten Oberteil der Hinterfläche des Brustkorbes liegende Gipfel ist Fortsetzung des sich im rechten Oberteil der Vorderfläche befindenden. Der zweite negative Gipfel, der im Unterteil der Vorderfläche des Thorax unterhalb der Ableitung V_2 abgebildet wird, stimmt mit dem Feldanteil mit Nullpotential auf der Karte der Positivität überein und wird als QS-Zacke dargestellt. Er ist eine Abbildung der Veränderungen des elektrischen Feldes, verursacht durch den Myokard-

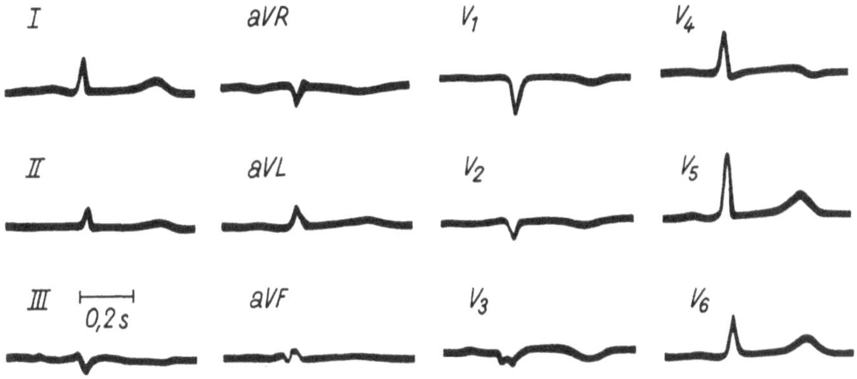

Abb. 102: Elektrokardiogramm des Patienten Sch. mit Vorderseptuminfarkt.

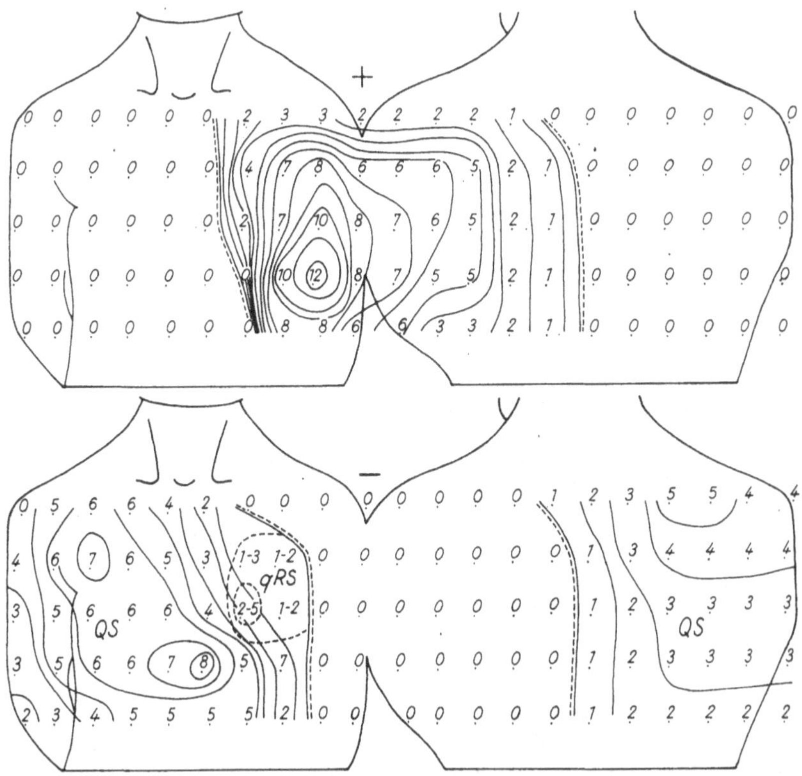

Abb. 103: Integraltopogramme (R und QS) zu Abb. 102.

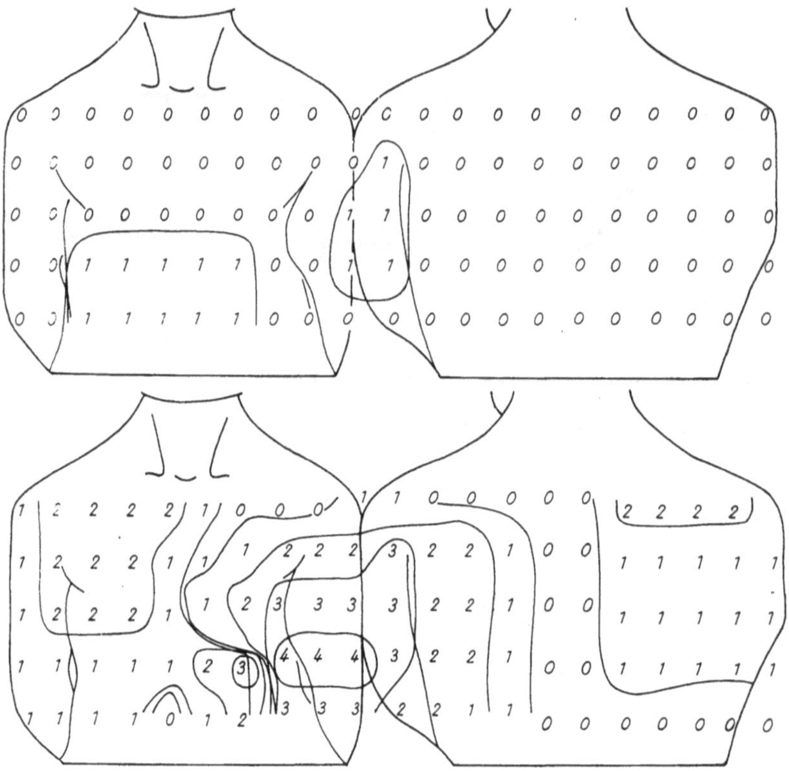

Abb. 104: Integraltopogramme (ST und T) zu Abb. 102.

infarkt. Der auf der linken Vorderseite des Brustkorbes befindliche Gipfel stellt einen überlappten negativen Feldanteil mit auf Hypertrophie des linken Ventrikels hinweisender Projektion dar.
Im ST-Intervall finden sich zwei Feldanteile mit gehobener ST-Strecke. Der eine ist im mittleren Unterteil der Vorderfläche des Thorax lokalisiert. Seine Projektion stimmt mit der der höchsten negativen Werte der QRS-Periode überein. Der andere befindet sich auf der linken Seitenfläche des Brustkorbes und fällt mit den positiven Feldanteil der QRS-Periode zusammen (Abb. 104).
Auf der Karte der Potentialverteilung der T-Zacken wird das Relief des kardioelektrischen Feldes hauptsächlich in einen Feldanteil der negativen T-Zacken mit Maximum im rechten oberen, mehr vorderen Teil des Brustkorbes und in ein zusätzliches Maximum der negativen T-Zacken vorn im Unterteil des präkardialen Bereichs unterteilt, der der Projektion des negativen Gipfels (QS) entspricht. Die linke Hälfte des Brustkorbes wird vom Feldanteil mit positiven T-Zacken besetzt — eine solche Zackenprojektion wird bei Hypertrophie des rechten Ventrikels beobachtet — und nur ein durch den präkardialen Bereich hindurchlaufender enger vertikaler Streifen tritt als Feldanteil mit biphasischen T-Zacken auf.

Das angeführte Beispiel weist auf die Möglichkeit eines zusätzlichen negativen Feldanteils (QS-Zacken) hin, der höchstwahrscheinlich als Zeichen eines zusätzlichen Myokardinfarktes auftritt. Bemerkenswert ist, daß der negative Feldanteil mit den in den Ableitungen V_1 und V_2 festgestellten QS-Zacken seine maximale Potentialgröße unterhalb der Linie der Brustwandableitungen hat. Es ergibt sich die Schlußfolgerung, daß in den Brustwandableitungen nur ein Teil des Feldanteils des geschädigten Myokards dargestellt wird. Die Integraltopographie dagegen, oder etwa eine Vielzahl-Elektrokardiographie, gestattet auch ohne Konstruktion von Isopotentialkarten bereits vollständigere Aussagen über die Veränderungen des kardioelektrischen Feldes.

Zum Unterschied von den oben angeführten zwei Beispielen wird bei dem dritten Patienten eine Übereinstimmung des negativen Gipfels der QRS-Periode mit der Projektion der Maxima der positiven Ladung im ST-Intervall und der negativen Ladung auf der Karte der T-Zacken festgestellt. Das ergibt sich daraus, daß in den Elektrokardiogrammen der rechten Brustwandableitungen die QS-Zacken in den ersten zwei Fällen mit positiven T-Zacken und im dritten Fall mit einer negativen T-Zacke zusammenfallen. Es ist bekannt, daß ein solcher Unterschied gewöhnlich mit dem Infarktstadium oder den Unterschieden in der Dynamik der Elektrokardiogramme während der Therapie zusammenhängt.

Das Studium des kardioelektrischen Feldes beim Vorderseptuminfarkt zeigt, daß es neben ähnlichen Veränderungen in den Topogrammen der verglichenen Beispiele individuelle Unterschiede gibt. So ist zum Beispiel das positive Maximum unterhalb der Herzspitze verschoben: Im zweiten Fall auf der mittleren Axillarlinie nach links und unten, im dritten Fall nach rechts unten. Ein anderer Unterschied ist die Multipolarität der Positivität und die noch stärker ausgeprägte der Negativität. Es wird angenommen, daß die Multipolarität der Positivität entweder unter dem Einfluß allgemeiner Veränderungen des Myokards oder durch zusätzliche herdförmige Myokardveränderungen hervorgerufen wird.

Zum Abschluß der Analyse der Beispiele mit Vorderseptuminfarkt muß betont werden, daß das Integraltopogramm das Elektrokardiogramm bei dem Nachweis der Ausdehnung des Myokardinfarktes bedeutend ergänzt. Die Multipolarität wird wahrscheinlich in Zukunft nach gründlicher Gegenüberstellung mit anderen Methoden erlauben, den Charakter der Veränderungen beim Myokardinfarkt zu beurteilen.

6.7.2. Das Integraltopogramm bei Infarkt der hinteren Herzwand

Bei Hinterwandinfarkt des linken Ventrikels werden in den Integraltopogrammen mannigfaltige Veränderungen des Reliefs des kardioelektrischen Feldes beobachtet. Das ist für die Diagnostik besonders wichtig, da sich der Infarkt der Hinterwand nur in zwei Ableitungen, nämlich der dritten Standardableitung und der verstärkten Ableitung aVF widerspiegelt, die der dritten Ableitung tatsächlich ähnlich ist und gemeinsame Elektroden am linken Bein und linken Arm besitzt. Die Analyse der Integraltopogramme zeigt, daß außerhalb des Bereiches der üblichen Brustwandableitungen sowohl auf der Vorder- als auch auf der Hinterfläche des Thorax große Veränderungen des Reliefs des kardioelektrischen Feldes vorhanden sind. Hervorzuheben an diesen Veränderungen ist der Unterschied der Projektion der Infarktherde auf die Oberfläche des Brustkorbes. Mit weiterer Sammlung von Daten wird es gelingen, die Hauptvarianten der Veränderungen

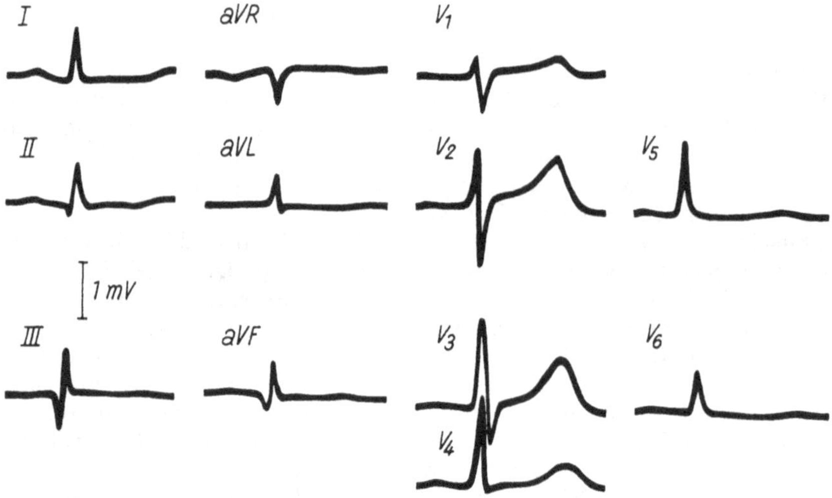

Abb. 105: Elektrokardiogramm des Patienten T. mit Hinterwandinfarkt.

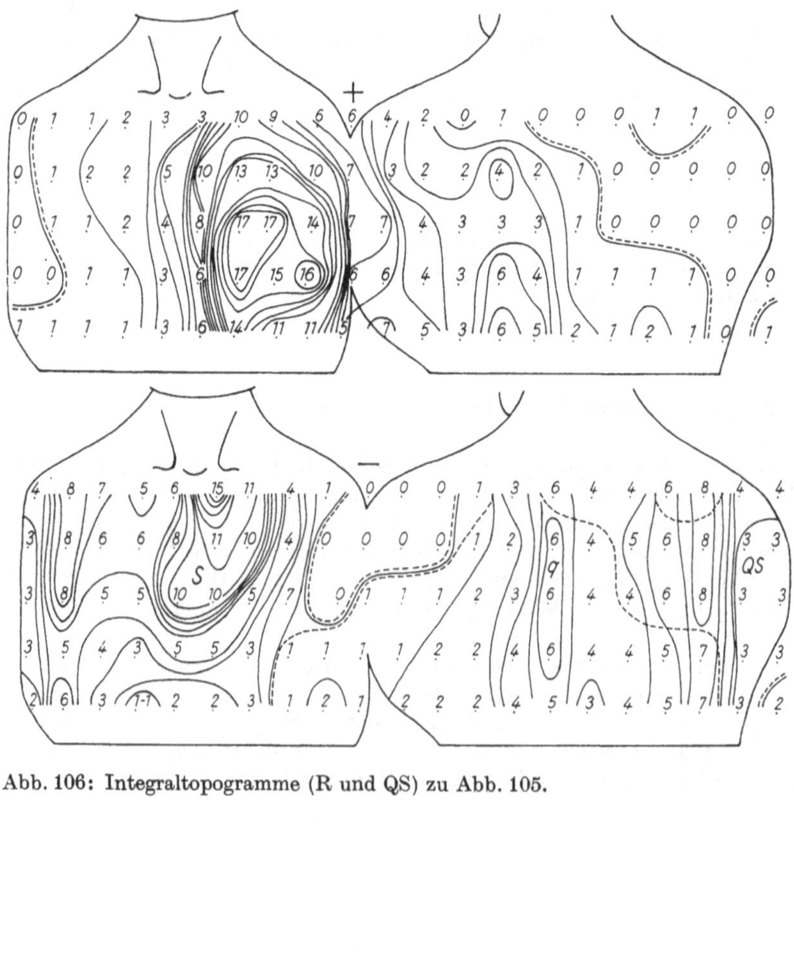

Abb. 106: Integraltopogramme (R und QS) zu Abb. 105.

des Reliefs des kardioelektrischen Feldes beim Hinterwandinfarkt des linken Ventrikels zu systematisieren.
Mit den Beispielen der Integraltopogramme sollen die Besonderheiten der Veränderungen des kardioelektrischen Feldes demonstriert werden.
Das erste Beispiel zeigt die stark ausgeprägte Multipolarität in der QRS-Periode in den Karten der Positivität und Negativität beim Patienten T. mit Hinterwandinfarkt des linken Ventrikels.

Das Elektrokardiogramm: tiefe QS-Zacken in der dritten Standardableitung und in der verstärkten Ableitung aVF, Verringerung der T-Zacken in II, III, aVF und aVL (Abb. 105).
Das Integraltopogramm (Abb. 106 und 107):
In der Karte der Positivität werden sechs Gipfel registriert. Der höchste findet sich im präkardialen Bereich mit einer Potentialgröße von 1,7 mV und allmählicher Abnahme der Potentiale nach oben und unten. Der Feldanteil mit Nullpotential liegt rechts und dehnt sich auf die Vorderfläche und noch stärker auf die rechte obere Hinterfläche des Brustkorbes aus.
Eine ausgeprägte Multipolarität zeigt die Karte der Negativität, auf der fünf Gipfel zu sehen sind. Der größte hat 1,5 mV und liegt in dem mittleren Oberteil der Vorderfläche des Thorax. Auf der rechten Seite des Brustkorbes ist vorn ein weiterer negativer Gipfel. Von besonderem Interesse sind die zwei negativen Gipfel auf der Hinterfläche des Brustkorbes, die in Feldanteilen mit tiefen QS-Zacken auftreten. Einer von ihnen findet sich mit einer Größe von

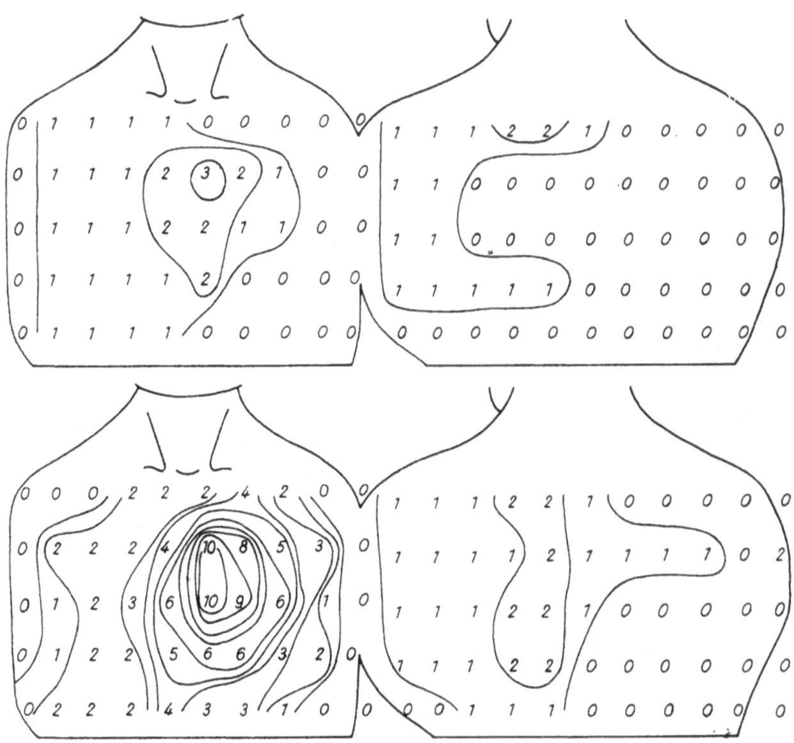

Abb. 107: Integraltopogramme (ST und T) zu Abb. 105.

0,6 mV hinten im linken paravertebralen Bereich. Der andere wird hinten rechts vom ersten projiziert. Die Größe der QS-Zacken erreicht 0,8 mV. Der Feldanteil mit Nullpotential liegt im rechten Oberteil des Brustkorbes.
Die negativen Maxima, die sich vorn rechts und auf der Hinterfläche des Brustkorbes befinden, sind höchstwahrscheinlich Ergebnisse einer mehrmaligen Myokardschädigung durch Infarkte.
Zu bemerken ist, daß im Elektrokardiogramm die QRS-Komplexe nur in Ableitung III und aVF verändert sind. Im Integraltopogramm finden sich drei gut ausgeprägte zusätzliche Maxima. Eines liegt im Bereich der linken Paravertebrallinie auf der Hinterfläche und wird als eine tiefe Q-Zacke mit 0,6 mV registriert. Die anderen zwei werden hinten rechts und vorn rechts abgebildet und fallen mit Feldanteilen mit Nullpotential auf der Karte der Positivität zusammen. Deshalb werden im Elektrokardiogramm QS-Zacken dargestellt.
In den Topogrammen des ST-Intervalls und der T-Zacke werden keine wesentlichen Veränderungen mit Ausnahme von Anzeichen einer Hypertrophie des linken Ventrikels festgestellt.

Das angeführte Beispiel zeigt deutlich die Vorteile der Integraltopogramme, die die durch Myokardinfarkt verursachten und von den Ableitungen der Elektrokardiogramme nicht erfaßten herdförmigen Veränderungen aufdecken.
Die folgenden drei Beispiele werden mit dem Ziel angeführt, verschiedene Varianten der Veränderung des kardioelektrischen Feldes zu zeigen, die auf der Vorderfläche des Thorax unterhalb oder rechts der Linie der Brustwandableitungen auftreten, obwohl sie im Elektrokardiogramm als Hinterwandinfarkt des linken Ventrikels in Erscheinung treten.

Zweites Beispiel. Patient E. mit Hinterwandinfarkt des linken Ventrikels. Im Elektrokardiogramm aufgesplitterte und vertiefte S-Zacke und negative Zacken in den Ableitungen III und aVF (Abb. 108).
Das Integraltopogramm (Abb. 109, 110):
In der Karte der Positivität befindet sich das Maximum der positiven Ladung vorn im präkardialen Bereich mit allmählicher Abnahme der Potentiale nach links bis auf die Hinterfläche des Brustkorbes. Der Feldanteil mit Nullpotential besetzt fast die ganze rechte Hinterfläche des Thorax.
Auf der Karte der Negativität gibt es außer dem normalerweise registrierten negativen Maximum in der dritten Ableitungsebene im Mittelteil des Brustkorbes ein zusätzliches Maximum mit gleicher Potentialgröße (1,1 mV) im Unterteil des Thorax. Dieses dehnt sich nach unten über den Bereich der unteren Ableitungsebene hin aus und äußert sich offenbar in Form einer aufgesplitterten und verbreiterten S-Zacke in den Ableitungen III und aVF.
Die Feldanteile mit Nullpotential werden auf der Karte der Negativität im linken Oberteil der Vorder- und im Unterteil der Hinterfläche des Brustkorbes abgebildet.
Auf der Karte der Potentialverteilung des ST-Intervalls findet sich eine Verschiebung auf der Vorderfläche nach oben und bedeutend geringer auf der linken Seiten- und Hinterfläche des Thorax nach unten. Auf der Karte der Potentialverteilung der T-Zacke sind fast auf der ganzen Vorderfläche des Brustkorbes positive T-Zacken, deren maximale Potentialgröße 1,4 mV erreicht. Vorn auf der rechten vorderen Axillarlinie und links im Unterteil auf der mittleren Axillarlinie finden sich zwei Feldanteile mit biphasischen T-Zacken. Auf der Hinterfläche des Brustkorbes gibt es zwei negative Maxima von geringer Potentialgröße.

Das dritte Beispiel eines linken Hinterwandinfarktes beim Patienten K. wird gleichfalls durch ein ähnliches zusätzliches negatives Maximum im Unterteil der Vorderfläche des Thorax und durch eine stark ausgeprägte Multipolarität charakterisiert.

Das Elektrokardiogramm: Abweichung der elektrischen Herzachse nach links, Verlangsamung der interventrikulären Erregungsleitung, vertiefte, geknotete und verbreitete Q-Zacke

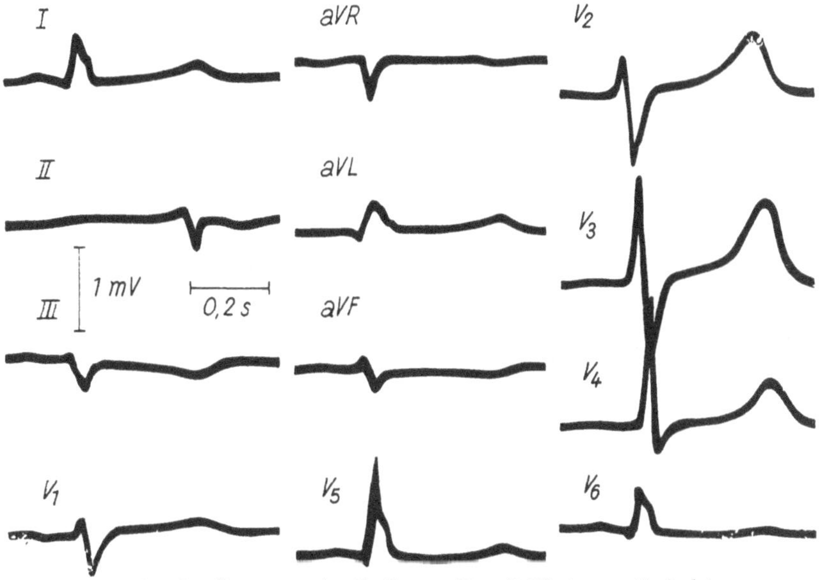

Abb. 108: Elektrokardiogramm des Patienten E. mit Hinterwandinfarkt.

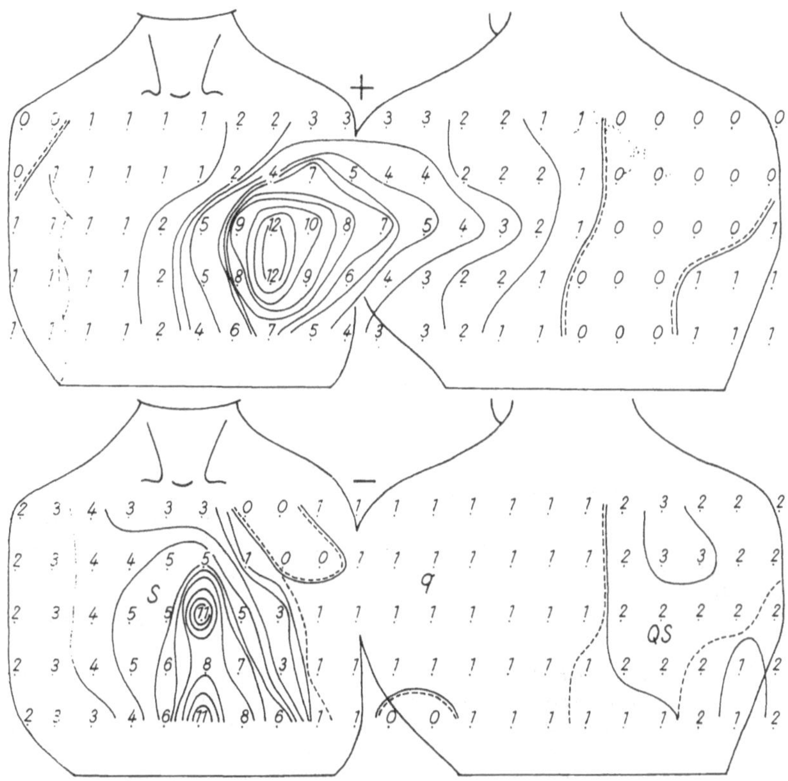

Abb. 109: Integraltopogramme (R und QS) zu Abb. 108.

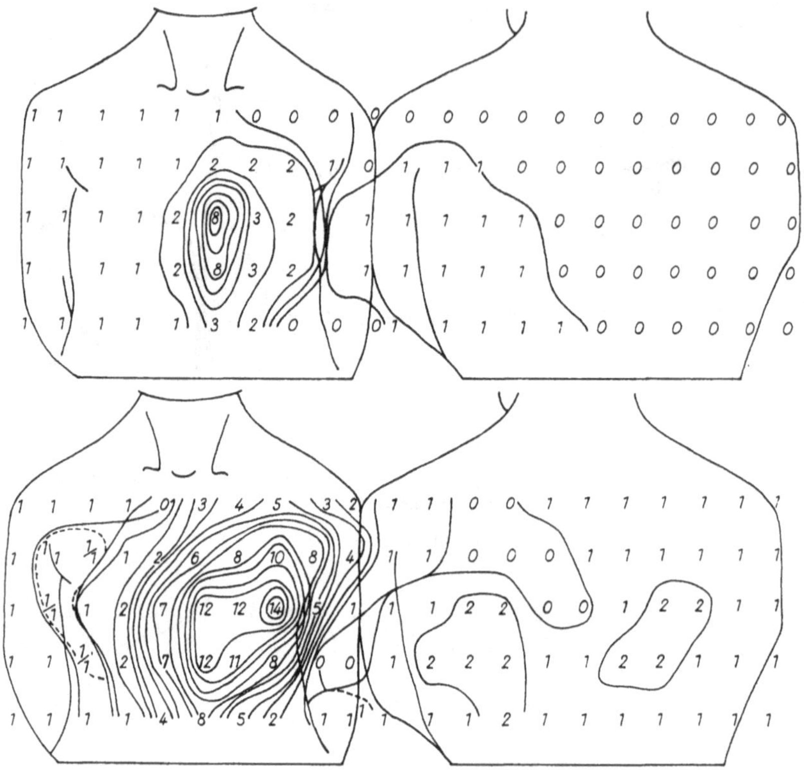

Abb. 110: Integraltopogramme (ST und T) zu Abb. 108.

in der dritten Standardableitung, hinweisend auf Hinterwandinfarkt des linken Ventrikels (Abb. 111).

Das Integraltopogramm (Abb. 112, 113):

Auf der Karte der Positivität werden drei Maxima mit positiven Ladungen registriert. Das eine Maximum findet sich vorn im präkardialen Bereich wie normal und zwei liegen im Unterteil der Hinterfläche des Thorax. Im rechten Unterteil der Vorderfläche des Brustkorbes bestehen einige Feldanteile mit Nullpotential. Aber auch vorn im Oberteil gibt es zwei Feldanteile mit Nullpotential, von denen einer wahrscheinlich auf den Oberteil der Hinterfläche des Thorax übergeht.

Auf der Karte der Negativität liegen drei Maxima. Das größte von ihnen entspricht mit einer Potentialgröße von 1,7 mV der Norm und befindet sich in der zweiten Ableitungsebene im Mittelteil des Brustkorbes. Das zweite, ein zusätzliches Maximum, welches gleich dem im oben angeführten Beispiel im Unterteil der Vorderfläche des Thorax liegt, breitet sich nach unten über den Bereich des unteren Ableitungsniveaus hinaus aus. Das dritte wird in der rechten Schultergegend abgebildet. Zwischen dem zweiten und dritten Maximum liegt ein Punkt mit „Vertiefung“ („Sattelpunkt“), d. h. mit einer im Vergleich zu den umliegenden Potentialen geringen Potentialgröße von 0,6 mV. Wir richteten unsere Aufmerksamkeit hauptsächlich auf

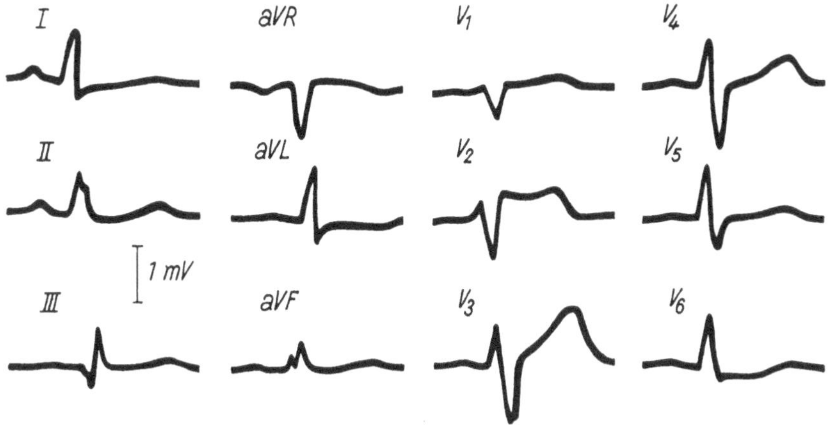

Abb. 111: Elektrokardiogramm des Patienten K. mit Hinterwandinfarkt.

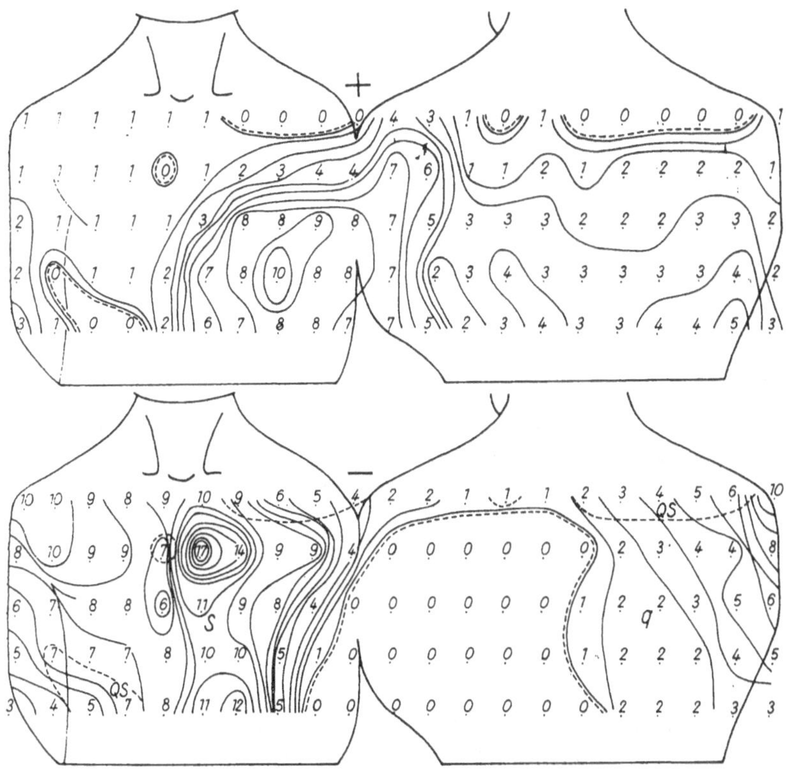

Abb. 112: Integraltopogramme (R und QS) zu Abb. 111.

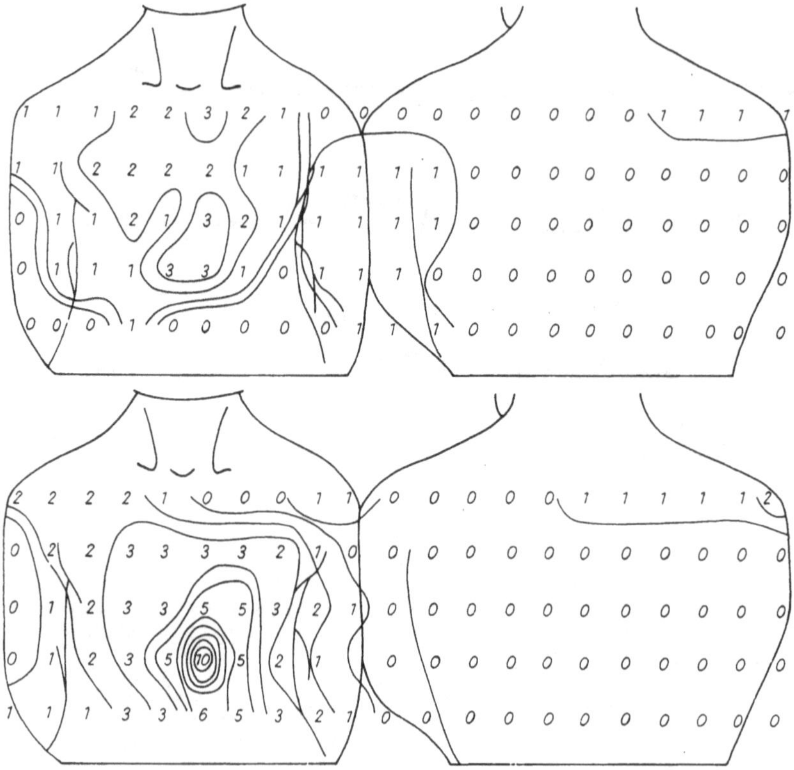

Abb. 113: Integraltopogramme (ST und T) zu Abb. 111.

die Entwicklung der Potentialmaxima, jedoch werden in den Integraltopogrammen auch Feldanteile mit Abnahme der Potentiale beobachtet.
Der Feldanteil mit Nullpotential besetzt auf der Karte der Negativität eine große Fläche der linken Seiten- und der ganzen linken Hinterfläche des Brustkorbes.
Auf der Karte der Potentialverteilung des ST-Intervalls wird vorn auf der ganzen Oberfläche des Thorax eine ST-Verschiebung nach oben mit Multipolarität (zwei Gipfel positiven Potentials) festgestellt. Der Feldanteil mit nach unten verschobenem ST-Intervall liegt auf der linken Seitenfläche des Brustkorbes.
Die Verteilung der Potentiale der T-Zacke wird durch eine positive Ladung auf der ganzen Vorderfläche des Thorax charakterisiert. Der Feldanteil der negativen T-Zacke ist klein und befindet sich im Oberteil der Hinterfläche des Brustkorbes. Dabei sind die T-Zacken fast auf seiner ganzen Oberfläche nahezu ausgeglichen.

Das angeführte Beispiel unterscheidet sich durch eine ausgeprägte Multipolarität auf der Karte der Negativität der QRS-Periode. Die festgestellten zusätzlichen Gipfel der negativen Ladung sind die Widerspiegelung herdförmiger durch Infarkt hervorgerufener Veränderungen des Myokards.

Die Multipolarität der Negativität in der QRS-Periode ist für das kardioelektrische Feld bei Patienten mit Myokardinfarkt der Hinterwand des linken Ventrikels charakteristisch. Die Untersuchungsergebnisse zeigen, daß es eine große Mannigfaltigkeit dieser sich auf der Vorder- wie auf der Hinterfläche des Brustkorbes äußernden Multipolarität gibt.

Das folgende Beispiel des Patienten T. mit Hinterwandinfarkt und mit gleichartigen Veränderungen im Elektrokardiogramm weicht im Vergleich zu den obengenannten Beispielen durch die Projektion der Maxima des multipolaren kardioelektrischen Feldes auf der Karte der Negativität in der QRS-Periode ab.

Im Elektrokardiogramm werden eine verbreiterte Q-Zacke in der Ableitung III und negative T-Zacken in den Ableitungen III und aVF registriert (Abb. 114).

Auf der Karte der Positivität findet sich ein positives Maximum wie bei Hypertrophie des linken Ventrikels, stark nach links verschoben. Die Potentialgröße dieses Maximums verringert sich allmählich in allen Richtungen. Jedoch fehlt die Positivität auf der ganzen rechten Hinterfläche und rechten Seite des Brustkorbes. Ein großflächiger Feldanteil mit Nullpotential erscheint (Abb. 115).

Auf der Karte der Negativität äußert sich die Multipolarität durch zwei Gipfel, die sich im vierten Ableitungsniveau im Mittelteil des Brustkorbes finden und nach unten über die Grenzen des unteren Niveaus fortsetzen und durch einen weiteren Gipfel, der im selben vierten Niveau auf der rechten vorderen Axillarlinie abgebildet wird. Im Unterschied zu den oben angeführten Beispielen liegen die negativen Gipfel in einem horizontalen Niveau und sind im Vergleich zur Norm stark nach unten verschoben, so daß es schwer zu entscheiden ist, welche von ihnen im Ergebnis eines Myokardinfarktes aufgetreten sind. Es kann angenommen werden, daß der negative Gipfel, der im Mittelteil des Brustkorbes liegt und sich nach unten außerhalb der Grenzen des unteren Ableitungsniveaus fortsetzt, das Ergebnis des Myokardinfarktes ist. Jedoch sind für die endgültige Lösung der Frage über die Entstehung der in Form von S-Zacken auftretenden zusätzlichen negativen Gipfel Untersuchungen mit Anwendung von verschiedenen Methoden sowie die Durchführung von experimentellen Untersuchungen an Tieren notwendig.

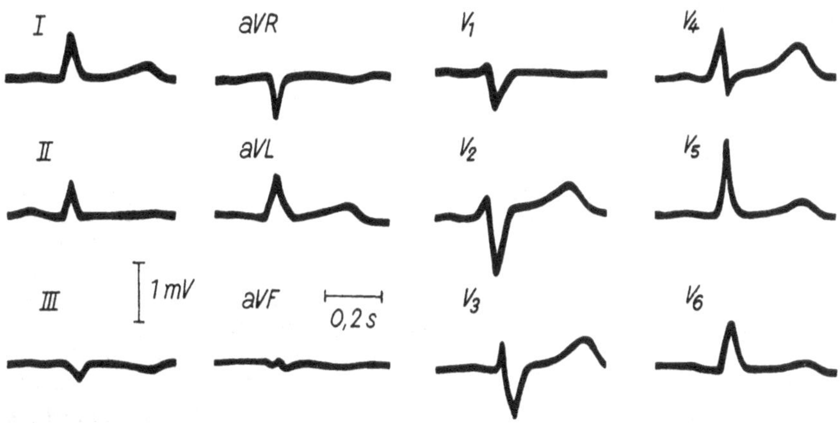

Abb. 114: Elektrokardiogramm des Patienten T. mit Hinterwandinfarkt.

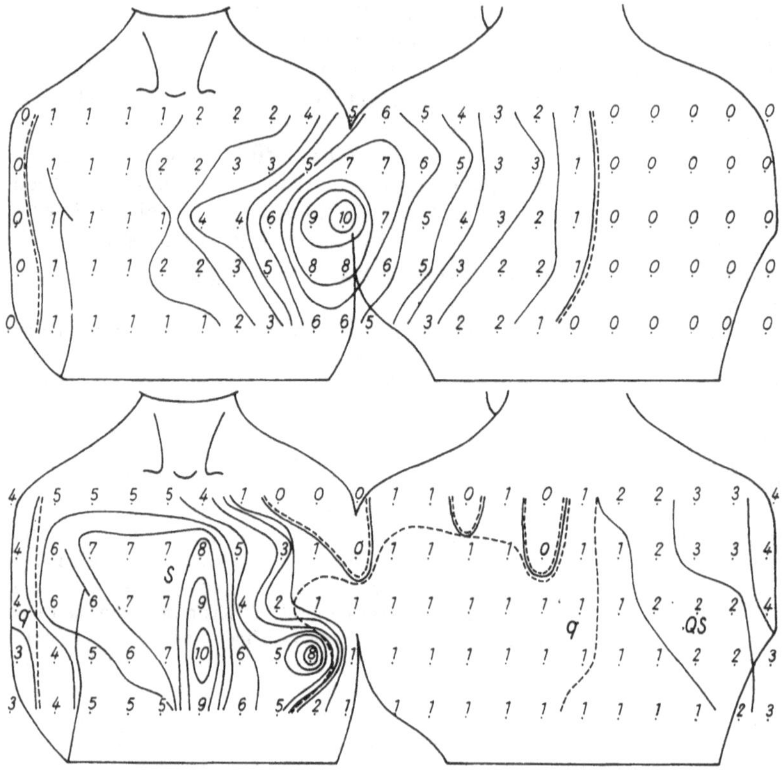

Abb. 115: Integraltopogramme des Patienten T. von Abb. 114.

Außer den angeführten Beispielen der Integraltopogramme von Hinterwandinfarkt mit den elektrokardiographischen Daten zusätzlicher negativer Gipfel, die häufig als QS-Zacken auftreten, gibt es auch Patienten mit tiefen oder mit kurzen und manchmal mit breiten Q-Zacken in den Ableitungen III und aVF. In den Integraltopogrammen fehlen dann alle Veränderungen, die für einen Infarkt sprechen. Die Veränderungen des kardioelektrischen Feldes sind in diesen Fällen hauptsächlich für eine Hypertrophie des linken Ventrikels charakteristisch. Aus den elektrokardiographischen Daten wurde mitunter auf einen Hinterwandinfarkt des linken Ventrikels geschlossen, obwohl die Vertiefung der Q-Zacke in den Ableitungen III und aVF, wie von anderen Autoren gezeigt wird, kein ausreichender Hinweis für die Diagnose eines Myokardinfarktes ist. In manchen Fällen wurden sogar bei Verbreiterung der vertieften Q-Zacke in den Ableitungen III und aVF keine Infarktveränderungen im Integraltopogramm festgestellt. Gleichzeitig wurden in einem der angeführten Beispiele bei Existenz einer kleinen R-Zacke und einer verbreiterten und gekerbten S-Zacke in den Ableitungen III und aVF Veränderungen des Reliefs des kardioelektrischen Feldes beobachtet, die die Annahme erlauben, daß ihre Entstehung das Ergebnis eines Myokardinfarktes ist.

Eine wichtige Besonderheit des kardioelektrischen Feldes sind die Reliefveränderungen in manchen Fällen von Infarkt auf der Vorderfläche, auf der Hinterfläche oder gleichzeitig auf Vorder- und Hinterfläche des Brustkorbes. Dabei treten die Daten im Elektrokardiogramm bei allen diesen Fällen ohne Ausnahme in Form von Veränderung des QRS-Komplexes in den Ableitungen III und aVF gleichartig auf. Neben der Präzisierung der Diagnose und der Aufdeckung einiger Infarktherde im Myokard, kann man bei Hinterwandinfarkt folgende Lokalisationen der veränderten Projektionen feststellen:

1. Die Veränderungen in der Projektion des kardioelektrischen Feldes liegen auf der Vorderfläche des Brustkorbes.
2. Die Veränderungen des kardioelektrischen Feldes werden auf der Hinterfläche des Thorax abgebildet.
3. Fehlen von Veränderungen der Projektion des kardioelektrischen Feldes auf die Oberfläche des Thorax. Beispiel einer diaphragmalen Infarktprojektion, die mit den Ableitungen vom linken Bein, d. h. Ableitungen III und aVF aufgedeckt werden kann.

Die angeführten Daten der Integraltopographie bei Hinterwandinfarkt zeigen, daß diese Infarkte nach den Veränderungen der Projektionen des kardioelektrischen Feldes klassifiziert werden können und müssen und daß die Diagnose eines Hinterwandinfarktes aus dem Elektrokardiogramm tatsächlich noch nicht abgeschlossen ist.

6.7.3. Das Integraltopogramm bei Mikroinfarkt

Das Integraltopogramm ist bei der Diagnostik von Mikroinfarkten von besonderem Interesse. In den Fällen, wo das Elektrokardiogramm keine auf einen Infarkt hinweisenden Veränderungen zeigt, das klinische Bild und die biochemischen Veränderungen aber von einem Infarkt sprechen, stellt der Kliniker häufig die Diagnose Mikroinfarkt.
Die ersten Untersuchungen bei einigen Patienten mit Diagnose Mikroinfarkt zeigten, daß das Integraltopogramm bei der Infarktdiagnostik außerordentlich nützlich sein kann, da es große Veränderungen des kardioelektrischen Feldes beim Fehlen von Abweichungen im Elektrokardiogramm festzustellen erlaubt.

Als ein anschauliches Beispiel des oben Angeführten kann das Topogramm vom Patienten K. dienen. Im Elektrokardiogramm sind keine Abweichungen: Halbvertikale Lage des Herzens, die QRS-Komplexe sind nicht verändert. Die T-Zacke ist in der Ableitung aVR negativ, in den Ableitungen I und aVL abgeflacht und in allen restlichen Ableitungen positiv (Abb. 116).
Das Integraltopogramm (Abb. 117, 118):
Auf der Karte der Positivität sind zwei Maxima. Das größere mit einem Potential von 1,3 mV befindet sich im präkardialen Bereich. Seine Größe verringert sich allmählich nach links unten Das zweite, kleinere Maximum beträgt 0,6 mV, wird links hinten im Unterteil des Brustkorbes abgebildet und erstreckt sich nach unten über die Grenzen des unteren Ableitungsniveaus hinaus.
Der Feldanteil mit Nullpotential besetzt auf der Karte der Positivität den rechten Oberteil der Hinterfläche des Thorax. Außer diesem der Fläche nach großen Feldanteil gibt es einen kleineren nur eine Ableitung besetzenden, der rechts von der Ableitung V_1 liegt und trichterförmig ist.

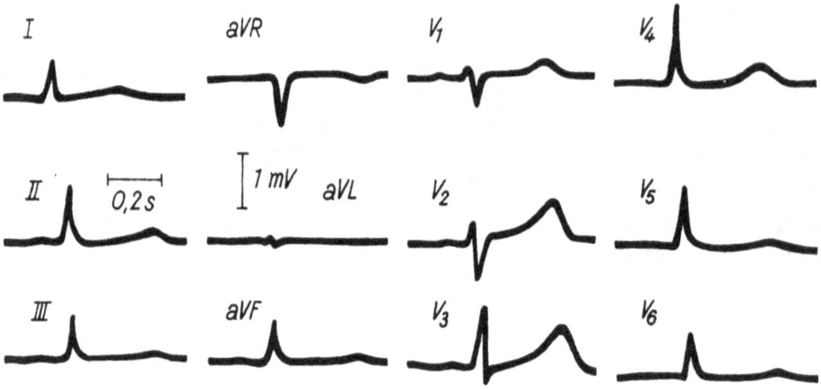

Abb. 116: Elektrokardiogramm des Patienten K. mit Mikroinfarkt.

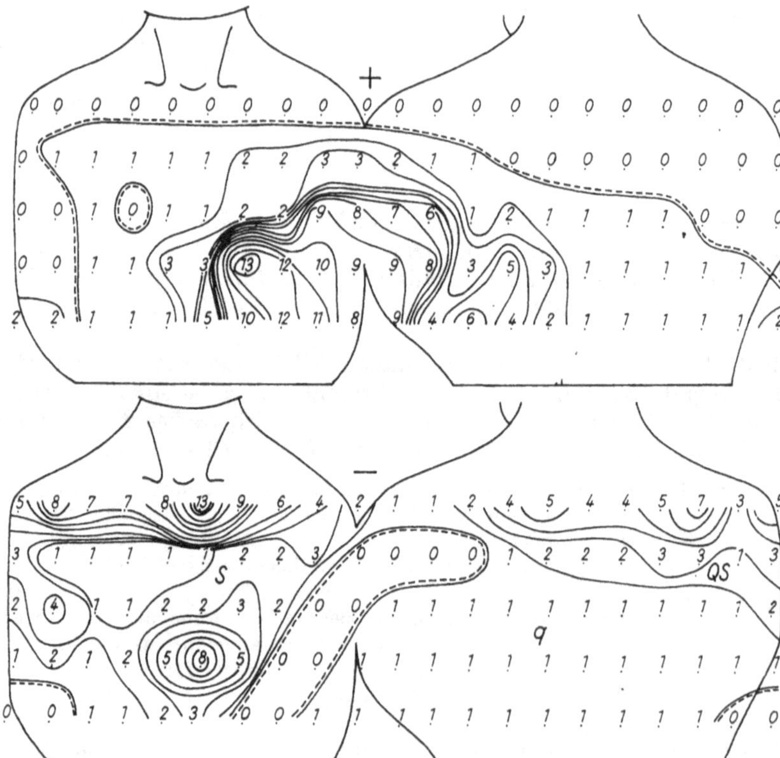

Abb. 117: Integraltopogramm (R und QS) zu Abb. 116.

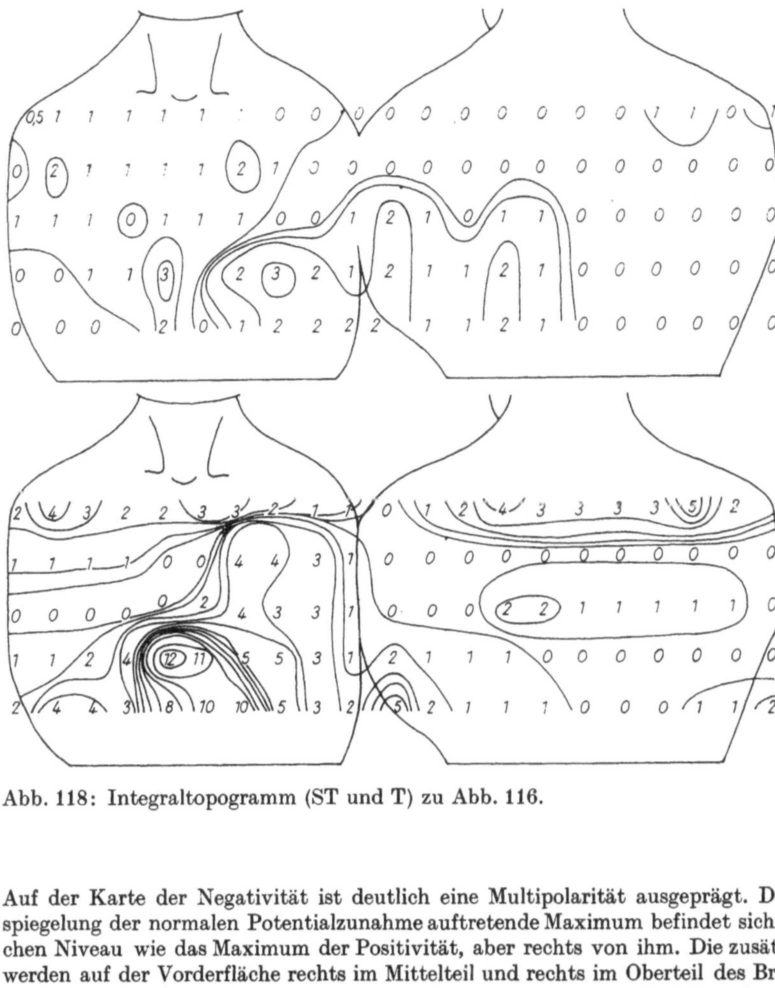

Abb. 118: Integraltopogramm (ST und T) zu Abb. 116.

Auf der Karte der Negativität ist deutlich eine Multipolarität ausgeprägt. Das als Widerspiegelung der normalen Potentialzunahme auftretende Maximum befindet sich auf dem gleichen Niveau wie das Maximum der Positivität, aber rechts von ihm. Die zusätzlichen Gipfel werden auf der Vorderfläche rechts im Mittelteil und rechts im Oberteil des Brustkorbes abgebildet. Das dritte zusätzliche negative Maximum findet sich in der Mitte des oberen Brustkorbes und hat die höchste Potentialgröße. Die Gipfel der Negativität im Oberteil der Vorderfläche des Brustkorbes gehen über die Grenzen des oberen Ableitungsniveaus hinaus und setzen sich höchstwahrscheinlich im Oberteil der Hinterfläche des Thorax fort, d. h. die im Oberteil der Hinterfläche des Brustkorbes liegenden Gipfel sind Fortsetzung der herdförmigen Veränderungen die bei der Beschreibung der sich im Oberteil der Vorderfläche des Brustkorbes abbildenden zusätzlichen Maxima bemerkt werden. Diese drei (zwei obere und ein dritter vorn rechts) zusätzlichen negativen Gipfel befinden sich außerhalb des Bereiches der in der Praxis üblichen elektrokardiographischen Ableitungen. Deshalb werden sie im Elektrokardiogramm nicht abgebildet. Eine andere für die Diagnostik wichtige Besonderheit dieser negativen Gipfel ist, daß sie mit Feldanteilen mit Nullpotential auf der Karte der Positivität zusammenfallen und in den aus diesen Bereichen mit unipolaren Ableitungen erhaltenen Elektrokardiogrammen in Form von QS-Zacken ohne R-Zacken auftreten. Das kann als Beweis dafür dienen, daß die negativen Gipfel ein Ergebnis von durch Myokardinfarkt verursachten herdförmigen Veränderungen sind.

Interessant zu erwähnen ist, daß zwischen den drei zusätzlichen negativen Maxima die Größe der negativen Zacken vorn rechts von der Brustwandableitung V_1 auf der Karte der Negativität bis zu 0,5 mV verringert ist. Auf der Karte der Positivität gibt es an dieser Stelle ein an Fläche kleinen Feldanteil mit Nullpotential.

Außer den angeführten Veränderungen des Reliefs des kardioelektrischen Feldes gibt es auf der Karte der Negativität auch Abweichungen in der Projektion des Feldanteils mit Nullpotential, der auf der linken Seitenfläche des Brustkorbes liegt und auf den Oberteil der Hinterfläche und den Unterteil der Vorderfläche übergeht. Dieser Feldanteil fällt auf der Karte der Positivität mit einem Feldanteil mit ziemlich großen positiven Ladungen zusammen, was auf seine Entstehung als Ergebnis der Unterbrechung der Kreisbewegung des Dipols hinweist. Im Elektrokardiogramm wird dieser Feldanteil in Form eines Fehlens der Q- und S-Zacken in den linken Brustwandableitungen abgebildet. Außer dem angeführten ist auf der Karte der Negativität im rechten Unterteil des Thorax noch ein solcher zu sehen, der über die Grenzen des unteren Ableitungsniveaus hinausgeht. Dieser Feldanteil mit Nullpotential liegt an der Stelle, in die auch normalerweise häufig ein solcher projiziert wird.

Im ST-Intervall ist die Verteilung der Potentiale ebenfalls stark polymorph. Auf der Karte des ST-Intervalls zeichnen sich im positiven Feldanteil vier Maxima ab — drei auf der Vorderfläche und das vierte im rechten Oberteil der Hinterfläche des Brustkorbes. Das im Unterteil der Vorderfläche des Thorax befindliche positive Maximum (Hebung der ST-Strecke) stimmt in der Projektion mit dem positiven Maximum der QRS-Periode überein. Jedoch liegen zwei positive Maxima im zweiten Niveau auf der Vorderfläche rechts und links in einer Höhe unterhalb der negativen Maxima der QRS-Periode. Diese lassen sich als Ergebnis eines Myokardinfarktes betrachten.

Auf der Karte der Potentiale des ST-Intervalls gibt es auf der Vorderfläche rechts der Ableitung V_1 einen kleinen Feldanteil mit Nullpotential, der der Projektion nach mit dem auf der Karte der Positivität der QRS-Periode und mit dem Feldanteil mit minimalen Potentialgrößen auf der Karte der Negativität der QRS-Periode übereinstimmt. Auf allen angeführten Karten ist diese Stelle elektrisch inaktiv

Auf der Karte des ST-Intervalls liegt der negative Feldanteil im linken Unterteil des Brustkorbes und breitet sich auf der Vorder- und Hinterfläche mit Bildung von zwei Gipfeln, jeweils vorn und hinten, aus. Die Projektion dieser Gipfel stimmt mit den Maxima der positiven Ladungen auf der Karte der Positivität der QRS-Periode überein.

Auf der Karte der Potentialverteilung der T-Zacke wird ebenfalls eine ausgeprägte Multipolarität festgestellt. Der negative Feldanteil der Q-Zacke steht im wesentlichen der normalen Projektion nahe. Vorn im präkardialen Bereich verbreitert sich der positive Feldanteil im Unterteil. Im Mittelteil des Brustkorbes bildet er unterhalb der Brustwandableitungen V_1 und V_2 ein 1,2 mV großes Maximum und noch ein zweites im Unterteil des Thorax auf der linken hinteren Axillarlinie. Auf Grund dieser Lage des positiven Feldanteils werden in den Brustwandableitungen positive T-Zacken registriert. Die festgestellten positiven Maxima befinden sich, wie es aus den Topogrammen ersichtlich ist, außerhalb des Bereichs der Brustwandableitungen und werden im Elektrokardiogramm nicht abgebildet.

Der negative Feldanteil (negative T-Zacken) zeigt große Abweichungen in der Reliefform, obwohl seine Lage der Norm entspricht. Diese Abweichungen bestehen in einer Multipolarität mit Bildung von drei negativen Maxima. Von besonderem Interesse sind zwei Gipfel, die im Oberteil des Brustkorbes liegen und von der Vorder- auf die Hinterfläche übergehen. Diese negativen Gipfel sind deswegen interessant, weil sie der Projektion nach mit beiden zusätzlichen Maxima auf der Karte der Negativität der QRS-Periode übereinstimmen, die sich gleichfalls im Oberteil des Brustkorbes befinden. Aus dem Projektionsbereich dieser Gipfel werden im Elektrokardiogramm QS-Zacken, leicht gehobene ST-Intervalle und negative T-Zacken abgeleitet, was ein Ergebnis der sich entwickelnden Infarktherde im Myokard mit der angeführten Projektion der Veränderungen des kardioelektrischen Feldes im Oberteil des Thorax ist.

Neben den genannten negativen Gipfeln wird auf der Hinterfläche des Brustkorbes eine dritte negative Spitze registriert, die höchstwahrscheinlich als Äußerung einer Variante des normalen Reliefs des kardioelektrischen Feldes auftritt.

Zum Schluß folgt, daß eine wichtige Besonderheit des kardioelektrischen Feldes bei Infarkten und besonders bei Mikroinfarkten die Entwicklung ausgeprägter Veränderungen auf allen Karten mit einer solchen Lokalisation ist, die in keiner der üblichen 12 elektrokardiographischen Ableitungen eine Abbildung findet.
Das angeführte Beispiel kann als überzeugender Beweis für die Notwendigkeit der Anwendung von zahlreichen Brustwandableitungen und für die Konstruktion von Integraltopogrammen bei der Diagnostik der sogenannten Mikroinfarkte dienen, die mit einer für die Infarkte ungewöhnlichen Lokalisation in den üblichen Elektrokardiogrammen nicht registriert werden.

6.8. Schlußfolgerungen aus dem Integraltopogramm

Die moderne Elektrokardiologie gründet sich auf das allseitige Studium des kardioelektrischen Feldes. Ein wichtiger Weg bei dieser Untersuchung ist die Konstruktion von topographischen Karten der Potentialverteilung auf der Oberfläche des Brustkorbes. Im letzten Jahrzehnt entwickelte sich die Methode der momentanen Topographie der Herzpotentiale. Durch ihre Anwendung gelang es uns, eine Reihe von Besonderheiten der Dynamik des Dipols in der QRS-Periode aufzudecken und die Dynamik der Potentiale in der ST-T-Periode zu studieren (Amirow, R. Z. 1960–1970).
Neben den neuerhaltenen Parametern, die für die Diagnostik der Herzerkrankungen von Bedeutung sind, zeigt die Methode der momentanen Topographie der Potentiale Gesetzmäßigkeiten der Dynamik des Dipols, die theoretische Bedeutung haben. Eine Besonderheit der Dynamik des Dipols in der QRS-Periode ist seine Kreisbewegung, in deren Umlaufweg alle QRS-Komplexe in eine Reihe eingeordnet werden können. Das Abhängigkeitsverhältnis des QRS-Komplexes von dem Ort in der Kreisbewegung des Dipols dient als Begründung für die Zusammenfassung aller positiven Zacken des QRS-Komplexes zur Abbildung der Dynamik des positiven Dipolanteils in einer Karte der Positivität. Alle negativen Zacken des QRS-Komplexes werden entsprechend in einer Karte der Negativität vereint, die das Dipolfeld mit negativer Ladung zeigt. Als Ergebnis einer solchen Zusammenfassung und der Anfertigung von Karten der Isopotentiallinien des Dipols entstehen Topogramme, die Integraltopogramme genannt werden.
Die auf Grund der von uns aufgedeckten Gesetzmäßigkeiten der Kreisbewegung des Dipols angefertigten Integraltopogramme geben auch die Grundeigenschaften des Dipols wieder.
Als erstes Kriterium in den Integraltopogrammen dient der Charakter des Reliefs. Wir studierten die Entstehung der Maxima der Potentiale mit Unterscheidung eines bipolaren oder multipolaren Reliefs und ihre Abhängigkeit von der Lage des Herzens und von seinen Erkrankungen. Das zweite Kriterium des kardioelektrischen Feldes ist die Wechselbeziehung zwischen Anfang und Ende der Kreisbewegung des Dipols mit drei Varianten:

a) Überlappung
b) Übereinstimmung der Grenzen von Anfang und Ende der Kreisbewegung
c) vorzeitiger Abbruch der Kreisbewegung.

Als drittes Kriterium treten die Feldanteile mit Nullpotential auf, deren Entstehung von verschiedenen Ursachen hervorgerufen wird.
So wurde die Analyse der Integraltopogramme nach den angeführten drei Hauptkriterien durchgeführt, die die Kreisbewegung des Dipols und seine Besonderheiten charakterisieren. Jedes Kriterium läßt sich auf folgende Weise systematisieren: Die Ergebnisse der Projektionen der positiven und negativen Maxima werden in einem Schema systematisiert (Abb. 119).
Es wird die normale Ausrichtung der Maxima in der transversalen Ebene in der Mitte des Schemas gezeigt. Das negative Maximum liegt näher zur Mitte der Vorderfläche des Brustkorbes und das positive Maximum weiter nach links. Rechts im Schema wird die Ausrichtung der Maxima bei Hypertrophie des rechten Ventrikels und weiter unten die bei Rechtsschenkelblock dargestellt. Bei Hypertrophie des rechten Ventrikels treffen das positive und negative Maximum in einem Punkt

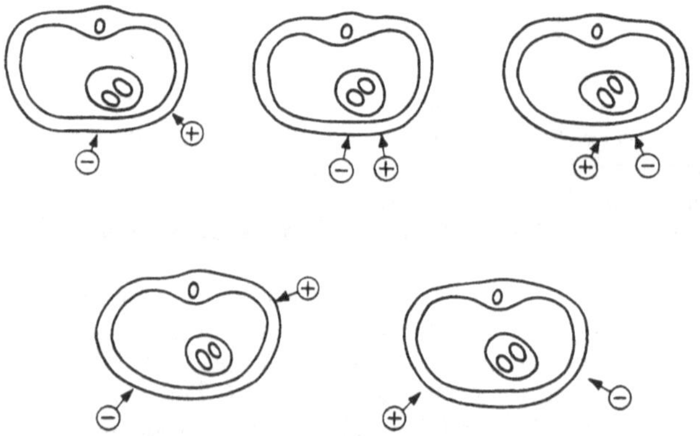

Abb. 119: Schema der Projektionen der Maxima der Elektronegativität und der Elektropositivität im Normalfall, bei Hypertrophie eines oder beider Ventrikel und bei Schenkelblock.

zusammen, oder das positive Maximum wird rechts vom negativen Maximum abgebildet. Bei Rechtsschenkelblock wird das negative Maximum im Vergleich zur Norm weiter links projiziert. Das positive Maximum verschiebt sich noch mehr nach rechts. Links im Schema werden die Projektionen der Maxima bei Hypertrophie des linken Ventrikels und bei Linksschenkelblock angeführt. Bei Hypertrophie des linken Ventrikels entfernen sich die Maxima voneinander. Bei Linksschenkelblock erreicht dieses Auseinandergehen die Grenze, d. h. die Maxima liegen einander gegenüber — vorn rechts wird das negative Maximum und hinten links das positive projiziert.
Die Multipolarität kann auf folgende Art und Weise systematisiert werden. Einer der Gipfel, gewöhnlich der größte, der im präkardialen Bereich abgebildet wird und als normale Äußerung des kardioelektrischen Feldes auftritt, wird als Hauptmaximum bezeichnet. Die anderen, in der Regel von geringerer Größe, befinden sich in verschiedenen Teilen der Vorder- und Hinterfläche des Brustkorbes und werden zusätzliche Maxima genannt. Die zusätzlichen Maxima werden sowohl bei Hypertrophie eines Ventrikels als auch bei Myokardinfarkten beobachtet. Ihrerseits werden die zusätzlichen Maxima in zwei Typen — primäre und sekundäre unterteilt. Die primären zusätzlichen Maxima sind solche, die sich außerhalb der

Grenzen der überlappten Feldanteile befinden. Als sekundäre zusätzliche Maxima werden solche bezeichnet, die in den Grenzen der überlappten Feldanteile liegen, wobei sie am Ende der Kreisbewegung entstehen. Solche sekundären Maxima wurden bei Hypertrophie des rechten Ventrikels im überlappten positiven Feldanteil festgestellt.

Bei der Diagnostik der Herzerkrankungen wurde der Vergleich der Projektion der Maxima auf einer Karte mit den Potentialgrößen auf der Karte mit entgegengesetzter Ladung während der QRS-Periode durchgeführt. Ein Vergleich erfolgte auch mit den Karten der Potentialverteilung des ST-Intervalls und der T-Zacke. Besonders interessant waren solche Vergleiche bei Myokardinfarkten. So stimmten die zusätzlichen negativen Maxima mit dem Feldanteil mit Nullpotential auf der Karte der Positivität bei Myokardinfarkt überein. Bei Hypertrophie eines der Ventrikel ist das zusätzliche Maximum mit einem Feldanteil kombiniert, der Potentiale geringerer Größe hat. Eine analoge Wechselbeziehung der Potentiale wird auch bei Myokardinfarkt bemerkt.

Für die Wechselbeziehungen zwischen Anfang und Ende der Kreisbewegung wurden, wie oben bemerkt, drei Varianten ermittelt und der Zusammenhang dieser Varianten mit dem Charakter der Herzerkrankungen gezeigt.

Die erste Variante trifft zu, wenn der Dipol bei der Kreisbewegung einen ganzen Kreis überschreitet und überlappte Feldanteile bildet (Abb. 120a). In der Regel wird die Bildung von überlappenden Feldanteilen aus Negativität und Positivität häufig (75%) auf einem breiten Bereich innerhalb von ein bis zwei Ableitungen festgestellt.

Die zweite Variante unterscheidet sich dadurch, daß die Dipolbewegung innerhalb eines vollen Kreises ohne Überlappung und ohne Abbruch der Kreisbewegung erfolgt (Abb. 120b).

Die dritte Variante besteht im Gegensatz zur ersten darin, daß ein Abbruch der Kreisbewegung zwischen Anfang und Ende der Dipolbewegung erfolgt (Abb. 120c).

Bei Herzerkrankungen mit Hypertrophie eines Ventrikels oder Schenkelblock wird ein deutlicher Zusammenhang mit den angeführten Varianten beobachtet.

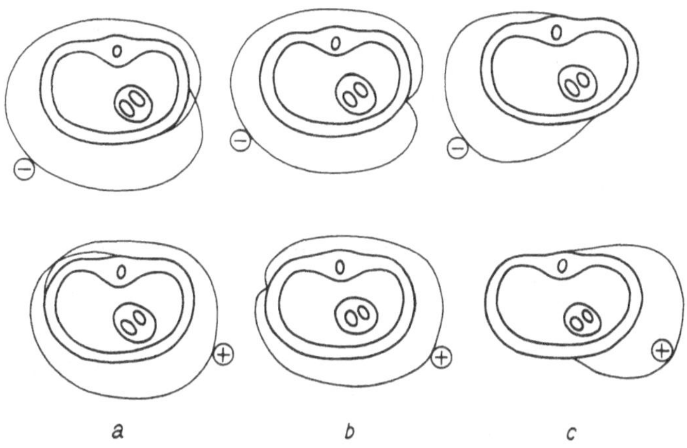

Abb. 120: Schema der Wechselbeziehungen zwischen Anfang und Ende der Kreisbewegung des Dipols.

Bei Hypertrophie des rechten Ventrikels ist die Fläche der sich überlappenden positiven und negativen Feldanteile vergrößert. Bei Rechtsschenkelblock vergrößert sich die Fläche der überlappten Feldanteile noch mehr. Bei Hypertrophie des linken Ventrikels verkleinern sich diese Feldanteile und fehlen häufig ganz. Es bilden sich sogar Abbruchsfelder der Kreisbewegung. Diese Abbruchsfelder der Kreisbewegung vergrößern sich bei Linksschenkelblock besonders stark.
Bei den Integraltopogrammen richteten wir unsere Aufmerksamkeit auf die Größe der Projektion und die Wechselbeziehungen der Feldanteile mit Nullpotential untereinander und mit der Größe der Potentiale in den Karten mit entgegengesetzter Polarität. Die Feldanteile mit Nullpotential wurde auch in drei Varianten systematisiert.
Die erste Variante trifft zu, wenn die Feldanteile mit Nullpotential auf den Karten mit entgegengesetzten Ladungen der Projektion noch übereinstimmen. Dann entsprechen diese Feldanteile den Drehpolen.

Zweite Variante: Die Feldanteile mit Nullpotential entsprechen hohen Potentialgrößen auf der Karte mit entgegengesetzter Polarität. Das ist ein Zeichen für den Abbruch der Kreisbewegung.

Die dritte Variante zeigt Feldanteile mit Nullpotential, wenn durch einen Myokardinfarkt ein zusätzliches negatives Maximum entsteht, welches dem Feldanteil mit Nullpotential auf der Karte der Positivität entspricht. Dieser Feldanteil tritt als Ergebnis des pathologischen Prozesses der Myokardschädigung auf. In den Integraltopogrammen wurden solche Fälle festgestellt, wenn bei Herzerkrankungen eine Bildung von trichterförmigen Herden mit verringerten Potentialen oder einer fast das Nullpotential erreichenden Vertiefung bemerkt wurden. Eine solche herdförmige Verringerung steht der angeführten dritten Variante der Feldanteile mit Nullpotential dem Mechanismus nach nahe.

Die Untersuchung der überlappten Feldanteile und derjenigen mit Nullpotential zeigt, daß in einzelnen Fällen in einem Teil des kardioelektrischen Feldes nahe dem Drehpol überlappte Feldanteile und im anderen Teil des kardioelektrischen Feldes ein Abbruch der Kreisbewegung beobachtet werden. Der Abbruch der Kreisbewegung wird in dem von den Drehpolen entferntesten Teil des elektrischen Feldes festgestellt, der als Äquator bezeichnet wird.

Im Ergebnis kann festgestellt werden, daß die Methode der Integraltopographie, die sich auf die mit der momentanen Topographie gezeigten Gesetzmäßigkeiten der Dynamik des Dipols gründet, einerseits deren früher erhaltene Daten präzisiert, andererseits ihr Verhalten in der QRS-Periode mit neuen Daten ergänzt. Wenn bei der momentanen Topographie in der dipolaren QRS-Periode Momente einer Multipolarität entstehen, so lieferte die Integraltopographie zusätzliche Materialien für eine Multipolarität bei Patienten mit verschiedenen Herzerkrankungen.

Die Multipolarität in den momentanen und Integraltopogrammen kann gleiche Ursachen haben, sie kann aber auch auf verschiedenen Wegen entstehen. Im ganzen gesehen ergänzen die integraltopographischen Daten die Dipoltheorie des kardioelektrischen Feldes.

Als Ausdruck der Multipolarität können in den Integraltopogrammen von Patienten mit Hypertrophie des rechten Ventrikels zusätzliche sekundäre Maxima in den überlappten Feldanteilen erscheinen. Dabei treten das Hauptmaximum und ein

zusätzliches Maximum zu verschiedenen Zeiten in der QRS-Periode auf, d. h. der Dipol besitzt im Laufe der QRS-Periode einen pulsierenden Charakter.
Die Pulsation des Dipols kann so erklärt werden, daß während der QRS-Periode seine elektrische Aktivität zunächst zunimmt und ein Maximum bildet, darauf ab- und von neuem am Ende der QRS-Periode zunimmt, womit er das Auftreten eines zusätzlichen Maximums herbeiführt.
Die Anwendung der Methoden der momentanen und der Integraltopographie erlaubt es, eine Reihe von Besonderheiten des Dipols zu bestimmen. Wie jedoch auch Prof. RIJLANT richtig feststellte, ist der Dipol zur Zeit noch nicht ausreichend erforscht.
Neben Schlußfolgerungen mit theoretischer Bedeutung ermöglichen die Ergebnisse der topographischen Untersuchungen die Bestimmung einer ganzen Reihe von Parametern, die das kardioelektrische Feld charakterisieren und für die Diagnostik von Herzerkrankungen Bedeutung haben.
Es ist vor allem zu betonen, daß die Methodik der Integraltopographie viele informative Daten ergibt, die die übliche Elektrokardiographie bedeutend ergänzen. So werden zum Beispiel die überlappten Feldanteile, die Feldanteile mit Nullpotential, aber auch die Reliefform des kardioelektrischen Feldes im Elektrokardiogramm entweder überhaupt nicht abgebildet, oder sie treten nur teilweise und nicht selten erst in Spätstadien von Herzerkrankungen in Erscheinung. Deshalb kann ihr detailliertes Studium für die Erkennung von Frühsymptomen von Nutzen sein.
Besonders wertvoll für die Diagnostik sind unserer Meinung nach die Ergebnisse, die bei Untersuchungen von Integraltopogrammen bei Myokardinfarkt erhalten werden. Früher wurde in einer Reihe elektrokardiographischer Untersuchungen von verschiedenen Autoren die Möglichkeit der Erkennung von Myokardinfarkten bei Ableitung der Elektrokardiogramme in Punkten festgestellt, die entweder oberhalb der Linie der Brustwandableitungen oder in den Ableitungen V_7 und V_8 oder dem Bereich darum liegen. Es wurde auch das Ableitungssystem nach NEHB empfohlen. Jedoch fanden diese Vorschläge keine ausreichende praktische Anwendung.
Die Integraltopographie liefert bei beliebigen Lokalisationen des Myokardinfarktes zusätzliche für die Diagnostik wertvolle Daten.
Bei einem Myokardinfarkt im Vorderseptumbereich können verschiedene Veränderungen des kardioelektrischen Feldes bei ähnlichen Abweichungen in den üblichen Elektrokardiogrammen auftreten. Dabei lassen sich zusätzliche Infarktherde im Myokard aufdecken, die nicht im Elektrokardiogramm abgebildet werden oder bei denen sich nicht immer der Grad der Veränderungen der Elektrokardiogramme und der Integraltopogramme ähnlich verhält. Bei Hinterwandinfarkt des linken Ventrikels wurde die Möglichkeit gezeigt, die Projektionen der Infarktveränderungen verschiedenen Varianten zuzuordnen. In manchen Fällen mit Hinterwandinfarkt werden die Reliefveränderungen des kardioelektrischen Feldes auf die Hinterfläche des Brustkorbes abgebildet, in anderen Fällen sind diese Veränderungen auf der Vorderfläche im Unterteil des Thorax, unterhalb der Linie der Brustwandableitungen lokalisiert. In dritten Fällen treten mehrere Herde mit Infarktveränderungen auf.
Einen außerordentlichen Wert für die Diagnostik haben die Untersuchungsergebnisse des kardioelektrischen Feldes bei den sogenannten Mikroinfarkten, da sie die

Infarktveränderungen des kardioelektrischen Feldes auf der Oberfläche des Brustkorbes außerhalb der Grenzen der in der Praxis üblichen elektrokardiographischen Ableitungen aufdecken. Deshalb muß die Anwendung zahlreicher Ableitungen sowohl mit als mitunter auch ohne Konstruktion von Integraltopogrammen für die Diagnostik der Myokardinfarkte verschiedener Lokalisation empfohlen werden.
Zu bemerken ist, daß der Aufwand der Integraltopographie durch ihre Ergebnisse völlig gerechtfertigt wird. Die Analyse des kardioelektrischen Feldes gestattete anfangs mit der momentanen Topographie Gesetzmäßigkeiten der Dynamik des Dipols an gesunden Herzen und bei Herzerkrankungen festzustellen. Diese Ergebnisse sind für die Theorie des kardioelektrischen Feldes, für das Verständnis der Entstehung des QRS-Komplexes unter normalen Bedingungen und bei pathologischen Fällen sowie für dessen Klassifikation von Bedeutung. Die momentane Topographie besitzt vorläufig große theoretische Bedeutung, obwohl eine Reihe der untersuchten Parameter der Dynamik des kardioelektrischen Feldes auch für die Diagnostik wichtig sind. So lassen sich zum Beispiel verschiedene Entstehungsmechanismen der Infarktkurven bestimmen. Auch die Unterschiede der Dynamik des Dipols bei Hypertrophie des rechten Ventrikels und bei Rechtsschenkelblock sowie die Veränderung des Intervalls von T_A bis zum zweiten Herzton sind von diagnostischem Wert. Die Schwierigkeit der Anwendung dieser Parameter hängt zur Zeit vom Fehlen der notwendigen toposkopischen Apparaturen ab.
Die elektrokardiotopographische Methode macht den Einfluß der Ventrikelkontraktion auf die Form des Reliefs des kardioelektrischen Feldes anschaulich. Nach den elektrokardiographischen Daten kann kein Einfluß der mechanischen Tätigkeit des Herzens auf seine elektrische Aktivität festgestellt werden. Diese Ergebnisse wurden von uns auf dem VIII. Vektorkardiographiekolloquium in Wien 1967 vorgetragen.
In der vorliegenden Arbeit befaßten wir uns mit der Analyse des Reliefcharakters des kardioelektrischen Feldes in den Integraltopogrammen und versuchten die Multipolarität mit Unterteilung in Hauptmaxima und zusätzliche Maxima sowie die Unterteilung der letztgenannten in primäre und sekundäre zu systematisieren. Eine der wichtigen Besonderheiten des kardioelektrischen Feldes liegt normalerweise in der Existenz eines hauptsächlich bipolaren Reliefs und dem Überwiegen der Multipolarität bei Herzerkrankungen, so daß die zusätzlichen Maxima hauptsächlich in pathologischen Fällen auftreten.
Die Existenz einer Multipolarität als pathologische Äußerung ist für das Verständnis der Entstehung von Abweichungen in den Vektorkardiogrammen von Bedeutung. Sie können Ergebnis davon sein, daß eine der Vektorkardiographieableitungen in den Projektionsbereich eines der zusätzlichen Maxima trifft. Das ist gut möglich, da für die Vektorkardiographie Ableitungen angewendet werden, die in der Lokalisation der Elektroden von den üblichen elektrokardiographischen Ableitungsstellen abweichen. Damit vergrößert sich die Wahrscheinlichkeit, pathologische Veränderungen des kardioelektrischen Feldes aufzudecken. Da es außerdem Varianten der Projektion der zusätzlichen Maxima gibt, die weder in den Elektrokardiogrammen noch in den Vektorkardiogrammen registriert werden können, bleiben sie nur für die Integraltopographie erreichbar. Davon kann man sich leicht überzeugen, wenn man die Integraltopogramme von Patienten mit verschiedenen Herzerkrankungen durchsieht.

7. Schlußwort

Abschließend ist zu bemerken, daß das Studium der Verteilung der Herzpotentiale auf der Oberfläche des Brustkorbes in den letzten Jahren immer mehr Aufmerksamkeit auf sich zieht. In USA führten M. S. SPACH et al. (1966) Untersuchungen über die Verteilung der Potentiale auf der Oberfläche des Brustkorbes bei Kindern mit angeborenen Herzfehlern durch. H. GELERNTER (1966) untersuchte die Wirkung des extrakardialen Milieus auf die Verteilung der Potentiale auf der Körperoberfläche.

In der Tschechoslowakei untersuchte Dr. Z. DRŠKA in Prag im Labor von Akademiemitglied Prof. Dr. LAUFBERGER die Verteilung der Potentiale unter experimentellen Bedingungen und zeigte, daß Multipolarität auch von einer bipolaren Quelle erhalten werden kann.

Interessante Untersuchungen werden beim Studium des „Herzgenerators“ in Bratislava von I. RUTTKAY-NEDECKY, P. KNEPPO und L. SZATHMÁRY durchgeführt. Die Autoren wenden sphärische Koordinaten zum Studium der Lokalisation des Dipols und seiner Dynamik in der QRS-Periode an.

Die theoretischen Untersuchungen von Prof. E. SCHUBERT, die dem Studium des kardioelektrischen Feldes gewidmet sind, wurden durch das von Dr. Ing. R. KÄSTNER geschaffene Gerät mit 100 Kanälen bzw. Ableitungen bereichert, von denen jede in Form eines Lichtpunktes dargestellt wird, was die topographische Untersuchung der Herzpotentiale verbessert.

Ein großer Anreiz für die Entwicklung der modernen Elektrokardiologie sind die vektorkardiographischen Kolloquien, die zum ersten Mal von Prof. H. und S. KOWARZYK organisiert wurden und auf denen aktuelle Fragen des Studiums und der Analyse des kardioelektrischen Feldes diskutiert werden.

Die theoretischen Aspekte der modernen Darstellung des kardioelektrischen Feldes als Dipol mit seinen Besonderheiten sind ausführlich in den Arbeiten von Prof. P. RIJLANT dargestellt. Die topographischen Untersuchungen der Herzpotentiale auf der Oberfläche des Brustkorbes sind eine überzeugende Bestätigung der Dipoltheorie. Wir hoffen, daß die topographischen Untersuchungen der Herzpotentiale sowohl die Theorie des kardioelektrischen Feldes als auch die Möglichkeiten für die Diagnostik von Herzerkrankungen bereichert.

LITERATUR

AMIROW, R. S.: Kardiotoposkopija, Sh. Kardiologija 1971, Nr. 2, str. 55

AMIROW, R. S.: „Metod elektrokardiotoposkopii i jewo wosmoshnosti w isutschenii dinamiki elektritscheskowo polja sjerdza" Tesisy dokladow 2-i wsjes. konf. po primeneniju radioelektroniki w biol. i. med. 1961 Moskwa NIITEIR, str. 5

AMIROW, R. S.: „Kardiotoposkopija s odnowremennoi elektrokardiografijei pri uskorennoi kinosjemke". Bull. eksperim. biol. i med. 1962, Nr. 8, str. 108

AMIROW, R. S.: „Kardiotoposkopija pri koronarnoi nedostatotschnosti" Tesisy dokladow. Simposium po chirurgitscheskomu letscheniju koronarnoi nedostatotschnosti 1962, 43—44

AMIROW, R. S.: „Sbosob issledowanija elektritschestkowo polja sjerdza" twtorskoje swidetelstwo Nr. 157051, Bull. isobretenii i towarnych snakow 1963, Nr. 17, str. 49

AMIROW, R. S.: „Elektrokardiotoposkopija s odnowremennoi wektorkardiotopografijei". Fisiol. Sh. im. Setschenowa, J. M., 1964, 12, 1500—1506

AMIROW, R. S.: Elektrokardiotopografija, M. isd. „Medizina", 1965

AMIROW, R. S.: „Elektrokardiotopografija pri diagnostike anewrismy sjerdza. W. sb: Materialy po sjerdetschno-sosudistoi chirurgii. Alma-Ata 1965, 116—122

AMIROW, R. S.: „Elektrokardiodinamika tschelowjeka w periode QRS po dannym elektrokardiotopografii". W sb: nowye dostishenija elektrokardiologii. VI Kollokwium po Wektorkardiografii w Leipzige 27—29. XI. 1965 w. (na ang. jas.), str. 31—42, redaktor Prof. E. SCHUBERT, 1966

AMIROW, R. S.: „Nekotorye problemy elektrokardiologii" W. sb.: Radioelektronika w medizine, wyp. 1, isd. WHII, med. i med. tech. informazii, MSSSSR, M. 1966a str. 36—64

AMIROW, R. S.: W. sb. Nedostatotschnost miokarda sjerdza i aritmii L. 1966, b. 226—231

AMIROW, R. S.: „Atrioventrikuljarnyi usel kak sistema uprawlenija prozessom wosbushdenija. Simposium, Samoreguljazija sjerdza", 1967

AMIROW, R. S.: Sootnoschenije dinamiki elektritscheskowo polja sjerdza s mechanitscheskoi dejatelnostju sjerdza. W sb. aktualnye problemy wektorkardiografii, VII. kollokwium po WKG, Wena (na ang. jas.) 1968, Stuttgart, str. 21—27

AMIROW, R. S., RUTTKAI-NEDECKI, J., TITOMIR, L. M. W sb: Radioelektronika w medizine. M. WNII med. i med. tech. 1968, Nr. 2, str. 28—66

AMIROW, R. S.: Momentnyi i summarnyi reljef elektritscheskowo polja sjerdza w periode QRS. Sh. Kardiologija, 1969, Nr. 9. str. 156

AMIROW, R. S.: Elektrokardiotopografija pri blokade odnoi is noshek lutschka Gisa. Doklad na X kollokwiume po wektorkardiografii w Warschawje (Jablonna) 27.—31. Okt. 1969 g. (na ang. jas.), Annaly polskoi akademii nauk, 1972 g.

AMIROW, R. S.: Momentnyi i summarnyi reljef elektritscheskowo polja sjerdza w periode QRS. IX kollokwium wektorkardiografikum, Moskwa 1968, Sh. Kardiologija 1969, 9, 156

AMIROW, R. S.: Dinamika kardioelektritscheskowo polja tscheloweka w periode ST—T. W sb. raspredelenye potenzialow na powerchnosti tela i ich istotschnik. VII. kollokwium po WKG (na ang. jas.), 1970 isdwo Slowazkoi AN Bratislawa i isd-wo Swits i Zaitlinger — Amsterdam str. 201

AMIROW, R. S.: Raspredelenije potenzialow na powerchnosti tela tscheloweka i osobennosti multipoljarnosti w summarnych topogrammach. Satellitnyi simposium XXV meshdunarodnowo kongr. nauk „Elektritscheskoje pole sjerdza" 2—3 VIII, 1971, Brussel (na ang. jas.) str. 1

AMIROW, R. S., KUSMINOWA, T. A.: Mnoshestwennye grudnye otwedenija i ich topografitscheskii analis (na ang. jas.). Isd.-wo Slowazkoi A. N. Bratislawa i isd.-wo Swits i Zaitlinger — Amsterdam str. 219, 1970 g.

AMIROW, R. S.: Osobennosti momentnowo raspredelenija potenzialow sjerdza i postrojenije integralnych topogramm. 1-i Jewropeiskii kongress biofisikow. Simposium „Elektritscheskoje pole sjerdza" 14.—17. IX. 1971, Baden, Awstrija Isd.-wo Wenskoi medizinskoi akademii, str. 465—468

AMIROW, R. S., MINAJEWA, I. N.: Integralnye elektrokardiotopogrammy perioda QRS w norme. W. sb: Elektronika i chimija w kardiologii, wyp. 6, Woronesh, 1971, 88–96

AMIROW, R. S., PODWARKO, JU. J.: Isutschenije i analis elektritscheskowo polja sjerdza. W. sb: Kibernetika w mediko-biologitscheskich issledowanijach". M. isd.-wo „Nauka", 1971, str. 130

AMIROW, R. S., PODWARKO, JU. I.: Osobennosti multipoljarnosti na summarnych topogrammach perioda QRS w norme, Sh. kardiologija 1971, 5, 158

AMIROW, R. S., MINAJEWA, I. N.: Integralnye elektrokardiotopogrammy perioda QRS. W knige: Elektronika i chimija w kardiologii. Woronesh. 1971, 6, 88–96

AMIROW, R. S., RUDEKAS, M. Sch., STAROWOLSKII, A. A.: Issledowanija elektritscheskowo polja sjerdza s pomostschju 64 – kanalnowo apparata dlja postrojenija momentnych topogrammach. XII mesdunarodnyi kollokwium po wektorkardiografii, 4.–7. VII 1971, Brussel (na ang. jas.), str. 2

AMIROW, R. S.: Osnownye sakonomernosti dinamiki dipolja i ich otrashenije w integralnych topogrammach. Kollokwium elektrokardiologicum I/Kollokwium WKG 13, 18.–21. 9. 1972 Dresden

AMIROW, R. S., BOTSCHAROWA, L. Sch., MINAJEWA, I. N.: Momentnaja i integralnaja topografija potenzialow sjerdza tscheloweka. IV meshdunarodnyi biofisitscheski kongress 7. bis 14. VIII, Moskwa, 1972, E XXII a 3/8

ANANJEW, W. I.: Elektroenzefaloskop – fisiol. sh. im. Setschenowa, I. M., T. 42, Nr. 11, 981–988

BELOUSOW, W. E.: Matematitscheskaja elektrokardiologija, Minsk isd.-wo „Bekarus" 1969, str. 131–133

WODOLASSKII, L. A.: Osnowy techniki klinitscheskoi elektrografii M., isd-wo „Medizina", 1966, str. 227–228

GLADYSCHEW, P. L.: Opredelenije tipa elektritscheskowo polja sjerdza na powerchnosti tela pri mitralnom stenose. Kardiologija 1969, 3, 52–56

LIWANOW, M. N., ANANJEW, W. I.: Elektroenzefaloskopija M., 1960, isd-wo „Medizina"

LEMPERT, G. L.: Osnoby elektrokardiologii, M. isd-wo „Medizina", 1963

PRESNJAKOW, D. F.: Dinamika formy elektritscheskowo polja sjerdza w norme i pri patologii (prostranstwennaja, momentnaja isotopenzialogramma sjerdza). W sb: materialy II. Wseros. sjesda terapewtow. M. 1964, 84–91

PARIN, W. W., BABSKII, E. B.: Glawnye naprawlenija i blishaischije perspektiwy primenenija sowremennoi techniki w medizine. Westnik AMN SSSR, 1964, Nr. 2, str. 10

PARIN, W. W., AMIROW, R. S., PODWARKO, JU. I.: Momentnye i summarnye elektrokardiogrammy perioda *QRS* i ich analis. Doklad na X kollokwiume po wektorkardiografii w Warschawe (Jablonna) 27.–30. Okt. 1969. Annaly polskoi akademii nauk 1972 (na ang. jas.), str.

BOINEAU, J. P., BARR, R. C., PILKINGTON, T. C. and SPACH, M. S.: The effect of the torso boundary on observed surface potentials. In: Sources and surface of the cardiac electric field. Bratislava, Amsterdam, 1970

BRODY, D. A., SATO, T.: Volume conductors and the electrocardiographic generator – a five year report.
In: Vectorcardiography 2. Eds: J. Hoffman et al.: North – Holland publishing company – Amsterdam London, 1971, p. 3

DRSKA, Z. in: Aktuelle Probleme der Vektorkardiographie, Wien, 1968. Stuttgart. Verlag Thieme. S. 57

FISCHMANN, E. J., BARDER, M. R. and WEISS, C. H.: Multielectrodegrids which measure torso area and resistivity and yield dipole moment calibrated for these variables.
In: Vectorcardiography 2. Eds.: J. Hoffman et al.: North – Holland publishing company – Amsterdam, London, 1971. P. 30

GOLDMAN, S., VIVIAN, W. E., CHIEN, C. K., BOURS, H. N.: Science, 1948, 108, 720–723

GRISHMAN, A., SCHERLIS, L.: Spatial Vectorcardiography. Philadelphia. 1962

HORAN, L. G. et al.: Circulation Res., 1964, 15, 131

KAROLCZAK, B.: Synchronocardiography. IV Congressus cardiologicus Europaeus. Prague, 1964. Abstracta 159

KAROLCZAK, B., SINGER, K.: Der Bayleysche Block ein Vorderwandblock. Eine synchronokardiographische und vektorkardiographische Studie. In: Probleme der räumlichen Vektorkardiographie. Bratislava, 1963, 95–124

KÄSTNER, R.: Technisch-physikalische Probleme der Gewinnung desk ardioelektrischen Feldes von der Körperoberfläche. Vektorkardiografika Konferencia usporiadana prilezitasti 80 narodenin akademika Vilema Laufbergera, Smolenice, 1–4. XII. 70

KIENLE, F. A. N.: Grundzüge der Funktions-Elektrokardiographie, Karlsruhe, 1955

KIENLE, F. A. N.: The Electric Heart Portrait. Prague. IV. European Congress of Cardiology 14.–22. August 1964

KNEPPO, P., SZATHMARY, L. and RUTTKAY-NEDECKY, J.: Surface potentials due to excentrically located dipole in a spherical volume conductor. In: Sources and surface representation of the cardiac electric field. Bratislava. Amsterdam, 1970

KOWARZYK, H. and S.: Das Axonokardiogramm des überlasteten Herzens. Probleme der räumlichen Vektorkardiographie. Bratislava, 1963, 169–171

KOWARZYK, H. and S.: The means of reduction of the redundancy in surface measurements. First european biophysics congress 14–17 September, 1971, 467. Baden near Vienna. Austria. Verlag der Wiener Medizinischen Akademie

LAUFBERGER, V.: Spatiocardiography. Text book and atlas. Prague, 1964

LAUFBERGER, V.: Introduction. Principles of graphic representation. First european biophysics congress 14–17 September, 1971, 467. Baden near Vienna, Austria. Verlag der Wiener Medizinischen Akademie

LEPESCHKIN, E., RUSH, S., ZAO, Z. Z., LAKOPOULOS, K. S. and MASHIMA, S.: Effect of thoracic conductivities on cardiac vectors. Studies in experimental animals and patients with implanted pacemakers and precordial calibration. In: Vectorcardiography 2. Ed: J. Hoffman et al.: North-Holland publishing company – Amsterdam, London, 1971, p. 3

NAHUM, L. H., MAURO, A., CHERNOFF, H. and SICAND, R. S.: J. Appl. Physiol., 1951, 3, 454

PEARSON, R. B., GILLESPIE, T. L. and SELVESTER, R. H.: On line digital collection and display of total body surface ECG data. In: Vectorcardiography 2. Eds.: J. Hoffman et al.: North-Holland publishing company. Amsterdam, London, 1971, p. 146

RIJLANT, P.: The Information Content of the Equivalent Dipole, of the Equivalent Multipole and of the Equivalent Multidipole. In: Sources and Surface representation of the cardiac electric field. Bratislava, Amsterdam, 1970

RIJLANT, P.: A multipolar generator system equivalent to the hearts electrical generator. First european biophysics congress 14–17 September, 1971, 467. Baden near Vienna, Austria. Verlag der Wiener Medizinischen Akademie

RIJLANT, P.: Electrocardiogrammes vectoriels et vectocardiogrammes normaux et pathologiques chez l'homme. Acta Cardiologica, 1958, Tome XIII, F. 1, 10–56

SANO, T., SUZUKI F., TSUCHIYA, S. and HIROKI, T.: Application of Adaline for automatic diagnosis of the electrocardiogram and the vectorcardiogram. In: Vectorcardiography 2. Eds.: J. Hoffman et al.: North-Holland publishing company, Amsterdam–London, 1971, p. 170

SODI-POLLARES: New Bases of Electrocardiography. 1956

SOLOMON, J. C. and SELVESTER, R. H.: Myocardial activation sequence simulation. In: Vectorcardiography 2. Eds.: J. Hoffman et al.: North-Holland publishing company, Amsterdam–London. 1971

SPACH, M. S. and BARR, R. C.: Physiological correlates and clinical application of isopotential surface maps. In: Vectorcardiography. 2. Eds.: J. Hoffman et al.: North-Holland publishing company, Amsterdam–London, 1971, p. 131

SPACH, M. S., BOINEAU, J. P., BARR, R. C., FLAHERTY, J. T., GALLE, T. M., LONG, E. C.: Digital computer isopotential surface mapping studies in children. In: Sources and surface representation of the cardiac electric field. Bratislava, Amsterdam, 1970

SPACH, M. E., BOINEAU, J. P., BARR, R. C., WALLACE, A. M., LONG, E. C., LALLIE, T. M. and MAUNEY, F. M. Ir.: Isopotential surface mapping in children with varying types of right ventricular hypertrophy. In: Sources and surface representation of the cardiac electric field. Bratislava, Amsterdam, 1970

SCHUBERT, E.: Gedanken und Untersuchungen zur Ermittlung der vollen Information über den Erregungsablauf am Herzen aus dem kardioelektrischen Feld an der Körperoberfläche. Vektorkardiografika konferencia usporiadana prilezitasti 80. narodenia akademika Vilema Laufbergera, Smolenice, 1–4 XII. 70

SCHUBERT, E.: The temporo-spatial evolution of activation and repolarisation of the heart and its relation to the electric field. First european biophysics congress 14–17 September, 1971, 467 Baden near Vienna, Austria. Verlag der Wiener Medizinischen Akademie

SCHULER, G. and ROY, O. L.: The Area Display Electrocardiography. Proceedings of the 17th Annual Conference on Engineering in Medicine and Biology, 1964, 122

TACCARDI, B.: Distribution of Heart Potentials on the Thoracic Surface of Normal Human Subjects. Circulation Research, 1963, 12, 4, 341–352

TACCARDI, B.: Film illustrating the distribution of heart potential on the chest surface. IV Congressus cardiologicus Europaeus. Prague, 1964. Abstracta, 323

TACCARDI, B. and MARCHETTI, G.: The distribution of heart potential on the body surface and in artificial conduct media. In: Electrophysiology of the heart. Pergamon Press, 1964, 254–280

TACCARDI, B., MUSSO, E. and AMBROGGI, L.: Potential fields of normal and ischemic hearts during rest, ventricular excitation and recovery. In: Vectorcardiography 2. Eds.: J. Hoffman et al.: North-Holland publishing company, Amsterdam–London, 1971, p. 131

WENGER, R.: Klinische Vektorkardiographie. Dr. Dietrich Steinkopff. 2. Aufl. Darmstadt 1969